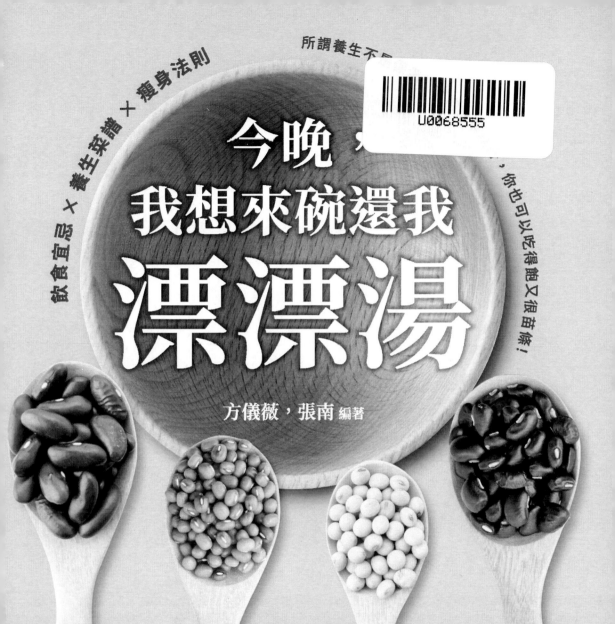

飲食宜忌 × 養生菜譜 × 瘦身法則

所謂養生不□

你也可以吃得飽又很苗條！

今晚，
我想來碗還我
漂漂湯

方儀薇，張南 編著

想減肥所以吃得少、吃得少營養不夠；
營養不夠所以氣色不好、靠著化妝來修飾又長痘痘......
漂亮、健康、養生，怎麼這麼難?難道不能美得很健康嗎?

女性專屬瘦身祕方大公開 × 養顏美容滋補食材吃起來
穠纖合度和吃飽喝足，完全不衝突！

目 錄

目錄

第六章
女性飲食營養與養生

第七章
女性飲食營養與食療

目錄

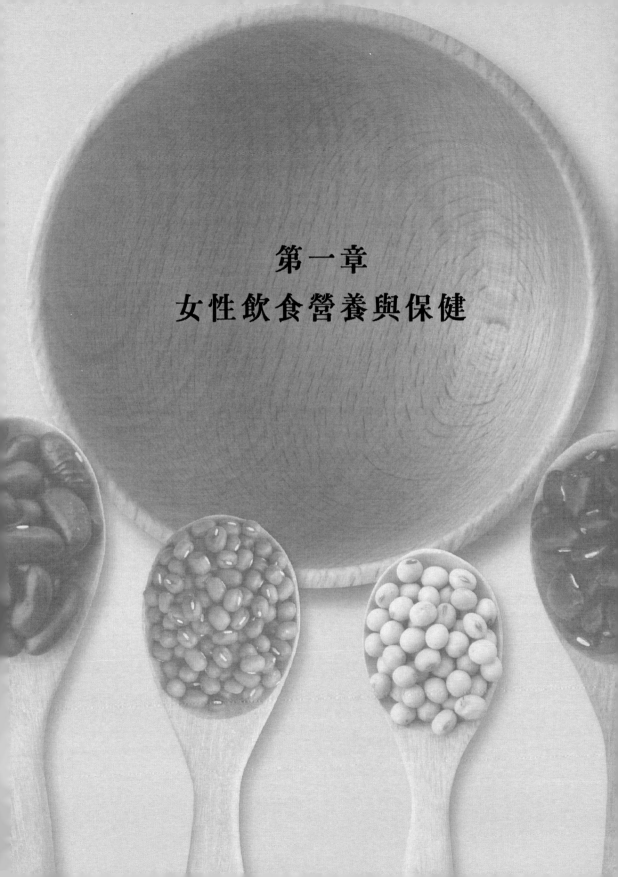

第一章
女性飲食營養與保健

女性荷爾蒙與飲食

由於壓力、荷爾蒙失調、體內毒素或營養不良等因素致使多數女性的健康亮起「紅」燈。身為女性，在解決健康問題中，每天飲食營養的攝取是至關重要的。

對大多數現代女性身體所存在的問題來說，有很多證據顯示，不當的飲食直接關係著一個人的身心健康，如果能夠改變飲食習慣，採取科學的飲食方法，就能夠解決很多健康方面的問題。

女人的生理結構是極其複雜的。這種複雜性無疑也就意味著女人各個器官容易出現故障。女人有著與生俱來的生育能力，而這種能力以每月一次的經期為基礎。因此，每個月女人的荷爾蒙都會自動地發生變化。相比之下，男人一旦度過青春期，其荷爾蒙的分泌就相對穩定，並在有生之年維持同樣的標準。這種穩定性也意味著身體的各個器官不容易出現大的問題。

鋅對女性荷爾蒙是最至關重要的，每一個女性的飲食都需要定量的補充，因為不可能光從食物中攝取所有的營養物質。例如，現在我們每天攝取的硒量（34mcg）只是 25 年前每日飲食中所含硒量的一半，而男性每日最少應該攝取硒量 75mcg，女性每日最少應該攝取 60mcg。所以說，現在我們每天從飲食中攝取的硒量，與正常人體的所需比起來是遠遠不夠的。

許多女性荷爾蒙的失調問題，基本都是由於食入了過多的雌酮所引起的。由此可以確定，如果在飲食中加入一些有助於控制雌酮平衡的食物，並且確保所吃的食物能夠全面平衡荷爾蒙的分泌，那麼影響女性荷爾蒙失調的問題就迎刃而解了。

食物中含有的天然植物雌激素，對人體荷爾蒙的分泌有著很重要的影響。

植物雌激素，顧名思義，意味著我們為自己的身體增加了更多的雌激素。不過，這些植物雌激素往往以一種特殊的方式發揮作用。

科學研究顯示，植物雌激素對荷爾蒙能造成一種良好的平衡作用。據一項研究顯示，當雌激素偏低時，人體所攝取的黃豆會增加人體雌激素數值；當雌激素偏高時，攝取的黃豆又會幫助降低人體雌激素數值。這就是為什麼黃豆可以幫助更年期女性穩定情緒（一般認為，更年期雌激素分泌不足），並且還可以降低乳癌的發生率（乳癌往往是由於雌激素過多）的原因。

除對荷爾蒙的影響外，植物雌激素對心血管健康也發揮很重要的作用。有研究證明，黃豆可以降低膽固醇，尤其是「不良」膽固醇（LDL）。

幾乎所有的水果、蔬菜和穀物中都含有植物雌激素，但是，只有當植物雌激素以我們所說的異黃酮的形式存在時，對人體才最有益處。黃豆、小扁豆和鷹嘴豆等豆類食品中就富含大量異黃酮。豆類食品食用方便，是非常美味的佐餐食品。不過多數豆類在煮食前，需要浸泡一下子，有時甚至需要浸泡一個晚上。除了黃豆及其他豆類食品外，還應該食用一些其他富含植物雌激素的食品，如大蒜、芹菜、芝麻、葵花籽、稻米、燕麥、綠豆芽、茴香以及某些水果等。

有一些脂肪對健康卻是非常重要的，甚至是必不可少的，尤其是在治療由荷爾蒙引起的女性健康問題的時候。這些人體必需的脂肪被稱為「基本脂肪酸」。

發生在女性身上的常見症狀，就是因為基本脂肪酸不足可能引發的症狀。因此，千萬不要抱著「少吃油膩、拒絕脂肪」這樣的偏差觀念，反而應該多食用堅果、種籽、魚等富含油脂的食品。這是因為基本脂肪酸是人

第一章　女性飲食營養與保健

體細胞的重要組成部分，而且人體需要這些脂肪來維持荷爾蒙的平衡，隔離神經細胞，從而保持皮膚和血管的柔軟，以及保持人體的正常熱量。

　　纖維素在平衡女性荷爾蒙中發揮很重要的作用。穀物和蔬菜中所含有的纖維素可以降低雌激素，防止排入膽汁中的雌激素再次流入血液中去，也就是說，「舊的」雌激素不會再次回到血液，從而防止體內雌激素過量。有研究顯示，以素食（纖維素含量高）為主的女性所排出的「舊」雌激素，比以肉食為主的女性多三倍，而且以肉食為主的人由於纖維素的不足，往往會重新吸收更多的雌激素，從而對健康不利。乳癌、纖維瘤、子宮內膜異位等很多疾病的產生，都和體內雌激素過量有關。

　　纖維素主要有兩大類：可溶性纖維和不可溶性纖維。前者多見於蔬菜和穀物中，而後者多見於水果、燕麥和豆類中。可溶性纖維可以控制膽固醇，因為它會與你所吃食物中的膽固醇和脂肪進行結合。纖維素還有助於減輕體重，因為它能夠幫助人們的消化功能，從而減輕飢餓感並排出體內的毒素。

　　正常、健康的肝臟可以使雌激素安全的從人體中排出。雌激素由一組荷爾蒙構成，包括雌二醇、雌酮和雌三醇。卵巢分泌雌二醇，而肝臟則可以把它分解成雌酮和雌三醇。雌二醇是最易致癌的一種雌激素，而雌三醇是雌激素中最安全最不活躍的一種形式，所以肝臟能否迅速地把雌二醇轉化成雌三醇是非常重要的。

　　除了避免攝取危害肝臟功能的物質外（例如酒精），健康的的女性最好再服用一些補充劑來加強肝臟功能。維他命 B 的補充就很重要，因為它們可以使肝臟把雌二醇轉化成無害的雌三醇。乳薊也是一種對肝臟極為有利的草藥，許多研究顯示，它可以增加新肝細胞的數量，以取代舊的受損的肝細胞。

環境雌激素是指那些來自殺蟲劑或塑膠製品中的類似雌激素的化學物質。它們和發生在女性身上的許多病症都有關係，而且所造成的問題有些還相當嚴重。

環境雌激素往往儲存在人體脂肪中，對男性和女性都可以產生不同的影響。體重超標的人大多體內的環境雌激素濃度較高，因為環境雌激素是親脂性的，也就是說，它們十分喜歡脂肪。

目前少年青春期發育普遍提前，與我們當前自然環境中環境雌激素量的不斷增加有一定的關係。在西元 1900 年的時候，青春期一般是從 15 歲開始的，而現在有些女孩在 8 歲乳房就開始發育。研究還發現，如果孕期女性體內含有較多的 PCBs 和 DDT（兩種人工合成化學物質），那麼她們的孩子就會比一般人提前 1 年進入青春期。由此可見，環境雌激素的作用與危害有多麼大。

如果女性體內的某些殺蟲劑含量比較高，那麼她們患乳癌的可能性就要比其他人大很多。

大量事實證明吸菸和肺癌以及肺氣腫有著密切的關係，而且大多數女性也都認知到了孕期吸菸的危害性，但是仍然有越來越多的年輕女性在加入吸菸的行列，因為她們錯誤地認為吸菸可以控制體重並使她們看起來顯得更成熟更世故。有研究顯示，女性吸菸者比男性更容易患嚴重且致命的肺癌。

菸草中含有 4,000 多種化合物，包括一氧化碳、氮的氧化物、氨、多環芳香烴、碳氫化合物、氰化物、乙烯基氯化物、尼古丁、鉛和鎘等。測試發現，吸菸女性的體內，鎘的含量都比較高，而這種元素屬於有毒重金屬，它會阻止人體對鋅的利用，而鋅正是人體所必需的一種很重要的礦物質。

第一章　女性飲食營養與保健

　　現代生活方式帶來了各種各樣的壓力，腎上腺素正是一種和壓力直接相關的荷爾蒙，往往在「是戰鬥還是逃走」的情形下分泌，它對人體有重大的影響。腎上腺素的過度分泌會使心跳加快，動脈繃緊，血壓升高，而且肝臟會立即向血液釋放緊急備用的葡萄糖以便為你提供「戰鬥」或「逃跑」的能量。所有這一切發生都很快，從理論上講，也不會持續太長時間。

女性飲茶有益健康

　　茶葉中的有些成分是人體所必需的，一旦人體缺少了這些成分就會顯示出病態，形成缺乏症；另一些成分雖並非人體生理所必需，但可以借助它來防治某些疾病。

　　茶的保健作用，自古以來就有記載。早在仰韶文化時代古人就發現茶樹的鮮味可解毒，作為藥材使用。明朝顧之慶的《茶譜》言道：「人飲其茶能止渴，消食，除疾，少睡，利水道，明目益思，除煩去膩，人固不可一日無茶。」蘇東坡一句名言：「何須魏帝一丸藥，且盡盧全七碗茶」，此是告訴人們不要像魏帝那樣企圖尋找什麼長生不老的仙藥，只要七碗茶就行了。可見古代對茶的功效早已有認知。

　　近年來學者對茶與健康的關係十分關注。研究結果顯示，飲茶可降低人體血液黏稠度，防止血栓形成，減少毛細血管的通透性和脆性，降低血清膽固醇，增加高密度脂蛋白，預防心血管疾病。

　　茶葉中的咖啡因有興奮中樞神經的作用，能強心、利尿、促進血液循環；飲茶能使人的思考活動迅速、清晰、精神振奮。咖啡因能興奮骨骼肌、消除肌肉疲勞；茶鹼能幫助溶解脂肪，可消食、解膩、減肥；咖啡因和茶鹼都能擴張心臟冠狀動脈及支氣管等的作用，對改善心肌供血及支氣

管痙攣引起的氣喘有好處。

茶葉中的鞣酸對胃腸黏膜有收斂作用，還能凝固細菌蛋白，有抑菌止瀉作用。此外，鞣酸還能中和鹼性食物，對酒精中毒有解除作用，故有飲茶解酒之說。

目前對茶葉與人類癌症的關係尤為重視。許多學者從腫瘤的發生和增殖的不同階段對茶葉進行了抗突變性試驗研究。結果顯示：綠茶、烏龍茶、紅茶、花茶以及新提取的茶葉成分茶多酚、兒茶素等，對一些化學致癌物質如黃麴黴毒素、苯駢 [a] 芘和 N- 亞硝基化合物均有明顯的抑制作用，而且對如香菸濃縮物、烤魚所生成的致變物也均有抑制作用。

氟是人體所需微量元素之一，缺氟就會影響骨骼和牙齒的健康，而茶葉是含氟較多的天然飲料，因此，飲茶可防齲齒。

茶葉中的兒茶素有中和放射元素和減少原子輻射傷害的作用，可對抗輻射汙染，故被譽為「原子時代的飲料」。

儘管飲茶的好處很多，但並非「有百利而無一弊」，如過多飲茶可引起貧血。在以色列，茶是嬰兒的日常飲品，那裡的嬰兒缺鐵性貧血發病率竟高達 26% ～ 68%。原來，茶中的檬酸在腸道內可與鐵生成不溶性的凝酸鐵鹽，鐵就不能被身體吸收利用，由於鐵的吸收受到影響，使體內鐵的儲存量降低，久之就出現貧血。

■ 飲茶禁忌

★ 空腹不宜飲茶：因為空腹喝濃茶，會抑制胃液分泌而妨礙消化，甚至引發眼目昏花、心慌心悸、胃腸不適等「茶醉」現象。

★ 睡前不宜飲茶：臨睡前喝濃茶，會使神經過於興奮，引起失眠或加重神經衰弱等症狀。

第一章　女性飲食營養與保健

★ 便祕不宜飲茶：因為茶中的鞣酸有收斂、減緩腸蠕動作用，會使排便更困難。

★ 發熱不宜飲茶：因為飲濃茶後，茶鹼會提高人體溫度，加劇發熱。

★ 服藥不宜飲茶：由於茶中的鞣酸很容易與藥物中的蛋白質、含鐵化合物等產生化學作用而降低藥效，因此不宜用茶水沖服藥物或服藥後立即喝茶。

★ 胃病不宜飲茶：因為茶中咖啡因刺激胃、腸黏膜，增加胃腸不適，加重潰瘍創傷。

★ 肝病不宜飲茶：因為茶中的咖啡因絕大部分經肝臟代謝。肝病患者肝功能總有不同程度降低，飲茶過濃，就會加重肝組織損害。

★ 心悸不宜飲茶：因為茶鹼能促使心跳加快，使患者常處於興奮狀態而得不到良好休息。

★ 兒童不宜飲茶：因為濃茶中多酚含量太高，常能引起兒童缺鐵性貧血。

★ 女性特別是在經期、孕期、產期和哺乳期絕對不要飲用濃茶。

　　經期飲濃茶的害處在於：經血中含有高鐵血紅素、血漿蛋白等成分，而濃茶中含有濃度高達 30%～ 50%的鞣酸，在腸道中極易與食糜中的鐵或補血藥中的鐵結合，發生沉澱，妨礙腸黏膜對鐵質的吸收利用，而導致缺鐵性貧血。

　　孕期飲濃茶，不僅易患缺鐵性貧血，影響胎兒營養物質的供應，而且由於濃茶內含咖啡因濃度高達 10%，還會使孕婦尿頻，並加快心跳，增加孕婦的心、腎負擔，誘發妊娠中毒症等，不利於母體和胎兒的健康。

　　產期飲濃茶，會因咖啡因的興奮作用而引起失眠。產前睡眠不足，會導致產婦精疲力竭、宮縮無力，造成難產。

哺乳期也不宜飲濃茶。因為濃茶裡的高濃度鞣酸，被腸黏膜吸收進入血液後，會產生收斂和抑制乳腺分泌的作用，造成乳汁分泌不足，影響哺乳。

■ 如何飲茶才正確呢？

可根據不同的體質、年齡，以及工作性質、生活環境等條件選擇不同種類的茶葉，採用不同方式飲用。

從生活環境方面來說，在水質酸性強的地區，以飲濃綠茶為宜；在鹼性強的地區，以飲花茶為宜，其次為紅茶，再次為綠茶；而水質優良的地區，不論喝紅、綠、花茶，都能品出茶的色香味。

從體質方面看，身體健康的成年女性，飲用紅綠茶均可；老年女性則以飲紅茶為宜，可間飲一杯綠茶或花茶。但茶不宜過濃，因為過多地飲濃茶會使體內水分急增，加重心臟和腎臟的負擔，尤其飯後不宜飲濃茶。據介紹，飲用太多的濃茶，還會產生維他命 B_1 缺乏症，影響人體對鐵元素的吸收。

從工作性質看，地質勘探者、軍人、勞力工作者、經常接觸放射線和有毒物質的人員、醫生、護士都應飲些濃度較高的綠茶。

睡眠不好的人，平時應飲淡茶；有習慣性便祕的，應飲淡紅茶；患有攝護腺肥大的人，宜飲花茶；手術後的病人，宜飲高級綠茶，以利於傷口癒合；屬於心動過緩或竇房傳導阻滯的冠心病人，可多飲點紅、綠茶，以利於提高心率。

此外，掌握好泡茶的技巧，亦是合理飲茶的重要方面。這裡有兩點必須注意：一是茶葉用量，二是水的溫度。

高級名茶一次沖泡過多，影響了名茶的清幽、淡香的真味；較次級

的茶用量過多，太濃，難以入口。一般來說，如一人獨飲，用高級茶葉2.5～3克，一般等級的茶葉3～4克為宜。

泡茶的水溫，應視水質與茶類等級而定。若水質優良，水燒到剛滾起即可；如果水質不佳，就要多煮一下，使雜質沉澱。此外，泡茶的水溫應掌握「老茶宜沏、嫩茶宜泡」的原則，所謂「沏」就是用滾開水直接沏茶；所謂泡，就是用中等水溫的開水泡茶。

茶葉中的有效成分在第一次沖泡時，已大半數釋出，到第三次沖泡時，已基本上全部釋出。有些人常用大茶缸泡茶，自早喝到晚不換茶葉，這是不科學的。因為長時間浸泡，茶葉中的一些有害物質會釋出。俗語說「茶可多飲，不可多泡」，說的就是這個意思。

茶葉的品種很多，一般分為綠茶、花茶、紅茶三大類。其中綠茶性涼，夏季飲用，可清熱解暑；紅茶性溫，冬季飲用，可溫中健胃；花茶則四季皆宜。

■ 茶葉對治療疾病的作用

中醫認為，茶葉微寒、味甘、苦，功能有止渴、清神、消食、利尿、止咳、明目、益思、除煩去膩、驅困輕身、消炎解毒等作用，如李時珍說：「茶苦而寒，最能降火……火降則上清矣」。

★ 若急性腸炎，可用茶葉60克，乾薑30克，研末，每服3克，每日2～3次，開水送下。

★ 若燙燒傷，可取茶葉一小撮，加水煮濃成汁，冷卻後將患處浸泡茶水中，可以止痛；或用濃茶噴灑創面，可防組織液滲出，促進傷口結痂。

★ 若暈車暈船，可取2羹匙醬油兌入適量濃茶汁後飲服，亦用於解酒醉。

★ 若催吐解毒，食蟹中毒時，可取茶葉 35 克，加水 180 毫升，煮沸濃縮至 80 毫升，口服後催吐，可排出毒物。

★ 若耳洞發炎，症見水泡、搔癢、燒灼感者，可取下耳環，用乙醇或食鹽水洗淨患部，找兩根大小適合的茶葉莖插入耳洞，有治療效果。

★ 若急性細菌性痢疾，可用綠茶 40 克，開水沖飲，服用至大便成形，腹痛消失為止。

★ 若黃水瘡，可用綠茶、五倍子各等量，共研成細末，再加少許冰片，洗淨瘡面後，將其敷上，每日 2 次。

★ 若口舌生瘡，可將適量綠茶、白礬、食醋一起搗勻，敷在足心的「湧泉穴」上。

★ 若口臭，可含漱濃茶。

女性喝點啤酒有益健康

啤酒含有 17 種胺基酸和大量卡路里，營養豐富並利用率高，是世界公認的「營養食品」，有「液體麵包」之稱。

■ 飲用方法

中醫認為，其性偏涼，功能解熱利尿，健胃強心，可用於暑熱煩渴、納呆、尿少等症。常用的飲用方法如下：

★ **應在低溫下儲存**：實驗顯示，20℃下保存的啤酒要比 5℃下保存的啤酒，易引起混濁、變味。啤酒應保存在 5℃～ 25℃避光處存放，以保存在 5℃～ 10℃為最好。

★ **避免日光直射**：啤酒對日光特別敏感，在日光直射下會產生異味，嚴重破壞其口感。

★ **切勿激烈震盪，碰撞**：激烈震盪會使啤酒瓶內壓力增大，引起爆炸。

★ **飲用新鮮的為佳**：瓶裝啤酒保固期一般為 3 個月，存放時間久了，新鮮口味會逐漸消失，有一股異味，還會出現混濁和沉澱現象。所以，購買啤酒時應注意標籤上的製造日期和保存期限。

★ **以低溫飲用為佳**：飲用啤酒以 5℃～ 15℃為宜。這個溫度的啤酒涼爽、清香、爽口。溫度過高，啤酒中的許多揮發性物質容易跑掉，失掉了它的原始風味。

■ 美食方法

★ **啤酒蒸雞**：用含 20％啤酒的水，將雞浸泡 20 分鐘，再製作清蒸雞，即按常法蒸煮，其味純正，鮮嫩可口。

★ **啤酒燉魚**：較通常加黃酒量略增，在燉製過程中，啤酒和魚能產生脂化反應，香氣濃，味更美。

★ **啤酒涼菜**：在做涼拌菜時，用啤酒煮一下，使製作的涼菜生脆爽口。

★ **啤酒燜牛肉**：用啤酒代水燜燒的牛肉，異香撲鼻，肉嫩質鮮。這道英國名菜據說始創於 18 世紀一艘海輪上，有一次由於淡水短缺，廚師只能用啤酒來煮牛肉，結果卻出人意料之外，於是此菜便成為了傳世佳餚。

★ **啤酒調菱粉炒肉片**：啤酒中的酶能使肉內的蛋白質迅速分解，故味道更加鮮嫩。

■ 飲用禁忌

★ **飯前忌飲冰鎮啤酒**：飯前飲冰鎮啤酒易使人體胃腸道溫度驟降，血管迅速收縮，血流量減少，從而造成生理功能失調，影響正常的進餐和

食物的消化吸收。同時，會導致消化功能紊亂，易誘發腹痛、腹瀉等。

★ **飲用啤酒忌超量**：飲用啤酒可健胃利尿，軟化血管，對高血壓、心臟病有益。但過量飲用適得其反，會使血液中的體液增加，心臟負擔加重。儘管啤酒中的酒精含量只有 2%～6%，但過量飲用也可引起酒精中毒。

★ **啤酒白酒不宜同飲**：啤酒雖然是低度酒精飲料，但其中含有二氧化碳和大量水分，兩者混合喝後，會加速酒精在全身的滲透，對肝臟、胃腸和腎臟等器官發生強烈的刺激和危害，影響消化酶的產生，使胃酸分泌減少，導致胃痙攣、急性胃腸炎、十二指腸炎等症狀的出現，對心腦血管危害更甚。

★ **啤酒忌與汽水混飲**：因為汽水中含有二氧化碳，啤酒中也含有少量的二氧化碳，兩者混飲，過量的二氧化碳會更加促進腸胃黏膜對酒精的吸收。

★ **哺乳期婦女忌飲用啤酒**：啤酒是以大麥芽為主要原料釀製而成的，中醫認為，大麥芽有回乳作用，故哺乳期的婦女最好不要飲啤酒。

★ **劇烈運動後忌飲啤酒**：因為人在運動後飲用啤酒會使血中尿酸濃度升高。尿酸排泄發生障礙時便會在人體關節處沉澱，從而引起關節炎和痛風。

★ **一些病人忌飲啤酒**：如結石病人，因釀啤酒的麥芽汁中含有鈣、草酸等，是引發腎結石的物質；又如消化道潰瘍病人，因啤酒中的二氧化碳氣體易使胃腸壓力增加，容易誘發潰瘍加重。

★ **飲啤酒勿用海鮮佐餐**：正常人每百毫升血清中核酸的平均含量約為 4.3～5.3 毫克，血液中核酸的含量一旦超過 6.4 毫克/100 毫升時，即以鈉鹽形或沉澱在關節的軟組織和腎臟等處，啤酒與海鮮共用會使

人體中和核酸含量增加，易形成痛風症或形成結石。

★ **不宜長期飲用啤酒**：美國國家癌症研究所最近公布一項研究報告說：每天喝 500 毫升以上啤酒的人，直腸癌發病率是不喝啤酒者的 3 倍。這個報告是在對 8,000 餘名成年男子進行了調查後作出的，所以長期、大量飲用啤酒者應注意。

女性不可輕視苦瓜

苦瓜屬葫蘆科植物，嫩瓜炒熟作菜，熟時皮黃內有紅瓤子，味甜可食。苦瓜中含有蛋白質、喹寧、果膠、醣、鈣及微量維他命等。苦瓜的莖、葉、果、子均可入藥。

食用苦瓜，開胃爽口，但略感清苦。科學家發現，正是這種苦味使得苦瓜具有清火解熱的功能。苦瓜之所以具有苦味，是因為含有大量的喹寧。此外，苦瓜中還含有較多的脂蛋白，可促使人體免疫系統抵抗癌細胞，經常食用者可增強人體免疫功能。

據研究，苦瓜具有明顯的降血糖作用。醫學研究人員發現，這是由於苦瓜中含有類似胰島素的物質，所以能降低血糖。研究人員用苦瓜製成藥劑，治療糖尿病數百例，有效率達 80％。因此，糖尿病患者經常吃些苦瓜，對糖尿病具有一定的治療作用。

雖然苦瓜既可食用，又可藥用，身價不凡，但是，脾胃虛寒者不宜食用，因為食後會令人腹痛吐瀉，所以應該忌食。

女人健康飲食四不要

★ **不要攝取過多脂肪**：一般來說，女性要控制總熱量的攝取，減少脂肪攝取量，少吃油炸食品，以防超重和肥胖。脂肪的攝取量標準應為總熱量的 20%～25%，但目前很多女性已超過 30%。如果脂肪攝取過多，則容易導致氧化物增加，使活動耐力降低，影響工作效率。

★ **不要減少維他命攝取**：維他命本身並不產生熱量，但它們是維持生理功能的重要成分，特別是與腦和神經代謝有關的維他命，如維他命 B_1、維他命 B_6 等。這類維他命在糙米、全麥、苜蓿中含量較豐富，因此日常膳食中糧食不宜太精。另外，抗氧化營養素如胡蘿蔔素、維他命 C、維他命 E，有利於提高工作效率，各種新鮮蔬菜和水果中其含量尤為豐富。由於現代女性工作繁忙，飲食中的維他命營養常被忽略，故不妨用一些維他命補充劑，來保證維他命的均衡。

★ **不可忽視礦物質的供給**：女性在月經期，伴隨著血紅血球的丟失還會丟失許多鐵、鈣和鋅等礦物質。因此，在月經期和月經後，女性應多攝取一些鈣、鎂、鋅和鐵，以提高腦力活動的效率，可多飲牛奶、豆奶或豆漿等。

★ **不要忽視胺基酸的供給**：現代女性中不少人是腦力勞動者，因此營養腦神經的胺基酸供給要充足。腦組織中的游離胺基酸含量以麩胺酸為最高，其次是牛磺酸，再來就是天門冬胺酸。豆類、芝麻等含麩胺酸及天門冬胺酸較豐富，應適當多吃。

女性飲食宜忌

■ 飲食須知

* **不宜節食以求身材苗條**：現代醫學認為：人體內的脂肪量對少女月經有影響。一般來說，少女體內的脂肪量要占體重的 70% 以上才會發生月經初潮。16 歲以後的少女，要想維持正常的月經週期，體內的脂肪必須占到體重的 20%～22%。然而，有很多少女為了追求身材的苗條，怕發胖，一味地禁食富含脂肪的食品，不敢吃肉食，結果導致自己身體瘦弱，這是不利於身體健康的。因為如果脂肪的攝取量不夠，會影響到對脂溶性維他命 A、D、E、K 及胡蘿蔔素的吸收，假以時日，就會發生嚴重營養障礙，造成體內雌性激素分泌的減少，引起少女月經初潮的推遲或發生痛經、閉經、子宮功能性出血等月經失調現象。不僅如此，長期缺乏脂肪，也不利於少女身體的正常發育。

* **忌偏食**：人對營養的需求是多方面的，長期食用單一食品，會造成不同程度的營養缺乏。

* **忌用湯泡飯**：泡過的飯或食物，不加咀嚼就咽進肚裡，很難消化。

* **忌吃得太快**：吃飯太快會使唾液不能充分和食物混合，不利於消化。

* **忌吃零食**：女孩子有一大特點，就是吃飯時吃得少，而平時大吃零食，花生、瓜子、糕點、話梅、生魚片、無花果、糖果等等什麼也少不了。這樣目無正餐而偏食一些雜七雜八的東西的結果，可能造成澱粉類碳水化合物、蛋白質等攝取量不足。不吃或少吃蔬菜就會引起維他命和礦物質類的嚴重缺乏，而且，常吃零食而忽視正餐，打破了正常的飲食規律，消化系統沒有定時進食的條件反射，破壞了規律性，胃腸也得不到應有的休息，必然會引起食慾的減退。長期的食物搭配

不平衡，勢必造成營養不良，影響到體質。

★ **忌飯前大量飲水**：這會加重腸胃的負擔，沖淡胃液，影響消化。

★ **忌吃太燙的飯**：吃太燙的飯容易使口腔、食道、胃黏膜發生燙傷和引起發炎症狀。時間長了，有可能引起食道和胃的癌變。

★ **忌分神**：吃飯時不要看書、看報、看電視或高聲談笑，否則部分血液分配給大腦，消化器官獲得的血液會相對減少，容易導致消化不良。

★ **忌吃得太飽**：進食過量，超過了胃腸道的消化能力，時間長了，會使胃功能下降，甚至會因大量食物殘渣產生有害物質經腸壁進入血液，而造成血管慢性病變。

女性禁食對健康有害

現在有很多中年女性懷著希望增強身體健康的心情而採取一些禁食對策。那麼，這種飲食方式對身體有益還是有害呢？有些人認為禁食或忌食某些食物能增加耐力，加強抗病能力，賦予器官新的活力，延緩衰老和加速減肥。禁食，際上是缺乏對身體有任何好處的科學論據。

如果身體得不到食物，便會轉而尋求血液中的醣分子，然後是儲存的肝糖或體脂。在禁食 1 天左右以後，碳水化合物耗盡，身體開始將脂肪轉化為稱為酮的化合物。酮在腎臟中聚積，會增加脫水和減少血容量的危險，最終的結果可能是精神錯亂、記憶力喪失甚至昏迷。禁食對有糖尿病、低血壓或胃潰瘍的病人特別危險。

禁食也不是減肥的有效方法，多數人在恢復進食後體重反彈。由於因過激的飲食方式造成的代謝率急遽下降，幾乎不可避免地會導致體重增加。因此，禁食對健康有害，中年女性朋友千萬不可盲目行之。

青春少女的營養

青春期的女孩子正處於生長發育的關鍵階段，因此營養上一定要注意。

★ 青春期的女孩子，對熱量的需求較大，她們每天需要的熱量為 2,600～2,700 卡，要比成年人多。這些熱量主要來源為醣、脂肪和蛋白質。而有些人不吃早餐或不吃飽，熱量的供應明顯不足，必將會影響生長發育，所以早餐一定要吃好。

★ 青春期對於蛋白質、礦物質、水分的需求相當大，而且還要全面。女性對蛋白質的需求約為 80～90 克 / 天。不同的食物中的蛋白質的組成即胺基酸的種類不盡相同，所以吃的食物應該多種多樣，才可以使胺基酸的補充全面，不可挑食。

★ 青春期的女孩子要注意在經期應該避免食用一些食物，否則容易造成身體的損害。

★ 中醫中所說的寒性食物如：梨、香蕉、荸薺、石耳、石花、地耳。這些食物大多有清熱解毒、滋陰降火的功效，在平時食用，都是有益於人體的，但在月經期卻應盡量不吃或少吃這些食品，否則容易造成痛經，月經不調等症狀。

★ 還有如肉桂、花椒、丁香、胡椒等。這類食品都是佐料，在平時，菜時，菜中放一些辣椒等可使菜的味道變得更好。可是，在月經期的婦女卻不宜食用這些辛辣刺激性食品，否則容易導致痛經、經血過多等症。

★ 影響性功能的食品：菱角、茭白、冬瓜、芥藍、蕨菜、黑木耳、大麻仁。

★ 進入青春期的女孩在吃飯前後注意休息：在進食的前後如果運動則胃腸道的血供應就會減少，必然導致胃腸功能的下降，而引起消化不良及一系列的胃腸疾病，所以進食前後要注意休息，以保證胃腸的供血。胃潰瘍病人應戒菸，因為菸草中的尼古丁能改變胃液的酸鹼度，擾亂胃幽門正常活動，誘發或加重潰瘍病。

中年女性的飲食原則

　　現代醫學認為，中年女性，無論從體力上還是從腦力上，都開始進入衰退過程。30 歲後，人體的多種功能便開始減退，基本上每增加 1 歲，減退 1％。如骨骼和肌肉逐漸減弱、骨密度降低，關節軟骨再生能力缺乏，脊椎骨略有壓縮，背部和下肢各部的肌肉強度減弱總之，中年期是身體上的轉變時期，即從充滿活力的少年階段轉變為各種功能衰退的老年階段。在中年時期，飲食不科學，不僅給身體造成一些損害，而且可以遺留隱患，以致使衰老提前到來，或使老年期身體更加虛衰甚至使壽命縮短。

　　中年女性要注意恰當的「平衡膳食」。所謂平衡膳食，是指一種基本營養素配比適宜和所有必需物質含量充足合理的飲食。據科學家認為，注意膳食的平衡可以使人保持旺盛的精力和非常健康的狀態，這對中年人尤其重要。因為中年人的物質代謝基本上處於一種平衡狀態，即攝取的營養素及其他物質與消耗和排出體外的營養素和其他物質大致保持「收支平衡」的狀態。

　　在製作平衡膳食時，需具體注意以下兩點：

★ 要注意飲食中各種營養物質的比例適當。當然，首先必須保證供給與人的活動和生活狀況相適應的能量。據德國有關的資料顯示，基本營

養素中產生的能量在總能量中的百分比不應超出以下範圍：蛋白質
13%～17%；脂肪30%～35%；醣50%～55%。

★ 還應根據身體的需求安排其他各種營養成分。如胺基酸的比例，飲食中
除應含有八種「必需胺基酸」之外，其他胺基酸也不可單純靠身體自行
合成，還應從膳食中供給一定的數量，以維持代謝平衡和身體需求。

人到中年要多食多醣

所謂多醣，是指由10個以上的單醣縮合而成的醣分子，又叫多醣，
其主要作用是供應能量，造成扶正固本、增強免疫的作用。不少營養學家
已經預言：21世紀將是多醣世紀。

多醣既可從動物中提取，又可從植物真菌中提取。從動物肺和肝得到
的肝素，有抗血凝作用；從動物組織中提取的硫痠軟骨素，有保持組織彈
性的作用，可防治動脈硬化與骨質增生；從植物真菌類中提取的多醣有明
顯的抗腫瘤和改善肝功能的作用；裂褶菌多醣既能抗腫瘤又能抗感染；豬
苓等多醣能抗病毒，可用於治療B肝。

中醫學認為：「正氣存內，邪不可干」。而中醫扶助正氣的一些藥
物，如人參、黨參、黃耆、黃精、絞股藍等，它們中都含大量多醣。人最
早衰老的是免疫系統，以上藥物均有延緩免疫系統衰老的功能。

中年女性應常吃益腎食物

《黃帝內經》中說：「年四十，腎氣自半矣。」意思是，40歲左右的
中年人，其腎氣已只剩下一半了，即中年後，腎氣會一天天衰減。中年人
要注意不斷地補充腎氣，如在飲食上就要常食一些能補腎氣、祛腎邪的食

品。常用的有：

★ **山藥**：健脾益腎，久服益氣力，長肌肉，耳目聰明。年老體弱之人皆宜服，糖尿病患者服之，尿中糖量自減。

★ **核桃**：滋肝補腎，久服髮墨膚潤。久咳痰喘之人尤宜食之，並可排除泌尿道結石。

★ **蓮子**：養心益腎，輕身益氣，強身烏髮。中年脾虛久泄食慾不振者，最宜食之。

★ **黑豆**：《本草綱目》中載：「其汁可解藥品之毒，治腎病」。將黑豆在淡鹽水中泡一夜（水為黑豆的二倍），將濾乾的黑豆放入水碗，蒸熟食用，能補腎治腰背痠痛。

★ **冬瓜**：益氣解毒，利尿，令皮膚光澤，抗衰老，對動脈硬化、肥胖等症有良好的治療作用。

★ **西瓜**：助消化，利尿，促代謝，滋身體，降血壓，除腎炎，若上腹突出，或是駝背，多汗，急性膀胱炎者，更可多吃一些西瓜。將半個西瓜挖出瓜肉，瓜皮中裝入香菇、蝦、豬肉和瓜肉的混合物，再加少許鹽蒸熟後食用，有預防夏日疲勞的效果。

★ **空心菜**：空心菜性味甘寒，能涼血利尿，清熱解毒。含蛋白質、脂肪、粗纖維、鈣、磷、鐵和多種維他命，營養價值高。

有益於中年女性的主食

所謂主食，是指人們日常生活中的主要食品，其主要原料是糧食──麥、米、玉米、粟、薯。它們是人體所需的熱量的豐富而經濟的來源。常用的有益於中年女性的主食主要如下：

第一章　女性飲食營養與保健

■ 粥

粥，俗稱稀飯。例如，春天吃菜粥，夏喝綠豆粥，秋吃藕粥，冬令吃臘八粥、羊肉粥等。北宋文人張來（音壘）《粥記》云：「每日起，食粥一大碗，空腹胃虛，谷氣便作，所補不細，又極柔膩，與腸胃相得，最為飲食之良。」大詩人蘇東坡對於喝粥亦有很高評價，他說：「夜飢甚，吳子野勸食白粥，云能推陳致新，利嗝益胃。」可見，用粥養生，實在是一個重要方法。那麼，有益於中年女性喝的粥又有哪些呢？

★ **米粥**：米約 50 克，白糖適量。煮米做粥，加糖食用。
　　健脾益氣，對保護胃黏膜，促進胃部潰瘍面的癒合有一定效果。中老年人，脾胃虛弱及潰瘍病患者，可經常服用。

★ **燕麥片粥**：燕麥片 50 克。鍋內放水，待水開時，將麥片攪入，煮至熟軟，每日 2 次。
　　降脂減肥，適用於肥胖、高血脂和心血管疾病者保健之用。

★ **海參粥**：海參 250 克，糯米 100 克，冰糖 200 克，清水 1,000 克。海參洗淨泡發，切細絲或小方丁。糯米淘淨，去雜質，入鍋，加海參丁煮成粥，加冰糖溶化後即可食。
　　補虛損，益精髓，壯陽，利尿。用於高血壓、冠心病、動脈硬化、肝炎、腎炎、痔出血、潰瘍等症。

★ **鴨粥**：青頭雄鴨 1 隻，米適量，蔥白 3 根。青頭鴨去毛及內臟後，切細煮至極爛，再加米、蔥白煮粥，或用鴨湯煮粥。
　　本粥利水消腫，無論是營養不良性水腫、腎炎水腫、心臟性水腫、肝硬化腹水等，均有效果。

★ **芝麻粥**：黑芝麻 50 克，米 100 克。將黑芝麻淘洗乾淨，晒乾後炒熟

研碎，與米一起煮粥。

此粥潤五臟，適用於身體虛弱人食用。

★ **山楂粥**：山楂 30 ～ 40 克，或鮮山楂 60 克，米 100 克，砂糖 10 克。先用山楂入砂鍋煎取濃汁，去渣，然後加入米、砂糖煮粥。

此粥酸甜，可作上下午點心服用，不宜空腹食，以 7 ～ 10 天為 1 個療程，對食積停滯、內積不消者有效。

★ **菠菜粥**：鮮菠菜 250 克，米 100 克。把菠菜放入沸水略燙數分鐘，撈出後切細，與米一起煮粥。

功用：溫熱服食，適用於便祕、痔瘡便血、高血壓等。

★ **桑仁粥**：桑椹子 20 ～ 30 克，米 100 克，或加冰糖少許。先將桑椹浸泡片刻，洗淨後與米一起放入砂鍋煮粥，粥熟加冰糖稍煮即可。

功用：此粥補益人體，可隨意經常食用。

★ **芋粥**：芋頭 60 ～ 90 克，米 100 ～ 150 克，砂糖適量。將新鮮芋頭洗淨、去皮，切成小塊，與米煮粥，粥成後加入砂糖稍煮，沸熱即可。

補脾胃，消瘰疬，可隨意間斷服食，分早晚溫熱食用。

★ **大蒜粥**：紫皮大蒜 30 克，米 100 克。將大蒜去皮，放沸水中煮 1 分鐘後撈出，然後將米放入煮蒜水中煮成稀粥，再將蒜重新放入粥內，一起煮為粥。

溫熱服食，可降血壓、止痢、抗結核。

★ **豬腎粥**：豬腎 100 克，稻米 120 克。將豬腎除去腰臊洗淨，放入鍋內，添入適量水，燒開煮成湯。將稻米淘洗乾淨，放入豬腎湯內，用慢火煮熟，即可食之。

功用：色白味美，補益腎氣。

★ **扁豆山藥糯米粥**：扁豆 15 克，淮山藥 30 克，糯米 60 克。扁豆、山

藥、糯米洗淨放在砂鍋裡，加水 500 毫升用文火煮熟。

功用：健脾補腎利水，尤對脾虛所致白帶病有效。

★ **桂圓蓮子粥**：桂圓肉約 30 克，蓮子約 30 克，糯米 30 ～ 60 克，紅棗 10 枚，白糖適量。將蓮子去皮心，紅棗去核，與桂圓糯米一起煮粥，食時加糖。

養心寧神。

★ **大棗粥**：大棗 10 ～ 15 枚，米 60 克。將上述兩味一起煮成粥。

功用：補氣血，健脾胃。

★ **鯉魚粥**：鮮鯉魚、稻米各適量。將稻米淘洗淨，添入適量水，用慢火煮開；將鯉魚除去腮、內臟和魚鱗，洗淨，放入鍋內，添入燒開的水，煮至魚湯色白而稠。將煮好的魚湯加入半熟的粥內，再繼續煮至粥熟即可食之。

利水消腫，適用於水腫尿少。

■ **糕點**

三色棗糕

皮蛋 3 個，生鹹鴨蛋 3 個，生蛋 4 個，糯米紙 1 方塊（或油皮 1 張），香油、精鹽、味精、玉米粉各適量。

將皮蛋去皮，每個切成 4 塊菱形；將鹹鴨蛋去清用黃，把蛋黃捏成六個條形；將蛋白、黃分開倒入 2 個碗內，分別加入鹽和味精，再分別打散。

用一方形的搪瓷盤，在盤裡抹上香油，墊上糯米紙，然後，把皮蛋滾上玉米粉，排列放在糯米紙上，中間留下空隙（把鹹鴨蛋黃放在空隙處）。

把盤放入蒸籠內，加入蛋黃，用旺火蒸約 10 分鐘，取出；用淨布拭去表面水分，放入蒸籠內，再加入蛋白，蒸約 10 分鐘，取出晾涼，翻倒出來，即成三色蛋糕。食用時，按松花排列順序，切原片盛盤。

蛋糕

去殼雞蛋 500 克，白糖 450 克，麵粉 400 克。

先將麵粉過篩去掉雜質待用；把蛋與白糖放在一起打至色澤轉白，鬆浮而黏稠，體積比原來發大約 2 倍；在蛋漿發起時投入麵粉拌和，拌和時動作要快，手勢要輕，拌勻即可；拌好後即盛在盤內，置於已沸的水上旺火約蒸 20 分鐘至熟。

地瓜丁發糕

麵粉 1,000 克，天然酵母 300 克，地瓜 1,000 克，鹼粉適量。

將麵粉倒入盆內，加天然酵母、溫水 600 克，和成發酵麵，稍醒後加適量鹼水，揣勻待用。

把生地瓜洗淨切成丁，撒在蒸籠布上一部分，將發好的麵鋪在地瓜丁上一半；再鋪一層地瓜丁，再鋪另一半麵，最後又鋪一層地瓜丁，蒸熟。

五白

白扁豆 50 克，白蓮子 50 克，白茯苓 50 克，白菊花 15 克，白山藥 50 克，麵粉 100 克，白糖 100 克。

將扁豆、蓮子、白茯苓、山藥、菊花磨細，與麵粉調勻；加水和麵，或加鮮酵母發酵，發好後揉入白糖。

上籠沸水旺火蒸 30 分鐘，至熟，出籠後切成塊狀作主食用。

第一章　女性飲食營養與保健

山楂糕

紅果 2,000 克，桂花 25 克，麵粉 100 克，白糖 2,500 克，開水 750 克，白礬 2.5 克。

將麵粉蒸熟過籮，將白糖用擀麵棍拗碎，與麵粉摻合一起拌勻備用；白礬用開水化開，備用。

將紅果洗淨，用蒸籠蒸爛（約 20 分鐘）取出，在銅籮上搓成粥（籮下面放盆），使紅果粥流入盆內；籮裡的紅果皮和核再加水，搓淨為止。

趁熱把糖徐徐放進紅果粥內，隨即放入開水，用手不停地攪動，把白礬水澆進去；攪勻後，再把桂花放入，再拌勻，倒入塘瓷盤內，晾涼，凝固即成。

藕絲糕

藕 1,250 克，糯米粉 250 克，白糖 125 克，青梅末、瓜子仁、紅櫻桃各少許。

把藕洗淨，削去外皮，切成細絲，控淨水分，放入糯米粉內拌勻。

把拌好的糯米藕絲放在鋪上白布的木格內，撒上瓜子仁、紅櫻桃和青梅末，用旺火蒸 20 分鐘，即可出籠。

待藕絲糕涼透後，將其切成 2 吋寬的條，再切成 3 分厚的片，碼放盤內，撒上白糖，即可食用。

山楂蛋白糕

凍粉 22 克，白糖 750 克，清水 750 克，甘草粉 300 克，蛋白 180 克，山楂糕 625 克。

把凍粉放在盆內，用清水洗淨，再換清水浸泡 2 小時，擠乾水分，放在乾淨鍋內，加清水 740 克，燒開，待凍粉溶化後，加白糖，待白糖溶化

後，離火，過濾，再倒入鍋內保持燒開的溫度，備用。

把山楂糕切成 8 根長條（約長 36 公分，寬、厚各 1.5 公分），取約 36 公分長，28 公分寬的鋁製長方盤洗淨消好毒。

把蛋白放入乾淨的蛋糕桶內，抽打成泡沫狀，再慢慢倒入凍粉糖液，邊倒邊攪，攪勻後分成 2 份，1 份要保持五六成的熱度，另 1 份稍涼後倒入備好的長方盤內攤平，把 8 條山楂糕排好（距離約 3 公分寬），再把另 1 份倒入攤平，待完全涼後先切成 8 條，再把每條斜刀切成塊即可。

■ 餅

白蘿蔔餅

白蘿蔔 150 克，麵粉 150 克，瘦豬肉 100 克，薑、蔥、鹽、油各適量。

白蘿蔔洗淨切絲，用油翻炒至五成熟，待用；肉剁碎，調成白蘿蔔餡；將麵粉加水和成麵糰，分成小塊，擀成薄片，填入蘿蔔餡，製成夾心小餅，放鬆餅機內烙熟即成。

油炸甜鹹餅

麵粉 500 克，食鹽 150 克，水 150 克，蛋 2 顆，白糖 100 克，腐乳湯 75 克，食用鹼 3 克。

先將 200 克麵粉用水和起，放在溫暖處發酵，再把 300 克麵粉放在盆裡，加入白糖、蛋與 50 克油及剩下的水倒入盆裡和好，將兩種麵粉放在砧板上兌鹼，揉好揉光，擀成 2 公分厚的長條，把腐乳湯抹在上面捲起分出 10 個小塊用手按扁，再用小擀麵棍擀成圓餅，在熱油鍋裡炸成金黃色撈出即成。

■ 其他宜吃的主食

春捲

麵粉 500 克，水 350 克，香油少許。

將麵粉放入盆裡，倒入開水一次攪起，涼冷揉好搓長，分出小塊，撒上麵粉，用手按圓按扁，上邊刷上油，再撒上少許麵粉，然後將兩個併合在一起，擀成薄餅，上鏊烙約幾秒鐘成熟後再剝開即成。

黃花饅頭

麵粉 375 克，蛋 6 顆，白糖 200 克，豬油 100 克。

把麵粉放入盆內用蒸籠蒸熟，取出擀碎，過羅篩出細粉。

先打蛋，蛋清、蛋黃分別放在 2 個碗內，用筷子向同一方向攪拌，待起白沫後把蛋清、蛋黃合在一起，放入麵粉、白糖攪勻，分別裝在幾個小碗內（碗內先擦少許油），用蒸籠蒸 10 分鐘，取出碗將麵團扣出即成。

豆沙卷

麵粉、天然酵母、豆沙餡、食用鹼各適量。

將麵粉倒在砧板上加天然酵母、溫水，和成發酵麵糰；待酵麵發起，加適量鹼水，揉勻，稍醒。

把麵糰擀成厚 2 分（0.6 公分）的長方形麵片，把豆沙餡抹在麵片上，從兩邊向裡捲起，捲到中間，刷上一點水黏住，翻過來用蒸籠蒸 25 分鐘。

熟後取出晾涼，切成段，碼入盤內即可。

脆皮豆沙

綠豆沙 150 克，麵包 75 克，蛋 4 顆，麵粉、油、青紅絲各少許，白糖 150 克。

把豆沙做成 10 個球，蘸一層麵粉；麵包切成丁；把蛋打在碗內，用筷子攪勻；把蘸麵粉的豆沙球掛滿蛋糊，再滾上麵包丁。

勺內放油燒至五六成熟時，放入滾滿麵包丁的豆沙球，炸透時取出。

勺內放少量清水，放入白糖 150 克，糖溶化後，由淺黃色起大泡變成深黃色起小泡，能拔出絲囊，倒入炸好的豆沙，離開火口，顛翻均勻，撒上青紅絲出勺，倒入抹油的盤中即成。

雞絲餛飩

麵粉 750 克，豬肉 225 克，熟雞絲、蛋皮絲、小海米、蔥絲、香菜末、薑末、醬油、精鹽、味精、香油、澱粉、花椒各適量。

將麵粉加點精鹽，用水和好，揉勻，略醒一下；把豬肉剁碎，加入醬油、精鹽、味精、蔥絲、薑末、小海米、香油、花椒等調料，拌勻成餡；將麵糰用擀麵棍擀成大薄片，用刀切成約 6 公分寬、7.5 公分長的餛飩皮，打上餡心、包成餛飩。

水開後，陸續把餛飩下鍋，邊下邊用勺子在鍋內慢慢推轉，待餛飩浮起，蓋上蓋煮熟；把餛飩盛入碗內，撒上熟雞絲，蛋皮絲，小海米，香菜末，滴幾滴香油，即可食用。

桃酥豆泥

核桃仁 5 克，扁豆 150 克，黑芝麻 10 克，白糖 120 克，豬油 125 克。

將扁豆洗淨，放入開水鍋內煮半小時，撈出後剝去皮，置碗中，加清水淹沒扁豆後，上籠用旺火蒸 2 小時，待扁豆熟爛時取出濾去水，置罐中搗成泥；將黑芝麻炒香，干燥待用。

淨鍋放入豬油，油熱時倒入扁豆泥翻炒，至水分將盡時放入白糖炒勻，炒至不黏鍋。

再放入豬油、芝麻、白糖、核桃仁，混合炒勻即成。

鍋貼

麵粉 500 克，水 275 克左右，白菜 500 克，韭菜 200 克，醬油 50 克，香油 50 克，薑末、食鹽各少許，豬肉 250 克。

將豬肉剁爛，白菜、韭菜切碎，擠去白菜水分，加香油、醬油、薑末、食鹽攪成餡。

把麵粉倒入盆裡和起（四季全用溫水），將麵糰搓揉光滑，從和好的長條麵糰分出 50 個小塊，撒上麵粉，用擀麵棍擀成麵皮，包入餡，捏成半月形，放在煎鍋裡，倒點稀麵糊，蓋上蓋子，約煎 7 ～ 8 分鐘，待鍋裡麵糊耗盡時，沿鍋邊添入食鹽，約烤 5 分鐘即成。

麵茶

玉米 500 克，芝麻醬 200 克，芝麻仁適量，精鹽、薑粉各少許。

將芝麻仁炒成黃色擀碎，放入少許精鹽，攪拌待用。

將玉米先用溫水調成稀糊；鍋裡燒水，放入少許薑粉，待水開後，將麵糊倒入鍋內，開鍋盛出。

把熬好的麵茶盛到碗裡，然後用茶匙淋上用水調好的芝麻醬，再撒上芝麻仁即可食用。

麵包

麵粉 2,500 克，食鹽 25 克，酵母 15 克。

將酵母放在溫水裡，加入少量的麵粉，使酵母活化。將食鹽放入已復活的酵母液中，再將麵粉加入，攪拌均勻，揉勻，放在 28℃～ 29℃的溫度下，發酵 4 小時左右，麵糰即發酵成熟。

根據烤爐的容量大小，分成適當的麵糰塊，用手掌輕輕推揉麵塊約

14 ～ 15 次；待麵塊呈所需圖形，頂部光滑時即成；最後用手掌封住結口，托起麵結，使結口向上，放在鋪好麵袋的圓模型中，發酵 20 ～ 30 分鐘。

將成形的麵糰結口向下扣在鐵盤上，入爐烘烤。

麵包出爐後，稍加冷卻，即可食用。

中年女性宜多吃新鮮蔬菜

蔬菜，是人體必需的食物，因為它提供若干人體必需的重要物質。《黃帝內經》所說的：「五菜為充」，已經指出了它的重要性。充，有補充、完善的意思。「三天不吃青，兩眼冒金星」，這句民間俗語已經非常清楚地說明了人若離開蔬菜，身體就會生病。又如在幾乎所有涉及長壽的箴言中，都包含有多吃蔬菜的建議。

過去人們為了保持青春、美容而過於信賴補藥，但美國皮膚科教授透過培養人體皮膚細胞實驗，堅信胡蘿蔔素可以防止皮膚老化，規勸人們與其每天吃人參防止衰老，不如多吃一些黃綠色蔬菜。

目前，癌症已經困擾了整個世界，但脆甜的蘿蔔、鮮嫩的豆芽和絲瓜等十幾種新鮮蔬菜中含有一種干擾素誘導素，能抗病毒感染，抑制腫瘤，這是經過 6 年研究後得出的結論。干擾素是提高人體抵抗力的重要物質，正常人體細胞中含有干擾素的基因，在誘導素的刺激下產生干擾素，發揮抗病毒和抗腫瘤的作用。因此，含有干擾素誘導素的蔬菜都可能有防癌、抗癌作用。但有些干擾素誘導素可能因烹飪時高溫的破壞而失去作用。此外，蔬菜還提供大量的酶、有機酸、葉綠素等，這些都對癌有某些抑制作用。而菇類中的多醣體，抗癌作用就更為肯定了。為此，美國癌症研究所向人們建議：每天至少吃 5 次蔬菜和水果。美國衛生部門還給人們開出 1

份食譜：早上 1 杯橙汁，中午 1 份生菜蕃茄沙拉，下午以水果或紅蘿蔔當零食，晚餐多吃花椰菜等蔬菜，夜間再吃點水果或果汁。

朱丹溪《茹淡論》說：「彼蓬萊米甘而淡者，土之德也，物之屬陰而最補者也，唯與菜同進。」那麼，為什麼吃米也要「與菜同進」呢？這裡有個酸鹼平衡問題。因為米麵魚肉蝦蛋等屬於酸性食品，而蔬菜、果品屬於鹼性食品，要維持人體酸鹼平衡，酸鹼性食物應該按照 1:4 的比例進食，反之便會出現失調。

從中醫學理論出發，由於蔬菜來源和食用部分的不同，性能也有差異。其中大多數蔬菜的性寒涼，以清熱除煩、通利大小便、化痰止咳等功能為多見；少數蔬菜性溫暖，能造成溫中散寒、開胃消食的作用。因此，中年女性宜多吃新鮮蔬菜，保護健康身體。

中年女性宜多吃水果

水果類包括鮮水果和乾果品。

各種鮮水果均含有多種營養成分，尤其是維他命和礦物質這些養分不但有助於保健，而且有治療疾病的作用。水果中不但含有纖維素，而且含有果酸，可促進腸蠕動，幫助消化並利於排便。梨、杏、桃、哈蜜瓜含維他命維他命 A 多，常吃可減皺紋，潤肌膚，養頭髮，護眼力，減輕衰老症狀；木瓜、石榴、山楂、檸檬、酸棗不但含有豐富的維他命 C，而且還含有少量的胡蘿蔔素和一定量的維他命 P。

所謂乾果品，是指具有堅硬外殼的硬果類。乾果各具特殊風味，也因品種不同，營養成分有所差異。其營養成分大致如下：蛋白質 10％～20％，最高可達 35％（如南瓜子）；脂肪平均為 20％～30％，最高達 63％（如核桃）；碳水化合物 10％～20％。但栗子、榛子、蓮子及銀杏

含碳水化合物為 40%～ 70%，而含脂肪較低，僅為 2%～ 3%；卡路里含量：栗子、榛子、蓮子和銀杏每克含 200 ～ 400 卡，而花生、核桃、松子、瓜子等則可達 500 ～ 700 卡；鐵含量為 2%～ 8%，其他礦物質如磷、鋅、鎂等元素也較豐富。胡蘿蔔素為 0.1 ～ 0.5 毫克 /100 克，維他命 B_1 為 0.2 ～ 0.4 毫克 /100 克，維他命均為 0.1 ～ 0.15 毫克 /100 克，菸鹼酸為 1 ～ 13 毫克 /100 克，一般不含維他命 C。

由上可知，乾果類食物卡路里含量高，蛋白質、脂肪和鐵含量十分豐富，可作為膳食中營養素的良好來源。對於兒童，尤其是營養不良和貧血的兒童，以及病弱體疲的老人，更有改善營養狀況、強壯身體之功用。

水果儘管營養豐富，但也必須懂得吃水果的學問。

★ **要了解水果的「最佳可食期」**：這是因為不同品種的水果其生長時間與季節長短以及成熟早晚也不同，所以，它們也就各有其「最佳可食時期」，如櫻桃、杏、桃、草莓等水果隨採隨吃會更新鮮；而梨從生長成熟度到食用成熟度之間有一「後熟階段」，只有完全成熟後方是最好吃的。

★ **吃水果時，應少量多品種**：因為水果的品種不同，其營養成分不盡相同，如紅棗中維他命 C、P 含量居水果之冠，而蘋果富含鉀元素等，為了保持營養平衡，一般健康人吃水果時，應少量多品種。

★ **應懂得什麼水果治什麼病**：這是因為不同品種的水果對不同的疾病治療效果不同，如需要止咳化痰應吃梨，需要滋補者吃紅棗，神經衰弱的要多吃荔枝、葡萄，有高血壓、冠心病的宜吃山楂、蘋果等。

★ **吃水果不要過量**：吃水果要適可而止，不可一次吃得太多，更不能以此代膳。如過量吃柿子易患「胃結石」；過量吃棗會引起消化不良；過量吃生柑、橘、蘋果易使脾胃虛弱；過量吃鳳梨，可能發生「鳳梨

過敏」；荔枝性溫，暴食會「上火」；香蕉和蘋果都含有多量的鉀，過食會損害腎；檸檬過食會損胃等。對於一些病人來說，亦可因貪食水果而加重病情，如糖尿病患者不要吃含糖高的水果。

★ **吃水果前一定要認真清洗消毒**：這是因為水果在生長、銷售的各個環節中，往往會沾染許多病原微生物，若不注意清洗，會損傷脾胃，導致腸炎、痢疾等疾病的產生。食前可用 1：5,000 高錳酸鉀溶液浸泡15 分鐘消毒，再去皮食用。

中年女性宜常吃魚

自古以來，魚類與人類結下了不解之緣，遠在原始時代，我們的祖先就靠漁獵為生，魚是人類蛋白質的主要來源。

魚，人們都喜歡吃，不單味鮮，且極富營養。魚是一種高蛋白、低脂肪的食物，且含多種微量元素，是一般食品難與之相比的。

首先，魚類是理想的、營養價值極高的完全動物蛋白質的來源。魚類含蛋白質約 15%～ 20%，其蛋白質含量多且易消化和吸收。據分析，光胺基酸就有離胺酸等十多種，並且還含有豐富的牛磺酸。經研究與臨床試驗，發現牛磺酸可強化心臟循環系統及肝臟功能，並對神經系統有益。夜行性動物如貓等都喜歡吃魚，這可能與攝取足夠的牛磺酸有關。

其次，魚類含脂肪約 1%～ 10%，雖屬動物性脂肪，但大都是不飽和脂肪酸，代謝快，易分解，不會蓄積體內。魚類脂肪特別是魚肝脂肪中，含有極豐富的維他命維他命 A、D。此外，貝類脂肪中所含的二十碳五烯酸（EPA）及二十二碳六烯酸（DHA）兩種成分經臨床試驗證實，可以防止動脈硬化及心臟病的發生。早在西元 1970 年，丹麥學者就發現愛斯基摩人患心臟病的比例很低，但他們的食物中有很多動物脂肪，後經調查發

現，愛斯基摩人的血液脂肪中含有很多的二十碳五烯酸，並證明與食物有關，結論是他們多吃魚。此外，現代醫學還證實，許多魚、貝類具有抗癌的功效。

還有，魚類是含核酸最豐富的食物。現代醫學證實，人體細胞中的核酸的耗損是人類衰老的根源。人類細胞中的核酸，在 20 歲以前一直是夠用的，過了青春期，自身細胞內的核酸時常發生變質或消耗而不夠用。因而導致臉上出現皺紋和老年斑，鬚髮變白、脫髮、禿頂，身體容易疲勞，記憶力減退等老化現象。這些現象的起因是多方面的，其中細胞中核酸含量的減少是主要原因之一。而多吃魚則可補充人體不斷損失了的核酸，從而使人體的細胞健康而充滿活力。現代科學證實，人體要想維持細胞的活力，一般成人每天要攝取 1,000 ～ 1,500 毫克的核酸，而在常規條件下，現在飲食中所含的核酸僅有數百毫克，所以美國名醫弗蘭克博士建議：人類吃含核酸量最豐富的水產食物，可以提高每人每天的攝取量，這樣就能使人類延年益壽。

吃魚儘管對人體健康有益，但應注意：

★ **不吃生魚**：所謂生魚，是將生魚切成薄片，拌以醬油、醋、甜醬、糖、蔥等調料生吃；生魚粥則是將生魚片直接放進熱粥中食用；也有人做魚菜時一味圖鮮嫩，而使魚燒不熟或蒸不透。上述吃魚方法會使吃魚的人傳染上魚類寄生蟲病。因此，生魚不宜食用，至少應將魚煮沸 20 分鐘或蒸 30 分鐘後食用。

★ **不吃被汙染的魚**：工業廢水和農藥會汙染溝渠中的水，使水中的魚類受到汙染，人食用了這種被汙染的魚會引起中毒。

★ **少吃鹹魚**：鹹魚與鼻咽癌的發生有一定的關係，某些地區偏食鹹魚的人鼻咽癌的發生率比世界其他地區高出 70 倍。鹹魚之所以會引起鼻

咽癌，是因為魚在醃製過程中部分蛋白質會分解出仲胺，而仲胺和亞硝酸鹽在酸性條件下會發生化學反應產生致癌物質亞硝胺。

★ **不吃燒焦的魚**：原因是魚燒焦後可致癌性。另外，如果魚肉燒焦了，高分子的蛋白質就會裂變成低分子的胺基酸，並可形成致突變的化學物質。

★ **不能吃魚膽**：魚膽中含有膽汁毒素等有毒物質，其中毒劑量與治病的有效劑量相近，故生吞魚膽引起中毒死亡的事故時有發生。

★ **不吃加工不當的魚**：有些魚，如青皮紅肉魚類中有 30 餘種包含組織胺較多。當人體攝取的組織胺超過 100 毫克時，就可能引起過敏性食物中毒，其中以鯰巴、刺巴、鮪魚等青皮紅肉魚所致的過敏性食物中毒最為常見。因此，食用青皮紅肉魚類時要先去內臟，洗淨切段後用水浸泡幾小時，然後紅燒或蒸煮，不要油煎、油炸，尤其要注意不宜食用變質的青皮紅肉魚類。

更年期婦女要注意補充鈣質

婦女到了更年期，卵巢功能開始消失，改由腎上腺繼續生產性激素，因此，應使腎上腺獲得足夠的營養。此期，雌性荷爾蒙逐漸減低，鈣質的吸收因此受到削弱，且大量的鈣質亦會從尿液中排掉，而緊張、易怒、失眠、頭痛、情緒低落等缺乏鈣質的現象也會相繼出現。這時如注意補充維他命 D、鈣、鎂，病情才會好轉。

維他命 E 的需求量在停經期間亦會大大地增加，如果每天吃下適量的維他命 E，臉部的紅熱感、夜汗，就不會發生。

附錄　女性保健湯菜譜

南瓜田雞湯

【食材】

田雞 250 克，南瓜 50 克，大蒜 60 克，蔥 15 克。

【做法】

1. 田雞去內臟，剝皮切塊；大蒜去衣洗淨；南瓜洗淨切塊。
2. 把田雞、南瓜、大蒜放入開水鍋裡，武火煮沸後，用文火煲半小時，下蔥調味供用。

椰子雞肉湯

【食材】

雞 1 隻（約 750 克），鮮椰 4 個，蓮子 60 克，生薑 5 片。

【做法】

1. 雞宰淨，去內臟及肥油，洗淨斬件；下油起鍋，燒香薑，下雞塊爆片刻，剷起備用。
2. 2 個椰子用鋸鋸開蓋，另 2 個椰子取出椰肉及汁。把椰肉切塊，與雞塊、蓮子一起放入鋸開蓋的椰子內加椰汁至滿為止，蓋上椰子蓋，放入鍋內（注意放平穩），用文火隔水燉 3 小時，調味食用。

參耆泥鰍湯

【食材】

泥鰍 250 克，黃耆、黨參、淮山各 30 克，紅棗 5 粒，生薑 3 片。

【做法】

1. 泥鰍用清水養 1～2 天後以去泥汙，除去鰓及內臟，用少許鹽去黏液，再用開水拖過，下油起鍋，放薑爆香，剷起備用。
2. 將黃耆、黨參、紅棗（去核）、淮山洗淨，與泥鰍一起放入砂煲裡，加清水適量，用文火煲 2 小時，調味食用。

花旗參瘦肉湯

【食材】

豬瘦肉 500 克，花旗參（西洋參）25 克。

【做法】

1. 花旗參用溫水泡軟，切片；瘦肉洗淨，切厚塊。
2. 將花旗參、瘦肉一起放砂煲裡，加入泡花旗參的水及清水適量，武火煮沸後，用文火煲 2 小時（煲湯時切忌揭蓋），調味供用。

鱔魚脊骨湯

【食材】

鱔魚 750 克，豬脊骨 150 克，豬腳筋 60 克，黨參 30 克，當歸 15 克，紅棗 5 粒。

【做法】

1. 黃鱔剖開去內臟和骨，用開水拖去血水、黏液，切片；豬腳筋浸發；脊骨洗淨、斬碎。
2. 黨參、當歸、紅棗（去核）洗淨，與鱔魚、豬腳筋、豬脊骨一齊放入煲裡，加清水適量，武火煮沸後，改用文火再煲 3 小時，加少許酒、鹽調食。

蓮參圓肉豬心湯

【食材】

豬心 1 個，蓮子 60 克，太子參 30 克，圓肉 15 克。

【做法】

1. 豬心（去肥油）、蓮子（去心）、太子參、圓肉洗淨。
2. 將用料一齊放入砂煲裡，加清水適量，用武火煮沸後，改用文火煲 2 小時（或以蓮子煲綿為度），調味供用。

淮山鯉魚卵湯

【食材】

鯉魚卵 500 克，肉蓯蓉、巴戟天各 30 克，淮山 60 克，生薑 5 片。

【做法】

1. 剖開鯉魚取出魚卵，放入煲裡，加清水適量，用文火煲 10

分鐘。

2 肉蓯蓉、巴戟天、淮山洗淨，
與薑、魚卵一齊放入煲內，武
火煮沸後，文火煲 2 小時，調
味供用。

花生魚頭湯

【食材】

大魚頭 1 個，花生肉 100 克，竹枝
1 條，紅棗 10 粒，生薑 2 片。

【做法】

1 花生洗淨，清水浸半小時；竹
枝洗淨浸軟，切小段；紅棗
（去核）、生薑洗淨。

2 魚頭洗淨，斬開兩邊，下油起
鍋略煎。

3 將花生、紅棗放入砂煲裡，加
清水適量，文火煲 1 小時，放
入魚頭、竹枝、生薑再煲 1 小
時，調味供用。

參果瘦肉湯

【食材】

豬瘦肉 250 克，太子參 60 克，無
花果 120 克。

【做法】

1 太子參洗淨；無花果切片：瘦
肉洗淨，切片。

2 將用料全部放入燉盅內，加開
水適量，燉盅加蓋，用文火隔
水燉 3 小時，調味供用。

番茄豆腐魚丸湯

【食材】

魚肉、番茄各 250 克，豆腐 2 件，
髮菜 1 撮，蔥 1 根。

【做法】

1 番茄洗淨，切塊；豆腐每件
切 4 塊；髮菜洗淨，濾乾水切
短；蔥洗淨，切蔥花。

2 魚肉洗淨，瀝乾水後剁爛，調
味加入髮菜及適量水，攪至起
膠，放入蔥花攪勻，做成魚
丸。

③ 將豆腐放入鍋內，加清水適量，武火煮沸後，放入番茄，再煮沸後，放入魚丸煮熟，調味供用。

清燉蚌肉湯

【食材】

鮮蚌肉 500 克，生薑 1 片。

【做法】

① 將鮮蚌肉洗淨，與薑片一齊放入燉盅內，加開水適量。

② 燉盅加蓋，用文火隔水燉 2～3 小時，調味食用。

生地水蟹湯

【食材】

水蟹 3 隻（約 250 克），生地黃 150 克，蜜棗 2 粒。

【做法】

① 水蟹剖開洗淨；生地黃洗淨。

② 將生地黃與水蟹一起放入砂煲裡，加清水適量，武火沸後，改用文火煲 2 小時，調味食用。

藤菜肉湯

【食材】

瘦豬肉 150 克，藤菜 500 克。

【做法】

① 洗淨藤菜，摘葉；瘦肉洗淨，切片，用調料醃 10 分鐘。

② 把藤菜放入開水鍋內，用武火煮片刻，放入肉片煮熟，調味供用。

海參木耳豬腸湯

【食材】

豬大腸 500 克，黑木耳 30 克，海參 250 克。

【做法】

① 黑木耳用水泡開，洗淨；海參泡發後洗淨，切絲；豬大腸放鹽醃片刻，洗淨，切小段。

② 將用料一齊放入砂煲內，加清水適量，用旺火煮開，改用文火煲 1～2 小時，調味供用。

槐花豬腸湯

【食材】

豬大腸 500 克，豬瘦肉 250 克，槐花 90 克，蜜棗 2 粒。

【做法】

① 豬大腸漂洗乾淨；槐花洗淨，裝進豬大腸內，綁緊豬大腸兩端；瘦肉洗淨，切塊。

② 將裝有槐花的豬大腸與瘦肉、蜜棗一齊放入砂煲內，加清水適量，用武火煮沸後，改用文火煲 2～3 小時，調味供用。

烏豆腐竹湯

【食材】

烏豆、腐竹（豆腐皮）各 50 克。

【做法】

① 烏豆、豆腐皮用清水浸泡片刻洗淨；豆腐皮切段。

② 烏豆、豆腐皮一齊放入砂煲裡，加水適量，武火煮沸，改用文火煲 2 小時，調味食用。

參歸鯧魚湯

【食材】

鯧魚 500 克，黨參、當歸各 50 克，生薑 3 片。

【做法】

① 將鯧魚剖開，去鱗、腮及內臟，下油起鍋，爆香薑片，放入鯧魚煎至兩面微黃；黨參、當歸洗淨。

② 將黨參、當歸放入砂煲裡，加清水適量，用文火煲 1 小時，再放入鯧魚煲半小時，調味食肉飲湯。

杜仲鵪鶉湯

【食材】

鵪鶉 3 隻，杜仲 50 克，淮山 100 克，枸杞 25 克，生薑 3 片，紅棗 8 粒。

【做法】

① 鵪鶉剖淨去內臟，滴乾水；杜仲、淮山、枸杞、紅棗（去核）、生薑洗淨。

❷ 將用料一齊放入砂煲裡，加清水適量，用旺火煮沸後，改用文火煲 3 小時，調味供用。

紅蘿蔔荸薺湯

【食材】

紅蘿蔔、荸薺各 200 克。

【做法】

❶ 紅蘿蔔刮去皮，洗淨切角形；荸薺刮去皮，洗淨。

❷ 將荸薺與紅蘿蔔一齊放入砂煲裡，加清水適量，用文火煲 3 小時，可用冰糖調味食用。

海參鴿蛋湯

【食材】

海參 150 克，鴿蛋 10 克，肉蓯蓉 20 克，紅棗 6 粒。

【做法】

❶ 鴿蛋洗淨，放清水鍋裡煮熟，撈出過冷，去蛋殼；海參用清水泡發透，清洗乾淨；紅棗去核洗淨。

❷ 將用料一齊放入砂煲裡，加清水適量，武火煮沸後，改用文火煲 2 小時，調味食用。

清補涼雞腳排骨湯

【食材】

清補涼 1 包，雞腳 12 隻，排骨 450 克。

【做法】

❶ 雞腳放滾水中煮 5 分鐘，撈起洗淨；排骨洗淨，斬件。

❷ 將用料一齊放入砂煲裡，加開水適量，用文火煲 3 小時，調味食用。

淮參鵝肉湯

【食材】

鵝肉、豬瘦肉各 250 克，淮山 30 克，北沙參、玉竹各 15 克。

【做法】

❶ 鵝肉洗淨，斬件；瘦肉洗淨，切塊；淮山、北沙參、玉竹洗淨。

② 將用料一齊放入砂煲裡，加清水適量，旺火煮沸後，改用文火煲 3 小時，調味食用。

烏豆圓肉大棗湯

【食材】

烏豆、大棗各 50 克，圓肉 15 克。

【做法】

① 烏豆、圓肉、大棗洗淨。
② 將用料全部放入砂煲裡，加清水適量，用文火煲 3 小時，調味食用。

枸杞鴿蛋湯

【食材】

鴿蛋 3 個，龍眼肉、枸杞各 15 克，五味子 10 克。

【做法】

① 將鴿蛋打開放燉盅裡，加龍眼肉、枸杞、五味子和清水適量。
② 用文火隔水燉 1 小時，調味供用。

大豆芽菜魚尾湯

【食材】

大豆芽菜 600 克，草魚（草魚）尾 380 克，薑 1 片。

【做法】

① 大豆芽菜去根，洗淨，滴乾水，放入熱鍋中（不用油）炒軟，剷起；草魚尾去鱗洗淨，放入少許鹽醃 15 分鐘，下油起鍋，放魚尾及薑，煎至魚尾兩面微黃。
② 將用料一齊放入砂煲內，加入開水適量，旺火煮沸後，改用文火煲半小時，調味供用。

北耆黨參雞肉湯

【食材】

雞 60 克，北耆、黨參各 10 克，生薑 1 片。

【做法】

① 雞洗淨，斬件；北耆、黨參、生薑洗淨。

② 把全部用料放入鍋內，加清水適量，武火煮沸後，文火煲 2 小時，調味供用。

淮山枸杞燉田雞

【食材】

田雞 2 ～ 3 個，淮山 12 克，枸杞 10 克，生薑 1 片。

【做法】

① 田雞去皮、腸臟、頭爪，洗淨斬件；淮山洗淨，清水浸半小時；枸杞、生薑洗淨。

② 把全部用料放入燉盅內，加開水適量，燉盅加蓋，隔開水文火燉 2 小時，調味供用。

北耆紅棗鵪鶉湯

【食材】

鵪鶉 1 ～ 2 隻，北耆 10 克，紅棗 10 粒，生薑 1 片。

【做法】

① 鵪鶉去毛、內臟、腳爪，洗淨；北耆、紅棗（去核）、生薑洗淨。

② 把全部用料放入鍋內，加清水適量，武火煮沸後，文火燉 2 小時，調味供用。

薑棗圓肉燉黃鱔

【食材】

黃鱔 100 克，桂圓肉 12 克，紅棗 5 粒，生薑 2 片。

【做法】

① 黃鱔宰淨，去頭尾，斬段；桂圓肉、生薑、紅棗（去核）洗淨。

② 把用料放入燉盅，加開水適量，燉盅加蓋，隔開水文火煲 2 ～ 3 小時，調味供用。

花生大蒜排骨湯

【食材】

排骨 1 條（約 80 克），花生米 20 克，蒜頭 15 克。

【做法】

① 排骨洗淨，斬件；花生米、蒜頭去衣洗淨。

② 把全部用料放入鍋內，加清水
　適量，武火煮沸後，文火燉
　2～3小時，調味供用。

紅蘿蔔馬鈴薯豬骨湯

【食材】

豬骨100克，紅蘿蔔1個（約80
克），馬鈴薯1個（約80克）。

【做法】

① 豬骨洗淨，斬件；紅蘿蔔、馬
　鈴薯均去皮，洗淨，切件。

② 把全部用料放入鍋內，加清水
　適量，武火煮沸後，文火煲
　1～2小時，調味供用。

黃豆蠔豉豬骨湯

【食材】

豬脊骨100克，蠔豉3～4個，黃
豆15克。

【做法】

① 豬脊骨洗淨，斬件；蠔豉浸軟
　洗淨；黃豆洗淨，清水浸1小
　時。

② 把全部用料放入鍋內，加清水
　適量，武火煮沸後，文火煲2
　小時，調味供用。

蓮子干貝瘦肉湯

【食材】

豬瘦肉60克，干貝10克，蓮子
20克。

【做法】

① 豬瘦肉洗淨，切件；干貝洗
　淨，浸軟撕碎；蓮子去心，洗
　淨，清水浸泡半小時。

② 把全部用料放入鍋內，加清水
　適量，武火煮沸後，文火煲2
　小時，調味供用。

淮山扁豆豬瘦湯

【食材】

豬瘦肉60克，淮山、扁豆各
12克。

【做法】

① 豬肉洗淨；淮山、扁豆洗淨，
　清水浸半小時。

❷ 把全部用料放入鍋內，加清水
　適量，武火煮沸後，文火煲 2
　小時，調味供用。

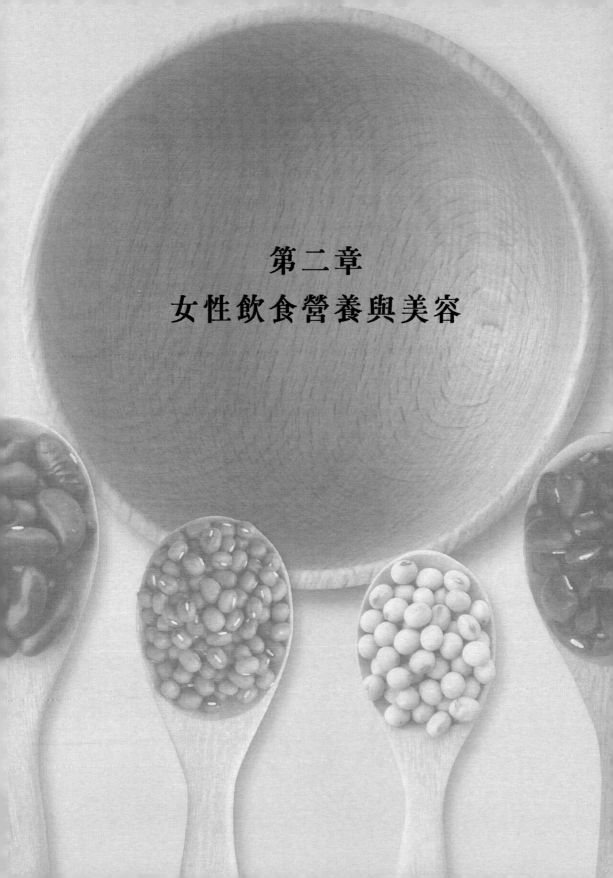

第二章
女性飲食營養與美容

第二章　女性飲食營養與美容

微量元素與美容關係

　　微量元素為生命所必需，也是構成生命物質的基礎，在生物體內是酶、激素、維他命、核酸的重要組成部分，並參與生命物質的代謝過程。尤其在女性護膚美容方面，這些元素的作用是十分重要的。

■ 微量元素鐵的作用

　　鐵是人體所必需的一種微量元素。成人體內鐵含量為 3 ～ 4 克，其中60%～ 70% 存在於血紅素中，3% 在肌紅蛋白中，各種酵素中不足 1%，其餘約 26%～ 36% 以運鐵物質和鐵儲備的形式存在。人體缺鐵，則顏面蒼白、皮膚無華、貧血、失眠健忘、肢軟神疲、思考能力差等。

　　含鐵較多的食品有烏魚、海蝦、海帶、豬肝、牛肝、牛腎、淡菜、海參、黑豆、黃豆、菠菜、黑木耳等。

■ 微量元素鋅的作用

　　鋅是人體內多種酶的重要成分之一。鋅直接參與人體內核酸及蛋白質的合成。將不同種屬的鋅酶計算在內，已知人體內的含鋅酶大約有 200多種。

　　鋅具有多種生物學功能。如果鋅缺乏，人體會出現下列病症：皮膚粗糙、顏面蒼白、貧血、食慾不振、肝脾腫大、頭髮乾枯、腸原性肌皮炎、皮膚易感染、傷口難癒合、智力遲鈍、睪丸萎縮、味覺功能減退等。如果兒童缺鋅，會嚴重影響其生理發育與智力發育。

　　含鋅較多的食品有海參、海魚、海帶等海產品及蛋、羊肉、核桃、松子、葵花子、蔥等。

■ 微量元素銅的作用

人體皮膚的彈性、潤澤與銅的作用有關。銅參與人的造血過程，是組成人體中的一些金屬酶的成分，如細胞色素 C 氰化酶、超氧化物歧化酶、液氧等，故在組織呼吸鏈的能量釋放、神經系統磷脂形成、骨髓組織膠原合成以及皮膚、毛髮色素代謝等生理過程都離不開銅。

■ 微量元素碘的作用

一般成年人體內含碘量約 35 毫克，其中 70%～ 80%存在於甲狀腺中，其餘部分以游離碘離子或蛋白質結合形式存在於組織及血漿中。碘的主要功能是：①構成甲狀腺素，調節身體能量代謝，促進生長發育，維持正常生殖功能和神經活動；②維護人體皮膚及頭髮的光澤。

如果銅缺乏，則可引起皮膚乾燥、粗糙，毛髮乾枯，貧血，生殖功能衰弱，人體抗病能力降低等。

如果碘缺乏，可致甲狀腺代償性肥大、智力及體格發育障礙、皮膚多皺及失去光澤、情緒急躁等後果。

含碘量較豐富的食品有海帶、紫菜、海參、海蜇、蟶、海蝦、蛤、蚶等海產品及紅蘿蔔、番茄、蘑菇、士豆、豌豆、莧菜、香蕉、白菜、核桃仁、動物肝、動物腎等。

常量元素與美容關係

鈣、磷、鎂等「常量元素」為生命所必需，是構成生命物質的基礎以及維持體內正常生理功能所必需的元素，也是人體所不可缺少的物質。

第二章　女性飲食營養與美容

■ 鈣的作用

鈣參與骨骼和牙齒的構成；維持體內細胞的正常生理功能；參與人體肌肉、神經興奮性傳導；維護體內血液的正常凝度；維持毛細血管的內外液的正常滲透壓等。

缺乏時，成人出現骨質軟化症、骨質疏鬆、神經緊張、脾氣急躁等病症，甚至可能導致顏面神經失調；兒童則導致發育不良、方顱、駝背、牙齒缺損等。

含鈣量較多的食物有牛奶、奶酪、羊奶、羊骨、豬骨、牛骨、南豆腐、黑豆、扁豆、毛豆（新鮮）、大白菜、小白菜。黃豆芽、紅蘿蔔、白蘿蔔、豇豆、韭菜、油菜心、蔥頭、大黃魚等。

■ 磷的作用

磷在人體中的含量約占體重的 1%，除鈣以外，磷是體內含量較多的一種元素。人體內的磷約有 85% 存在於骨骼和牙齒中，其餘 15% 分布在其他細胞和體液內。

磷的作用有：參與骨骼和牙齒的構成；參與人體內細胞核蛋白的構成；參與體內蛋白質、脂肪、碳水化合物的代謝反應，並在氧化分解中釋放能量；組成體內多種酶，如鹼性磷酸酶等，參與血液中酸鹼平衡的維持等等。

如果人體內缺乏磷，可導致佝僂病、骨骼鈣化等，影響人體的健美。

磷廣泛存在於動植物組織中，除植酸形式的磷不能被身體所充分吸收和利用外，其他大都能為人體所利用。含磷量較多的食品有稻米、小米、高粱、玉米、蛋黃、黃豆、螃蟹、黑豆、赤小豆、蠶豆、花生、黑芝麻、豬瘦肉、羊肉、雞肉等。

■ 鎂的作用

正常成年人體內鎂的含量為 20～28 克，其中約 70%存在於骨骼、牙齒中，其餘的鎂則存在於肝臟、肌肉的外液中。

鎂在人體內的主要作用有：參與核糖核酸（RNA）及去氧核糖核酸（DNA）的合成：參與神經肌肉的傳導；是構成人體內多種酶的主要成分之一；對體內一些酶（如肋酶、磷酸脂酶）有活化作用：維護皮膚的光潔度。人體如果缺乏鎂，可出現臉部、四肢肌肉顫抖及情緒不穩定，神經緊張。

各種食物之中大都含有鎂，一般膳食不致引起體內的鎂缺乏，往往因長期腹瀉而引起鎂的過量排出而致鎂缺乏。

含鎂量較多的食物有紫菜、蘑菇、黃豆、香蕉、慈菇、黑棗、柿子、竹筍、橘子、辣椒等。

飲水與美容關係

水是人體非常重要的組成物質，人體各種成分中含量最多的是水，水廣泛分布於細胞、細胞外液和身體的各種組織中：女性成年人體中水的含量約為體重的 50%。據研究，一個人每天至少要消耗 5 公升的水分：如果除去食物中所含的水分（蔬菜中 90%、水果中 80%、肉類和魚類中 70% 都是水），每天也至少要喝 3 公升的水。出人意料的是，水也是美容的佳品。

皮膚與水分的關係極大，皮膚如果缺水，就會顯得晦暗、皺縮、彈性差。所以說，水在美容上占有很重要的地位，假如每個女性能很好地利用水，將永保青春。

那麼，人每天到底要喝多少水？其實，影響人體需水量的因素很多，如年齡、體重、氣溫、活動及其持續時間等都會使需水量發生差異。一般來說，每天至少應喝 3 公升水。平時出現口渴感時，應及時補充水分，即可使體內代謝正常進行。

■ 飲水宜忌

★ 飲水最好以白開水為主，因白開水方便、衛生，是「最佳飲料」。以牛奶、菜汁代水也有助於健康美容。

★ 早上空腹喝一大杯水，然後右側臥 10 分鐘，對肝和膽有益。

★ 不要一次喝 3 公升的水，然後滴水不沾，因那樣會引起「水中毒」的危險，而應平均分配。

★ 臨睡前不宜多喝水，因睡眠時，水分不會被充分吸收，水喝多了，會引起眼部水腫而影響美容。

★ 少喝冰水。因冰水會使消化分泌受阻，使消化器官疲勞，導致消化不良。

★ 飯後不要大量飲水，水多了沖淡胃酸，就會減弱殺菌力，又不利於消化。

★ 喝水應喝一次性燒開的，沸騰不超過 5 分鐘的開水為最適宜。忌飲反覆燒煮的開水，因這樣的水亞硝酸鹽含量高，容易致癌。

養血調經與美容關係

女性都有月經，月經是婦女的正常生理現象，也是反映女子是否健康的標幟。一般來說，月經規律、經量適中、經色鮮紅的女子，膚若凝脂，容貌美麗，眉黛含春，不施脂粉也添嬌；反之，月經失調，經量過少或過

多的女子，容顏黯淡失華，皮膚粗糙，眉宇間缺少神韻。

　　研究發現，性激素與女子的容貌密切相關。女性性激素主要指雌激素和孕激素，這兩種激素的分泌量隨年齡和婚育而發生變化。同時性激素的分泌狀態與月經週期也息息相關。如在排卵前後和月經期前，女性體內的性激素分泌最旺盛，使肌膚特別光潤細膩，膚色十分豔美。

　　有人說，18～35歲女子的皮膚是其一生中最柔潤細膩的時期，因為這一時期性激素分泌最旺盛。那麼究竟「紅顏」能留駐多久，則要看怎樣保養。如有月經不調應進行調經與養血，這不僅為了女子的健康，也為了女子的美貌。

　　傳統醫學根據人體五臟六腑和虛實寒熱，採取辯證論治，可服用女金丹、人參養榮丸、八珍益母丸、烏雞白鳳丸、安坤贊育丸等調經中成藥，都具有卓著的療效。《紅樓夢》中的香菱、王熙鳳、晴雯等佳麗，服用了人參榮丸、烏骨雞白鳳丸，至今仍受到女士們的歡迎，調經效果良好。

　　調經宜注重養血，使經血得以調和。須知，女性在「經、孕、產、乳」四期裡，有耗血和失血的特點，性激素的分泌也相應受到影響。若不善於養血，很容易引起貧血，出現面色萎黃、唇甲蒼白、膚澀髮枯、頭暈眼花、心悸失眠等血虛症。嚴重貧血者，因各器官組織功能減弱，將過早地發生顏面皺紋、白髮、走路似「弱柳扶風」等虛證。化驗結果也顯示，正常女性血液中的紅血球、血紅素均低於男性，僅為男性的4/5。在「經、孕、產、乳」四期裡，因耗血和失血過多，血液中的紅血球和血紅素更低於男性。所以，若慾女性容貌健美、肌膚柔潤，更應注意養血，常應多攝取些含鐵豐富的飲食，如菠菜湯、大棗、肝臟等製品。

美容食物的性味與功能

中醫學認為，食物之所以能夠美容，就是由於其與藥物一樣具有寒、熱、溫、涼四氣，酸、苦、甘、辛、鹹五味。針對身體的不同狀態，恰當運用食物的四氣、五味，來調和陰陽，補益氣血，調整臟腑，使臉部肌膚紅潤光澤，眼神充滿生機，從而達到美容的目的。

下面簡單介紹一下美容食物的性味、功能：

★ **寒涼性食物**：一般具有清熱瀉火解毒作用，適宜於體質偏熱、面紅目赤生瘡者用。包括黃瓜、雪梨、綠豆、豆腐、白菜、苦瓜、絲瓜、茄子、菱角、冬瓜、冬筍、香蕉、蓮藕、橙、豬肉、鴨肉、田雞等。

★ **溫熱性食物**：一般具有溫中、補虛、驅寒之功能，適合於虛寒體質、面色萎黃、畏寒體倦者。包括酒、山楂、核桃、玉米、白米、辣椒、薑、胡椒、蔥、蒜、韭菜、羊肉、牛肉、鹿肉、雞肉、鯽魚、鱔魚、羊奶、牛奶等。

★ **辛味食物**：一般具有宣發、布散作用，能促進皮膚新陳代謝，還能使主料中的性味直達皮膚，達到美容的效果。包括蔥、薑、辣椒、茴香、蒜等。

★ **酸味食物**：一般具有收斂固澀、生津益陽的作用，適用於臉部乾燥脫屑、皺紋多者食用。包括烏梅、草莓、米醋、橘、蘋果等。

★ **鹹味食物**：一般具有軟堅散結的作用，還可以引藥入腎，使腎氣充足，容顏健美。包括海帶、海參、豬腎、帶魚和鹽等。

★ **甘味食物**：一般具有補益氣血、調和腸胃之功效，是美容的重要食物，包括大棗、白米、小麥、飴糖、蘿蔔、西瓜、冬瓜、雞肉、鴨肉、銀耳、燕窩等。

★ **苦味食物**：一般具有清熱解毒、堅陰療瘡的功效，適用於各種疔瘡。包括苦瓜、茶葉、豬肝、苦菜等。

美容飲料製作方法

使用化妝品美容，是種外在的修飾，而飲用美容飲料則是一種由內而外的美顏方法，長期飲用，會使你永保青春。美容飲料製作簡單，食材隨手可得。常用的有以下幾種：

★ **蕃茄汁**：選用一些熟透的紅番茄，洗淨後切成小丁塊，然後用湯匙擠壓出果汁一小茶杯，用於淨的紗布過濾，如賺果汁太濃，可摻入少許冰水，不要加糖，就成了營養可口的鮮蕃茄汁了。這是一種價格低廉、營養價值高的美容佳品。

★ **木瓜牛奶**：取一片新鮮的木瓜，切成小塊，再準備一小杯牛奶，如果沒有現成的鮮奶，可用奶粉沖調。將切好的木瓜塊放入牛奶內，再加上少量的冰水和蜂蜜，用果汁機打勻（或用刀將木瓜搗碎），就成了濃郁芬芳爽口的木瓜牛奶了。

★ **綠豆薏仁湯**：把綠豆和薏仁洗淨後加水來煮，待水開幾分鐘後，即可關火，但不要馬上打開鍋蓋，略燜 20 分鐘，待其冷卻，再加適量的冰糖或蜂蜜飲用，綠豆有清火止渴的作用，更有意想不到的養顏功效，常飲綠豆湯，能維持光潔晶瑩的肌膚。但糖的分量不宜過量，要適可而止，否則，臉上會形成 種灰暗無光的狀態。薏仁有預防及減少白色顆粒硬狀面瘡的作用，油性肌膚且長有暗瘡粉刺的人，不妨多喝薏仁湯，會有意想不到的神奇效果。

★ **熱牛奶加蛋**：秋冬季節宜食全脂奶粉（怕胖者，可用脫脂奶粉代

替），如用現成的奶水沖調的話，必須再經過加溫或煮沸，將蛋打入，使蛋完全溶解在奶水裡，以避免消化不良和腥味，豐富的蛋白質與維他命 B 及 C，對養顏、潤膚有獨特的效果。

★ **蜂蜜檸檬茶**：取鮮檸檬半個，洗淨後榨出汁，再加入兩匙蜂蜜，調以溫開水即可飲用，熱度以不燙嘴為佳，蜂蜜具有高度的美膚功能而且可以安眠通便，每日飲用一小杯，可使你肌膚潔白晶瑩，睡眠甜美平穩。

★ **煉乳沖麥片**：麥片兩大匙，用調製好的熱牛奶沖調，即成為營養豐富且可口的早點。最適合中年婦女食用，尤其腸胃不良者。麥片含多種維他命與礦物質，如果煮沸後再吃，效果更佳。

★ **杏仁牛奶**：杏仁粉兩小匙，混以奶粉沖調，愛吃甜的人，可加糖或蜂蜜，不吃糖的人，可直接飲用。杏仁有漂白、潤喉的作用，長期飲用，對膚色、聲帶都有很大的益處。

★ **桂圓湯**：把桂圓乾放入沸水內，再加入適量的砂糖，便成為熱騰騰、香噴噴的桂圓湯了。桂圓能治失眠，有強身補血之功能。

五穀雜糧與美容

■ 豆腐

豆腐，是黃豆的製成品。不僅營養豐富，潔白柔嫩，烹調方便，而且是美容的佳品。

黃豆是「豆中之王」，含蛋白質 40％左右，在量和質上均可與動物蛋白媲美。所以，黃豆有「植物肉」和「綠色牛乳」之譽。黃豆蛋白質中所含胺基酸較全，尤其富含離胺酸，還有豐富的鈣、磷、鉀、鈉等礦物質

及某些微量元素。1 公斤黃豆可以製作 5 公斤豆腐，每 500 克豆腐能提供蛋白質 35 ～ 50 克，脂肪 15 克，碳水化合物 4 ～ 10 克，鈣 100 毫克，磷 445 毫克，鐵 15.5 毫克，以及含量不等的維他命。每 500 克豆腐含纈胺酸 5,530 毫克，白胺酸 3,830 毫克，異白胺酸 4,610 毫克，色胺酸 1,480 毫克，離胺酸 5,460 毫克等。所以說豆腐是一種營養價值高，而且經濟實惠的美容食品。

中醫認為豆腐具有清熱、潤燥、生津、解毒、補中、寬腸、降濁等功效，因此，愛吃豆腐的人，皮膚一般比較嫩滑、晶瑩，很少生暗瘡，腸胃功能也正常。由此可見，豆腐確實是女性美容的佳品。

■ 黑豆

黑豆是豆科一年生草本植物大豆的黑色種子。中醫學認為，黑豆味甘，性平，有滋補肝腎、活血補血、豐肌澤膚等功效。《本草綱目》說黑豆：「……每晨水吞黑豆二七枚，謂之五臟谷，到老不衰。」

黑豆中含大量黃酮和染料木素，故有雌激素樣作用。

現在已經證實，久服黑豆，可使皮膚變得細白柔嫩。此外，黑豆還可輔助治療丹毒等皮膚疾病，輔助治療妊娠腰痛、身面浮腫、腎虛消渴、嬰兒胎火等病症。

黑大豆皮（又名黑豆衣）含矢車菊素－3－葡萄糖苷、果膠、飛燕草素、醣類等，味甘，性平，有養血養肝、除熱止汗等功效。可用於改善皮膚彈性、治療盜汗、虛熱、眩暈等症。另外，黑大豆含胡蘿蔔素、維他命 B_2、葉含葉酸、亞葉酸，不僅是不錯的美容護膚食品，而且可輔助治療糖尿病、毒蛇咬傷，泌尿系統結石等病症。

第二章　女性飲食營養與美容

■ 綠豆

中醫藥學認為，綠豆味甘，性寒，有袪熱解暑、降壓明目、止消渴、潤皮膚、補益元氣、調和五臟等功效。《食療本草》介紹綠豆時說它：「補益元氣，和調五臟，行十二經脈，去浮風，潤皮膚，止消渴，利腫脹，解諸毒。」

綠豆還有抗炎作用，皮膚感染者煮食綠豆，有美容和治癒皮膚感染的作用。有熱症、體質屬「熱體」者，常吃綠豆，豐肌澤膚作用更顯著。有粉刺或臉部感染而影響美容者，可取綠豆粉適量，用溫水調成糊狀，晚上睡覺前洗淨臉部，塗上綠豆糊，第二天晨起用清水洗淨，同時煮食綠豆。

因綠豆性寒，故脾胃虛寒者不能將綠豆作為美容食品。

■ 紫米

紫米為禾本科植物稻（黑稻）。此米是女性美膚益顏佳品。中醫藥學認為，紫米味甘，性平，有平補氣血、健脾和胃、潤燥澤膚、滋肝固腎等功用。《食鑑本草》介紹紫米時說：「性味平甘，……補脾，益五臟，壯氣力，豐肌膚。」

紫米是適合於男女老少的紫黑色美容保健食品，可做成紫米飯、八寶飯、紫米粥、紫米煮老鴨、紫米珍珠丸子等美食。

■ 地瓜

中醫藥學認為，地瓜味甘，性平，有益氣生津、補血益顏、寬腸潤便、補中健脾、滋陰強腎等功用。

現代醫學研究發現：地瓜中所含的類雌性激素樣物質，有益於保持人體皮膚的光滑與細膩，並有延緩皮膚衰老、消除皮膚皺紋的作用。地瓜中

含多種維他命，有延長動物壽命及預防結腸癌、乳癌等功用；地瓜還有提高和調節人體免疫功能、維護血管彈性、促進膽固醇排泄、減少動脈硬化、減少皮膚脂肪的堆積。

地瓜既是護膚益顏、減肥健美的低熱量食品，又可治療夜盲症、肝炎黃疸、乳腺炎、乳汁少、糖尿病、大便出血、產後腹痛、便祕、皮膚溼疹、遺精、動脈硬化、小兒消化不良等病症。

地瓜適宜於體胖的人用作美顏、護膚的食品，但脾胃虛弱者不宜以此為美容護膚食品。因地瓜中含有氣化酶，食後，參與胃中的一些化學反應，使胃中出現較多的二氧化碳，故食入過多地瓜時有等不適感覺。

肉食禽蛋與美容

■ 豬腳

豬腳味道可口，營養豐富，其中含有極豐富的大分子膠原蛋白，是一種美容食品。

豬腳中有大量的豬皮，豬皮中含著一種特殊的蛋白質 —— 大分子膠原蛋白，這種蛋白質是補充、合成蛋白的原料，而且易於吸收和利用。它具有促進皮膚細胞吸收和儲存水分的作用，防止皮膚乾癟起皺，使臉部皮膚顯得比較飽滿、豐潤光澤。豬腳肉中的彈性蛋白，也是極其豐富的。它能使皮膚的彈性憎加，韌性增強，血液循環旺盛，營養供應充足，皺紋變淺，皮膚顯得白嫩細緻。

據研究，每 100 克豬腳肉中含蛋白質 204 克，脂肪 22.7 克，碳水化合物 4 克，這些物質被身體吸收利用之後，能供給各組織器官大量的營養。另外，豬腳肉中還含有大量的礦物質鎂、鈣、磷、鐵和維他命 A、B、C、

第二章　女性飲食營養與美容

D、E，尤其是維他命 E，能夠延緩人的衰老，使人顯得漂亮年輕。

我們知道豬腳比較堅韌，咀嚼時較費力，如此能鍛鍊咀嚼肌和臉部肌肉，使其肌肉纖維增粗，體積增大，腮部更加飽滿。

■ 豬瘦肉

豬瘦肉含優質蛋白質、菸鹼酸、維他命 B_1、鐵、鈣、磷等成分。

豬瘦肉既是美味食品，又是保健佳品，且有美膚、潤膚的作用。

中醫藥學認為，豬瘦肉味甘、鹹，性平，有滋補腎陰、滋養肝血、潤澤皮膚等功效。《本草備要》說：「豬瘦肉，其味雋永，食之潤腸胃，生津液，豐肌體，潤皮膚，固其所也」。《隨息居飲食譜》說：「豬肉，甘、鹹平；補腎液，充胃汁，滋肝陰，潤肌膚。」

用豬瘦肉做成的有美膚、護膚作用的佳餚很多，如荷葉米粉蒸肉、馬鈴薯燜豬肉、葷素豬瘦肉肉餅、紅蘿蔔燉瘦肉、白蘿蔔燉豬瘦肉、糖醋鳳梨豬肉、菊花粉絲燴瘦豬肉片、腐乳爆豬肉，等等。

■ 豬骨

豬骨（包括骨髓）含有大量防止皮膚老化作用的類黏蛋白、膠原蛋白、鈣、磷、鐵等。其護膚、美膚功能比瘦豬肉效果好。

中醫藥學認為，豬骨湯味甘、鹹，性平，有補髓、益血、養陰、豐肌、澤顏等功效。《本草綱目》說豬骨湯：「補骨髓，益虛勞，豐肌，澤顏。」《隨息居飲食譜》說豬骨髓：「甘，鹹，平，⋯⋯補髓，養陰，治骨蒸勞熱，帶濁遺精，宜為衰老之饌。」

在民間，有一道美湯 —— 豬骨鱉湯，具有滋陰補腎，填精豐肌作用，常食之，有延緩皮膚衰老、豐肌、美膚等功效。

其製法為：取豬脊骨 250 克，鱉 1 隻（以 0.5 公公斤右為宜），蔥、料酒、生薑、細鹽、味精、胡椒麵各適量。將鱉用開水燙死，揭去鱉甲，去內臟、頭爪；將豬脊骨洗淨，剁碎，放入碗內，備用。另取砂鉢，將鱉、豬脊骨一起置於砂鉢內，加清水、生薑，蔥、胡椒麵、細鹽，旺火煮沸，撇去浮沫，用文火再燉 1 小時，加少量味精，吃肉喝湯。

■ 蛋

蛋中所含的營養物質相當豐富，含蛋白質、磷脂、維他命維他命 A、維他命 B_1、維他命 B_2、鐵、磷脂、維他命 D、酵素等。

每 100 克蛋含有 12.7 克蛋白質。蛋是食物中品質、種類、組成最優質的蛋白質。1 克蛋的蛋白質比 1 克肉類蛋白質營養價值高得多。而蛋白質（特別是像蛋這樣的優質蛋白質）在維護皮膚光澤、彈性等方面有著重要的作用。

蛋黃中含有一定量的磷脂。磷脂有乳化作用。進入人體中的磷脂所分離出來的膽鹼，具有防止皮膚衰老和使皮膚光滑豔美的作用。蛋黃中還含有豐富的維他命維他命 A、維他命 B_2。每 100 克蛋黃中 2,000 國際單位含維他命維他命 A，含 0.3 毫克維他命 B_2，含 30 國際單位維他命 D，含 0.25 毫克維他命 B_1。這些維他命都是營養皮膚必不可少的物質。

蛋中還含有較豐富的鐵。100 克蛋黃含鐵 150 毫克；100 克蛋白中含鐵較少，僅 10 毫克。鐵元素在人體中起造血和在血中運輸氧和營養物質的作用。人的顏面泛出紅潤之美，離不開鐵元素。如果鐵質不足可導致缺鐵性貧血，使人臉色萎黃，皮膚也失去了美的光澤。

第二章　女性飲食營養與美容

■ 鵪鶉蛋

鵪鶉蛋的營養價值不亞於雞蛋，其護膚、美膚作用也不比雞蛋差。鵪鶉蛋含蛋白質、卵磷脂、腦磷脂、胱胺酸、離胺酸、維他命維他命 A、維他命 B_1、維他命 B_2、維他命 D、鐵、磷、鈣等營養物質。

中醫藥認為，鵪鶉蛋味甘，性平，有補益氣血、強身健腦、豐肌澤膚等功效。

鵪鶉蛋對營養不良、貧血、月經不調、神經衰弱、高血壓、支氣管炎、血管硬化等病人具有調補作用；對貧血、月經不調的女性，其調補、養顏、美膚功傚尤為顯著。

■ 鴿蛋

鴿蛋的營養成分和功效與鵪鶉蛋相似。

鴿蛋也含有優質的蛋白質、磷脂、鈣、鐵、維他命維他命 A、維他命 B_1、維他命 D 等營養成分，亦有改善皮膚細胞活性、皮膚中彈力纖維彈性，使臉色紅潤（改善血液循環、增加血紅素）等功能。

中醫藥學認為，鴿蛋味甘、鹹，性平，具有補肝腎、益精氣、豐肌膚諸功效。《隨息居飲食譜》介紹鴿蛋時說：「甘，平，清熱，解毒，補腎益氣。」《本草崇原》說鴿蛋：「久患虛贏者，食之有益。」

有貧血、月經不調、氣血不足的女性常吃鴿蛋，不但有美顏滑膚作用，可以輔助治癒疾病，使身體變得強壯。

水產類與美容

■ 海參

海參不僅具有獨特美味,而且,是一種有美容護膚作用的海產食品。

海參含蛋白質、碘、鐵、鈣、磷、脂肪等營養成分。其蛋白質所含的胺基酸是離胺酸、精胺酸、胱胺酸、組胺酸等。海參除含有上述有益於身體及皮膚的營養素外,還含有抗衰老物質硫痠軟骨素和微量元素釩。硫痠軟骨素可延緩人體臟器及皮膚的衰老,可改善和增進皮膚的彈性和美感。微量元素釩有促進鐵質進入肝臟,有利於血紅素的生成、保持顏面紅潤豔美的重要作用。

中醫藥學認為,海參味甘、鹹,性微寒、滑,有養血潤膚、補腎益精等功效。《本草綱目拾遺》介紹海參時說:「海參,味甘、鹹,補腎經,益精髓,攝小便,壯陽療痿,豐肌澤膚。」《本草從新》說海參:「降火滋胃,通腸潤燥,養血豐肌。」熟食海參,可治陽痿痿夢遺、精血虧損等症,並透過改善人體機能,增強體質,而達到使肌膚豐美的效果。

■ 維他命維他命蚌鹼酸蚌

為蚌科背角無齒蚌。蚌肉含蛋白質、核酸、鋅、鈣等營養素。

蚌肉中的鋅,有參與黑色素合成,維護皮膚的彈性、光澤、光滑性等作用。蚌肉中的核酸,有使皮膚變得豐潤、光滑和消除皮膚皺紋、老年斑等作用。

中醫藥學認為,蚌肉味甘、鹹,性寒,有清熱滋陰、明目解毒、豐肌澤膚等功能。

青春期臉部長粉刺或臉部有感染者,常吃蚌肉,有較顯著的美容效果。

第二章　女性飲食營養與美容

　　有一道佳餚叫金針蚌肉湯，味美，保健價值高，且有較佳的美容作用。其製法為：新鮮金針菇 100 克，取新鮮蚌肉 200 克，細鹽、料酒、蔥花、豬油、味精各適量。洗淨蚌肉、金針菇，旺火起油鍋，放入適量熟豬油，油熱時將蔥花放入，煸炒 10 秒鐘，加入蚌肉，稍炒，加入金針菇、細鹽、料酒、清水，繼續用旺火煮開，改文火再煮 20 分鐘，加味精，起鍋。

■ 蜆

　　蜆產於河川、湖沼之中。蜆肉含蛋白質、腺苷、鋅、鈣、磷等，其殼含角蛋白、碳酸鈣、碳酸鎂等。

　　蜆肉也是一種不錯的美容食品。可使皮膚變得光滑，減少皮脂腺的過多分泌，並有消除皮膚炎症等作用。因此，更適用於有脂漏性皮膚炎的人。

　　中醫藥學認為，蜆肉味甘、鹹，性寒，有清熱、利溼、澤膚等功效。因蜆肉性寒，故小便清長、大便溏、胃脘冷痛的人不宜食用。

　　蜆肉的吃法是，只要將蜆肉洗淨，用清水煮熟，就可以拌作料食用。常食蜆肉，皮膚會變得更為光潔。

　　蜆肉除有美容功能外，還有開胃、下溼氣、下乳、治療瘡痏等作用。

■ 鱉

　　鱉生活在河、湖、池沼之中。鱉含動物膠、角質蛋白、核酸、磷脂、維他命 B_2、維他命 B_1、雛生素 A、菸鹼酸、維他命 D、鋅、鐵、鈣、磷、碘等營養成分。

　　維他命 A、磷脂、維他命 B_2、菸鹼酸、等都是皮膚細胞的營養素，有護膚作用。鋅有增強皮膚光潔度作用。動物膠有使皮膚變得柔軟、毛髮光

潤等作用。

中醫藥學認為，鱉肉味甘、鹹，性平，有滋陰涼血、益氣補虛、豐肌亮膚等功效。《日用本草》說鱉：「其味甘、鹹，性平，去血熱，補勞傷，壯陽氣，大補陰之不足。」

現代醫學認為，鱉有提高人體免疫功能、增強身體抵抗力、延緩衰老、抗皮膚老化及抑制癌細胞等作用。

鱉可提高人體的整體健康狀態而豐肌澤膚，有陰虛病症、皮膚乾燥的人常食鱉，其澤膚效果較明顯。鱉除有美容澤膚作用外，還可治療低熱、貧血、陰虛咳嗽、月經不調、高血壓、頭暈、耳鳴、糖尿病、脫肛、皮膚感染、陰瘡等病症。

■ 牡蠣

牡蠣為牡蠣科海產品，又名海蠣子、蠔，牡蠣肉富含蛋白質、肝糖、牛磺酸、岩藻糖、酪胺酸等 10 種必需胺基酸、維他命維他命 A、維他命 B_1、維他命 B_2、維他命 D、維他命 E、鋅、銅、鐵、鋇、錳、鎂、鈣。牡蠣殼含碳酸鈣、磷酸鈣、氧化鐵、有機質、鎂等。用牡蠣製成的油為蠔油，營養非常豐富。

牡蠣中所含的這些營養素如維他命維他命 A、維他命 E、鋅、必需胺基酸等都是美容的物質。牡蠣為營養較全面的美膚佳品。

中醫藥學認為，牡蠣肉味甘、鹹，性平，有調中補虛、除煩化瘀、豐肌澤膚、益智鎮靜等功效；牡蠣殼味鹹、澀，微寒，有潛陽平肝、重鎮安神、散結軟堅、制酸止痛等功用，《本草綱目》說牡蠣：「肉，治虛損，解酒後煩熱，……滑皮膚。」

蔬菜瓜果與美容

■ 黃瓜

黃瓜又名胡瓜、王瓜，清香脆甜，生吃、涼拌、炒食均可，並可醃食醬製。它也是重要的美容食品之一。

據研究，黃瓜含水分 96％，含較多的維他命和豐富的鉀鹽及醣類、鈣、磷、鐵等，並且含有柔軟的細纖維素，具有促進腸道腐敗物質排泄和降低膽固醇的作用。鮮黃瓜中還含有抑制醣類物質轉化成脂肪的丙醇二酸，久食對抑制身體肥胖有好處，所以說黃瓜是人體健康美容不可缺少的食品之一。

那麼，怎樣利用黃瓜來美容呢？

★ 可以生吃。用黃瓜拌粉皮、拌麵、拌海蜇、拌肚絲、拌雞絲，也可拿整根黃瓜當水果吃。

★ 把黃瓜絞成汁，據說黃瓜汁有舒展皺紋、保護皮膚的作用，是美容術中常用的汁液。可飲用也可直接擦臉，如皺紋較多，可一天一次，生效很快。

★ 把黃瓜切成薄片，可臨睡前貼在臉上，次日早晨去掉，你會發現皮膚比昨日光滑、潤澤多了。

■ 番茄

番茄，俗稱番茄，汁多爽口，風味頗佳，生食熟食皆可，可加工成番茄汁和番茄醬。番茄除了能食用，還有很好的美容功能。這是因為番茄營養豐富，每 100 克中含蛋白質 0.8 克，脂肪 0.3 克，碳水化合物 2.2 克，

鈣 8 毫克，磷 24 克，鐵 0.8 毫克，胡蘿蔔素 0.37 毫克，硫胺素 0.03 毫克，抗壞血酸 8 毫克。抗壞血酸的含量雖然不很高，但由於有機酸的保護，烹調時損失較少。所以，常吃番茄，不但能美容，而且對高血壓、心血管病以及眼底出血等也有一定療效。中醫也認為，番茄味酸、微甘，性平，有生津止渴、健脾開胃、消炎等功效。那麼，怎樣用番茄來美容？

★ 番茄可以鮮食，也可與糖拌食，或與茄子、士豆等一起烹製，也可吃番茄醬。

★ 將番茄切碎，盛在碗內，用湯匙壓出汁，加入少許蜂蜜，塗於臉部肌膚、雙手及手臂，對皮膚有極好的保養作用，可使肌膚潔白，消紋除皺。

■ 紅蘿蔔

紅蘿蔔是一種含醣較多的植物，在日本有「東方小人參」美譽，有些地區也有「假人參」之稱。這因為是紅蘿蔔的營養豐富，物美價廉，可健身美容，而且有治病作用；再者紅蘿蔔的形狀與高麗參相似。紅蘿蔔中含有豐富的胡蘿蔔素，在腸道中經酶的作用後可轉變成人體所需的維他命 A，也稱「抗乾眼病維他命」。人體缺乏維他命 A 易患乾眼病、夜盲症，易引起皮膚乾燥，兒童缺乏維他命 A，牙齒和骨骼發育會受到影響。中醫也認為，紅蘿蔔味甘、性平，有補中下氣、利胸膈、調腸胃、安五臟等功效。此外，還有降強心、血壓、抗炎症及抗過敏等作用。紅蘿蔔中含有微量元素鐵、鈷，這是人體造血的重要原料，對貧血患者及懷孕、哺乳婦女都是理想食品。紅蘿蔔中還含有維他命 B_1、B_2，對高血壓、心臟病患者也有裨益。由於紅蘿蔔中的粗纖維很少，適於胃潰瘍和十二指腸潰瘍、慢性胃炎等患者食用。

第二章　女性飲食營養與美容

在美容上，由於紅蘿蔔具有滋潤皮膚和治療皮膚乾燥症的功效，人們稱它為「美容保健食品」，受到乾性皮膚的人特別是女性的喜愛。又因其有烏髮的功效，人們又稱其為「美髮食品」。其實紅蘿蔔的價值還不只如此。據研究紅蘿蔔還具有預防癌症的特殊功能。常吃這類含維他命 A 食物的人，比之不吃或少食這類食物的人，得肺癌機會要少 40%。

關於紅蘿蔔，即可生食，也可炒食或煮食，與羊肉紅燒其味尤佳，還可乾製、醃製、糖漬等。

■ 絲瓜

絲瓜，不但能食用、藥用，而且還是一種美容佳品。據報導日本一位年逾八旬的老太太，臉上沒有一絲皺紋，原來她就堅持幾十年如一日使用絲瓜水擦臉。

絲瓜水為什麼能消除皺紋呢？據《本草求真》上說：「無羅水和脈、活筋絡……消水腫，治血枯少」。這可能是絲瓜美容的藥理機制。那麼怎樣製作絲瓜水呢？具體方法：在絲瓜還未掛瓜時，在距地面 60 公分處切斷瓜莖，將切口朝地，再用一個乾淨的玻璃瓶套在絲瓜莖的切口上，再把瓶子下半部埋在土裡固定。通常一夜可提取一瓶，採得的絲瓜水，要放置一晚，用紗布過濾後，加入少許甘油、硼酸和酒精，以便增強潤滑和防腐作用，用後要轉緊瓶蓋，置於陰涼處或冰箱中，可長期使用。

提取絲瓜水的時間，最好在盛夏絲瓜尚未成熟時，此時提取的水較多。

另外，絲瓜是傳統的中藥材，瓜、絲絡、籽都能入藥，可治療熱病煩渴、咳喘、腸風痔瘡、白帶、療瘡以及乳汁不通，還可用於治療蟲症。

■ 冬瓜

冬瓜絕大部分是水分，營養素含量相對較低，不含脂肪。它有個獨特之處，就是有美容健身之妙用。

身體肥胖，顯得臃腫，不但影響身材美，而且有時還會惹來疾病。古人用冬瓜減肥美容有著悠久的歷史。明代李時珍說：「冬瓜令人好顏色，益氣不飢，久服輕身耐老。」《食療本草》上也說過：「欲得體瘦輕健者，則可常食：若要有，則勿食也。」可見吃冬瓜是簡便易行的減肥妙法。據現代醫學研究，冬瓜含有減肥物質，這就是葫蘆巴鹼和丙醇二酸。前者對人體新陳代謝有獨特作用。後者可以有效地阻止醣類轉化成脂肪，從而達到減肥輕身作用。

遠在化妝品問世之前，人們就用天然美容品來保養自己的皮膚。《神農本草經》中記載：「用冬瓜籽研膏作面脂，可消除臉上的雀斑、蝴蝶斑，治療酒糟鼻。」「令人顏色悅澤，」因冬瓜籽中含有亞油酸、油酸等良好的潤膚成分和某些抑制黑色素形成的物質，用它擦臉能使人顏面光澤滋潤，漂亮悅目。《本草綱目》中說：用冬瓜瓤絞葉，「洗面浴身」可使皮膚「悅澤白嫩」，膚如凝脂。

另外，冬瓜為清熱避暑佳品，夏天經常吃些冬瓜有利尿去溼、避暑除煩之效，外用也可治療癰腫。

■ 扁豆

扁豆含鋅、銅、鐵、鈣、磷、蛋白質、磷脂、豆固醇、血球凝集素A、血球凝集素B、呱啶酸、澱粉酸抑制物、蔗糖、葡萄糖、半乳糖、果糖、胡蘿蔔素、維他命 B_1、維他命 B_2、於鹼酸、維他命 C 等營養素。

第二章　女性飲食營養與美容

中醫藥學認為，扁豆味甘，性平，有健脾化溼、滋潤肌膚、清肝明目等功效。

扁豆中的銅、鋅、半乳糖、胡蘿蔔素、維他命 B_2、維他命 C 等，都有護膚美膚作用。鋅與銅在維持皮膚的彈性、潤澤方面有特殊的作用。

■ 蓮藕

中醫藥學認為，蓮藕味甘，無毒，生則性寒，熟則性溫。生者能涼血止血、清熱潤膚，熟者可健脾和胃、補血澤膚。《日用本草》說蓮藕：「生用稱，清熱除煩，生肌，潤膚。」

蓮藕具有肌膚的傷口癒合、光滑皮膚等作用；還可用於治療熱病口渴、情緒不安、肺熱咳嗽、支氣管擴張、膀胱炎、更年期症候群等病症。

在夏天，可取新鮮蓮藕，洗淨，刨皮，切片（或切絲），加醋、麻油及適量細鹽、味精，生拌，作為消暑生津及護膚、美容的家常食品。

■ 芋頭

芋頭可作為治療一些皮膚病的食品。它透過治療皮膚頑疾，改善皮膚彈性，提高皮膚的抗病能力而造成護膚的作用。常食芋頭，有使皮膚變得更光潔的作用。

用芋頭外敷、塗抹可治療皮膚疣、熱癤、牛皮癬、雞眼等皮膚疾病。芋頭還有輔助治療慢性腎炎、產後子宮脫垂、惡露排出不暢、痔瘡、淋巴結腫大、乳腺炎等病症。

有一道非常鮮美的家常菜泥鰍燉芋頭，風味獨特，且有保健、護膚澤膚等功能。其製法為：取芋頭 500 克（選個頭中等大小、呈圓形者為

好），活泥鰍 150 克，蔥花、生薑絲、大茴香、細鹽、醬油、料酒、味精各適量。芋頭刮皮，洗淨，泥鰍餓養（每日換 1 次清水）5 天，將芋頭放入砂鍋之中，加冷水，然後旺火燒開後加入活泥鰍，活泥鰍全部死亡時改文火，加大茴香、細鹽、生薑絲、料酒，文火煮50分鐘，加蔥花、醬油、味精，起鍋。

芋頭不能生吃，也不宜多食，吃多了熟芋頭會悶氣，故脾胃功能不太好的人一次不能多吃；老人及消化不良者亦不能貪吃芋頭。

■ 蒟蒻

中醫藥學認為，蒟蒻性寒，味辛，有毒，具有化瘀消腫、清熱解毒、活血通經、散積化痰等功能。

研究發現，蒟蒻可以促進腸蠕動，改善胃腸道環境，使胃腸道各種酶的活性、分泌功能加強，能夠有效地輔助治療膽石症、便祕、胃腸道癌；它還有抗炎作用，可治療癰瘡等皮膚感染性疾病；還可改善皮膚血液供應，維護皮膚彈性、光澤；能抑制人體對膽固醇的吸收，預防高血壓、心血管疾病的發生；有減肥作用，可改善人的體態。

蒟蒻全株皆有毒，用作食品時必需在加工後方可食用。

因為蒟蒻的主要成分是葡甘露聚醣，而葡甘露聚醣與水調和可使其體積膨脹約 100 倍，故人們一般將蒟蒻磨粉，加工成蒟蒻豆腐、蒟蒻絲、蒟蒻麵條、蒟蒻糕、蒟蒻片等。這些蒟蒻的加工食品，具有護膚美容、減肥、防癌、抗高血壓等作用。吃蒟蒻製品時，同時喝一點米醋，既助消化，又可解除蒟蒻中的一些毒素。

第二章　女性飲食營養與美容

■ 菠菜

中醫藥學認為，菠菜性涼，味甘，補血潤膚、有涼血止血、斂陰潤燥、下氣通腸、疏通血脈等功效。

菠菜是護膚美容食品，尤適用於缺鐵性貧血的女性食用。菠菜還有輔助治療巨幼紅血球性貧血、糖尿病、夜盲症、便祕、便血等病症的作用。

■ 大白菜

大白菜含胡蘿蔔素、維他命 B_1、維他命 B_2、鐵、維他命 C、鉀、鈣、磷、蛋白質、醣類、脂肪等。

中醫藥學認為，大白菜味甘，性平，有利五臟、潤肌膚、養胃利水、解熱除煩、化痰清音等功效。《本草綱目拾遺》說：「食之潤肌膚，利五臟，且能降氣，清音聲。唯性清瀉，患痢人勿服。」

大白菜是最廉價的美容食品之一，有改善皮膚彈性、增加皮膚光潔度、延緩皺紋產生等作用，還有輔助治療感冒、咽喉腫痛、風熱咳嗽、支氣管炎、小兒腮腺炎、腎虛陽瘦、急性肝炎、酒後口渴等病症。

大白菜的吃法很多，可素炒，可葷做，可作水餃、包子的餡，亦可製成酸菜、醬菜、風菜及脫水菜等。

■ 芹菜

中醫藥學認為，芹菜味甘，性涼，有調經止帶、平肝熄風、清熱潤膚、養神益力、健脾利溼等功效。《神農本草經》說芹菜：「主女子赤沃，止血養精，保血脈，益氣，令人肥美。」芹菜可調解月經不調、白帶過多，是女性的重要美容保健食品。芹菜還可輔助治療高血壓、膀胱炎、糖尿病、腎盂腎炎、陽痿、早洩、性冷感、黃疸型肝炎、產後腹痛等病症。

■ 蘋果

中醫藥學認為，蘋果味甘、酸，性平，有補心益氣、止渴生津、和血潤肝、解毒除煩、澀腸止瀉、健脾和胃等功用。

研究發現，蘋果的果肉中營養豐富，有補血及美容作用，可增加血紅素，使皮膚變得細嫩紅潤。蘋果是普通人的美容、補血、健身佳品，更是有輕度貧血的女子首選的補血美容護膚營養食品。

蘋果中的蘋果酸可使積存在人體體內的脂肪分解，降低血中膽固醇的含量，因而，常吃蘋果，有防止體態肥胖、血管壁硬化的作用。肥胖體型、血中膽固醇過高及高血壓者，每日吃 3 ～ 5 個蘋果，既有護膚美容、減肥健體效果，又可以減輕病症，一舉兩得。

蘋果還是胃酸過少及慢性胃炎病人的保健與美容食品。於中、晚飯的前後各吃半個蘋果，可取得良好的治病及美容護膚效果。

■ 檸檬

檸檬是南方出產的一種水果，營養豐富，味道酸甜。在古希臘時期，人們就把檸檬稱之為「美容之果」。現在世界上許多美容品，尤其是皮膚的洗濯、保護劑，都以檸檬為基劑。

研究發現，檸檬每百克含水 80 多克，含蛋白質 1 克、脂肪 0.7 克、碳水化合物 8.0 克、鐵 3 毫克、鈣 33 毫克、磷 34 毫克、還含有大量的維他命維他命 A、B、C、D，其中以維他命 C 最多，

檸檬能使血管壁增強彈性，血液循環加快。皮膚的新陳代謝旺盛，皮膚變得光滑、細膩、白嫩，從而達到美容的目的。

另外，檸檬的去汙能力很強，但又不傷害皮膚，而且對皮膚有滋養作用，所以檸檬倍受人們喜愛。那麼，怎樣用檸檬美容呢？

★ **吃檸檬**：每日早晚各吃 2 個檸檬。

★ **喝檸檬汁**：將檸檬絞成汁，加入少量糖或蜂蜜，用溫開水沖服，每日 1～2 次。

■ 大棗

棗的果實是最古老的藥用及美容果品之一。《本草備要》說大棗：「補中益氣，滋脾，潤心肺，調榮衛，緩陰血，生津液，悅顏色」。民間流傳有「每天三個棗，活到九十九嫌少」的說法，大棗的功效由此可見一斑。據研究，大棗的營養很豐富，含較多的醣、脂肪、蛋白質、澱粉、多種維他命及胡蘿蔔素、單寧、硝酸鹽、有機酸和磷、鈣、鐵等成分。特別是乾棗，含醣量高達 50％以上；棗的維他命 C 含量在水果中首屈的一指，比蘋果、桃子等高 100 倍左右；維他命 P 的含量也是百果之冠，所以有「天然維他命丸」的美稱。研究發現，棗可促進蛋白質的合成，增加身體抵抗力，還有鎮靜、降壓、抗過敏和抑制癌細胞的作用。

大棗是生肌長肉、潤膚悅顏的佳品，它健脾益氣，養血潤膚，長期食用可以使皮膚紅潤、容顏光亮。研究證明，大棗還可以保護肝臟，增強肌力，降低膽固醇，另外，大棗在補血的同時還有止血的功能，故對各種皮膚紫癜有明顯的治療效果，因大棗含有豐富的維他命，故對治療因維他命缺乏而引起的口角炎、唇炎、角膜炎、舌炎、脂漏性皮膚炎等均有效。

■ 芒果

芒果果肉多，果汁亦多，味美誘人，被譽為「熱帶果王」，是夏季裡許多人喜愛的一種水果。

中醫藥學認為，芒果、性涼、味甘、酸、有生津解渴、和血潤膚、益胃止嘔、清熱利咽及止眩暈等功用。

芒果可改善皮膚血液供應，有光滑皮膚的作用，還可以治療許多影響美容的皮膚疾病。

有皮膚多發性疣的人，每日吃芒果 2～4 個，同時用芒果皮擦患處，往往可取較好的療效。每日用芒果皮煎水外洗可以治療溼疹、神經性皮炎等皮膚痛。

芒果的吃法有一定的講究：芒果大都用於鮮食，遇鮮芒果有酸味時，可以加入少許食鹽一起吃，即可中和酸味，並使之更為甘美可口，還可將芒果的果肉切碎，略加些奶油，拌勻，置冰箱中，製成芒果雪糕，其味鮮甜爽口，是夏日降溫去暑的佳品。

■ 葡萄

中醫藥學認為，葡萄味甘、酸，性平，有滋腎益肝，補血悅顏、強筋健骨、通經活絡、補氣和中等功效，可用於治療氣血虛弱、肺虛咳嗽、風溼骨痛、心悸盜汗、小便不利、面黃肌瘦諸症。

研究證實，葡萄可輔助治療血壓偏低、貧血、內臟下垂慢性胃炎、風溼性關節炎等病症。

每 100 克新鮮葡萄果肉中含鐵 0.6 毫克，有改善貧血症狀，增加皮膚紅潤、細膩的作用。血壓偏低、體質虛弱、貧血、體型瘦長者，每日於飯後吃些新鮮葡萄、葡萄乾或喝些葡萄酒，既能強身健體、治療疾病，又可護膚美容，使肌肉更豐滿、形態變美，皮膚變得為白嫩、細膩。

第二章 女性飲食營養與美容

■ 櫻桃

櫻桃含有豐富的鐵質，每 100 克櫻桃含鐵質約 6 毫克，是橘子、蘋果、梨含鐵量的 20 倍。

中醫藥學認為，櫻桃味甘、酸，性溫，有補血益顏、健脾和胃、滋肝養腎、生精止瀉、祛風除溼等功效。

現代醫藥學發現，含有較多鐵質的櫻桃，有促進血紅素生成的作用，故能補血，可使顏面紅潤。

櫻桃，既是色、香、味、形俱佳的鮮果，又是婦女的護膚養顏的食品。除熱病者外，任何體型的人都可食櫻桃，尤以婦女吃櫻桃為好。特別是年輕女子，每於經期過後吃些櫻桃，既可及時補充月經期間失去的血液，達到強身健體的目的，又能使皮膚變得美豔動人。對缺鐵性貧血的女性而言，櫻桃是健體與護膚美容的首選水果。

■ 草莓

中醫藥學認為，草莓味甘、酸，性涼，無毒，有清熱除煩，和血潤膚、健脾益胃、去咳化痰、生津止渴等功用。

因草莓中含有大量的維他命 C（其含量為蘋果、葡萄的 10 多倍），故能促進身體組織中的細胞間質的形成，維護牙齒、血管、骨骼、皮膚、肌肉的正常功能，促進皮膚傷口癒合，幫助體內抗體的形成，提高免疫功能，從而增進人體的抗病能力。實踐證明，經常吃一些新鮮草莓和草莓製品（如草莓醬、草莓果汁、草莓果酒等），有護膚美顏、增加食慾、強身健體、降低血中膽固醇、通便、補血、除煩躁、解渴、止咳化痰等作用。

在初夏，每日取新鮮草莓 200 克，擠汁，加少量食鹽，內服，既是一種享受，又可達補血益顏的目的。中老年人常吃鮮草莓、草莓製品（如草

莓醬），不但有延緩皮膚衰老的作用，還可同時降低血中膽固醇，調節血管彈性，益壽延年。

■ 椰子

椰子盛產於熱帶、亞熱帶地區，有「熱帶巨果」的美稱。

椰子大似西瓜，外界皮較薄，呈暗褐綠色，中果皮為厚纖維層，內層果皮呈角質。果內有一大儲存椰漿的空腔，成熟時，其內貯滿了椰汁，清如水，晶瑩透亮，是極好的清涼解暑之品，也是極好的護膚養顏、補益氣血的美味佳果。

中醫藥學認為，椰汁與椰肉味甘，性平，無毒，有益氣生津、豐肌美膚、消疳殺蟲等功效。

常吃椰汁、椰肉，能使人的面色潤澤紅豔，增氣力，耐飢餓，還可增強胃腸道吸收消化功能，強身健體，增強身體抗病力。

喝椰汁，是一種極妙的享受，取一成熟椰果，先用雙手捧住搖晃，聽聽那清涼果汁在果內腔中的撞擊聲，「聲中有味」，令人食慾大增。然後戳破椰殼上椰端的芽眼薄層，端起來暢飲，或用吸管慢慢吮吸，皆令人陶醉，令人涼爽心甜，令人難以忘懷。

可選用椰做護膚美顏食品，取椰子肉 500 克，切成小塊狀，加雞肉丁、糯米各適量，放在有瓦罐中，隔水煮，喝汁吃肉，每日 1 次。有腎炎水腫的病人，最適宜選食椰子汁，每日早、中、晚各飲椰汁 1 杯，有強心利尿作用，可減輕水腫症狀，甚至達到治癒疾病的目的，還可能收到護膚美容的功效。

第二章　女性飲食營養與美容

■ 柚子

中醫藥學認為，柚子味甘、酸，性寒，有健胃化食、下氣消痰、輕身悅色等功用，可用於潤膚烏髮，治療氣鬱胸悶、脘腹冷痛、咳嗽痰多諸症。《滇南本草》推薦「柚子駐顏酒」：取柚子 6 個，熟地 50 克，杭白芍 50 克，全當歸 50 克，白蜜適量，白酒 5,000 克，浸泡 100 天，即成，每日飲之，可養血駐顏、去皮膚黑斑。

研究發現，柚肉中含有非常豐富的維他命 C（每 100 克柚肉中含 123 毫克）以及類胰島素等成分，故有降血脂、降血糖、減肥、美膚養容等功效。經常服用，對高血壓、糖尿病、心血管硬化等疾病有輔助治療作用，對肥胖者有健體養顏功能。

除柚肉外，柚皮、柚花等亦有美容作用，如用柚花蒸麻油作香澤面脂，能烏髮悅色。

■ 奇異果

奇異果的營養極豐富，含大量維他命 C 及葡萄糖、果酸、果糖、蛋白質、脂類、維他命 B_1、鈣、磷、鐵、奇異果鹼等成分。奇異果既可鮮食，也可加工成果汁、水果酒、蜜餞、果乾、果醬、水果粉等。

中醫藥學認為，奇異果味甘、酸，性寒，有解熱除煩、生津止渴、調中下氣、駐顏防衰等功效，可用於防止衰老、潤膚美容及治療消渴、煩熱、痤瘡、黃疸、石淋等病。

研究發現，奇異果有以下作用：

★ 提高身體免疫功能，對癌症患者有輔助治療作用。

★ 有抗衰老作用，可改善皮膚（包括頭皮）血液循環與營養供應，故有烏髮、抗皮膚皺紋及益膚美容功能。

★ 能改善肝臟功能，促進肝細胞再生，因而，它可以輔助治療急、慢性
肝炎。

中老年人常服奇異果酒、奇異果粥等，有較好的養生保健及護膚益顏
作用。

■ 西瓜

西瓜汁甜味美，涼爽可口，是夏日解暑止渴的佳品。古人稱之為「天
然白虎湯」、「夏日瓜果之王」。民間則有「夏吃三塊瓜，藥物不用抓」
的美譽。

中醫藥學認為，西瓜味甘，性寒，有清熱解暑、通利小便、除煩止
渴、輕身益顏等功效，可作為減肥益顏健體水果，亦可治療：腎炎水腫、
咽炎、高血壓等病症。

研究發現，西瓜中含醣類、礦物質、維他命、游離胺基酸等，有改善
腎功能、降低血壓、利尿、潤澤皮膚、減少人體多餘脂肪等作用。西瓜是
肥胖者的強身健體及護膚益容佳品。

除西瓜的內果皮外，西瓜皮也是很好的保健佳品。在潤膚美容方面，
西瓜皮的作用要比西瓜的內果皮更大一些。欲保護皮膚的年輕女性（特別
是體型較胖者），可在夏天大量收集西瓜皮，晒乾，置於瓦罐中保管（要
放乾燥劑），每日取西瓜皮乾品 30～40 克，加水煎服。在秋冬季節，天
氣乾燥，服用西瓜皮水尤為適宜，可以潤澤皮膚，防止皮膚乾裂，使之保
持紅潤細嫩，同時還可防止唇黏膜乾裂，預防咽喉炎。

■ 桂圓

中醫藥學認為，桂圓肉味甘，性溫，有益氣壯陽、養血安神、健脾和

胃、豐肌澤膚等功效，可用於潤肌美顏及治療氣血雙虧、心脾兩虛所致的驚悸怔忡、失眠健忘、白髮脫髮、產後浮腫。

研究發現，桂圓肉對人體有以下作用：

★ 能增強血管彈性、張力、收縮力，保持血管的良好功能，改善心臟、皮膚的血液供應，因而有強心及潤膚美髮作用。

★ 有延緩衰老作用。桂圓肉能抑制黃素蛋白腦 B 型單胺氧化酶。這種酶與身體的衰老有密切的關係，它的活性升高會加速身體的老化過程。由此，有人認為，「桂圓肉可能會成為潛在具有 B 型單胺氧化酶抑制活性的抗衰老食品」。

★ 有強壯身體及補血作用，是體質虛弱及貧血病人較理想的保健食品。身體虛弱、貧血的病人，可取桂圓乾 12 克，紅棗 10 枚，花生米 15 克，糯米 50 克，紅糖適量熬粥，早晚各 1 次。長期服用，不但可改善貧血症狀、強壯體魄，還有延緩皮膚衰老，使顏面紅潤、細嫩等作用。鬚髮早白、脫髮而有虛症者，可取桂圓肉 10 克，黑木耳 5 克，加冰糖適量，煨湯，每日 1 次。以 30 克桂圓肉（乾品），白糖 20 克，西洋參 3 克，一起置於瓷碗內，加蓋，密封，在飯鍋上蒸熟，製成玉靈膏，每日 1 次，每 6 劑為 1 療程，有潤膚美顏作用。此膏也適用於無痰火的年老體弱者及臨產的產婦。心悸怔忡、心血不足、失眠多夢致面容消瘦者，每日可取新鮮桂圓 50 克，或以桂圓乾 15 克水煎，當茶飲。

桂圓性溫，多食，易生內熱，故一次不宜多食。素有痰火及溼滯者，性慾強者應忌食桂圓，小兒及體壯者應少吃桂圓，最好不吃。

■ 荔枝

中醫藥學認為，荔枝味甘，性溫，有補益氣血、生津和胃、添精生髓、豐肌澤膚功效，是健身益顏的保健水果，又可用於治療病後津液不足及腎虧夢遺、脾虛泄瀉、產後血虧、健忘失眠諸症。

研究發現，荔枝有改善人的消化功能，可用於治療消化不良等病症；可改善人體皮膚（包括頭皮）血液供應，故有潤肌美容作用；可改善人的性慾功能，用於治療性冷感、遺精諸症；可改善身體的貧血狀況，用於輔助治療貧血等病症。

腰膝痠痛、失眠健忘、體瘦膚黑者，可取荔枝乾（連殼）10 個，五味子 10 克，金櫻子 15 克，水煎服，每日 1 劑。久服，既可強身健體，治療疾病，還有潤膚美容之作用。

皮膚較粗糙、體質較瘦弱的女子欲豐肌美容，可經常吃荔枝米粥，每日取荔枝 10 個（去殼）、米 50 克、紅糖適量，熬粥，當早餐。

有貧血症狀、面色無華、體質瘦弱者可取荔枝乾 10 個、紅棗 12 個，水煎服，每日 1 劑，15 劑為 1 療程，間隔 10 天後可以接著服用下 1 療程。

身體健康欲使皮膚更紅潤細嫩者，可每日取荔枝乾（去殼）6 個用沸水沖泡，當茶飲，每日 1 劑。

飲料與美容

■ 蜂蜜

由於各種植物開花季節及植物種類不同，蜂蜜在品質上也略有差異。其中以棗花蜜為上品。蜂蜜不但氣味芬芳，而且營養價值很高，對身體有滋補作用，是使人體保持青春、健康美容的一種食品。自古以來它就是滋

補益壽上品，也是治病良藥。

　　蜂蜜中含有 60 多種有機和無機成分，主要成分是醣類，另外還含有豐富的維他命、酶、胺基酸、激素等成分，有的可直接被皮膚吸收利用，造成營養皮膚、促進皮膚生理功能的作用。另外，蜂蜜還含有抗生素和維甲酸，可殺滅或抑制附在皮膚表面的細菌；還能消除皮膚的色素沉澱，促進上皮組織再生，所以有「令人容顏不老」的說法。那麼，怎樣用蜂蜜來美容呢？蜂蜜和醋各 1 ～ 2 湯匙，溫開水沖服，每日 2 ～ 3 次，如能堅持服用，可使粗糙的皮膚變得細嫩潤澤。

■ 鮮奶

　　牛奶含有蛋白質、磷脂、乳糖、維他命維他命 A、維他命 B_1、維他命 B_2、維他命 C、維他命 D、鈣、磷及 8 種人體必需胺基酸。

　　每 100 克牛奶含蛋白質 3.1 克、脂肪 3.5 克、碳水化合物 6 克、維他命維他命 A140 毫克、維他命 B_1 0.04 毫克、維他命 B_2 0.13 毫克、菸鹼酸 0.2 毫克、維他命 C 1 毫克、鐵 0.1 毫克、鈣 120 毫克、磷 90 毫克。

　　牛奶中所含的離胺酸和甲硫胺酸是植物食品中所缺少的。它們對人體有重要作用，可改善人體細胞活性，延緩衰老，有豐肌美顏等功效。

　　牛奶中所含的乳糖可分解為葡萄糖和半乳糖，而半乳糖是最容易被人體吸收的單醣，有促進入體對鈣的吸收作用，有利於腦髓神經的形成與發展，有利於皮膚的發育。孕婦適當地多喝一些牛奶，其所生的小孩皮膚會更白嫩、光潔。

　　牛奶中還含有 3- 羥基 -3- 甲基戊二酸，它能抑制肝臟合成膽固醇，從而降低血液中膽固醇的總量，有延緩人體及皮膚衰老的作用，故最適宜中老年人的身體調養與皮膚保養。

牛奶中還含有棕櫚酸、硬脂酸、甘油酸、卵磷脂等營養成分。其中卵磷脂有改善皮膚功能、延緩皮膚衰老等作用。

牛奶中含有較多的維他命維他命 A、維他命 B_1、維他命 B_2、菸鹼酸、維他命 C 等，這些維他命對護膚、美膚無疑有不可忽視的作用。

《本草綱目》的作者李時珍對牛奶延緩衰老的作用十分重視，稱：「清晨能飲 1 升餘，返老還童天地久。」

中醫藥學認為，牛奶味甘，性微寒，具有養肺潤膚、補虛益體諸功效。

■ 優酪乳

優酪乳是牛奶經過乳酸桿菌發酵後製成的，它的營養價值遠遠超過鮮奶本身。優酪乳含醣量低，不僅保存了原來新鮮奶的一切營養素，而且乳酸使蛋白質結合成微細的凝乳，能夠增加消化吸收率，同時鈣質的吸收率也比鮮奶高，所以長期飲用優酪乳不僅可以預防癌症、腦溢血、心臟病、高血壓等疾病，而且還具有潤膚美容、明目固齒、健髮等功效。

據研究，優酪乳除含豐富的維他命外，還能強化各種維他命，特別是可強化維他命 B、維他命維他命 A 和維他命 C，降低皮膚中黑色素的生成，而黑色素能引起皮膚著色。由此可見，經常喝高品質的優酪乳可以使皮膚白皙而健美。

總之，常喝優酪乳（加之外敷）可以使皮膚保持滋潤、細膩、有光澤，防止衰老，對人健康長壽亦很有益。

■ 母乳

這是所有食品中營養素最全面、最易被人體所吸收的健身養顏品。

據傳說，清朝慈禧太后長期服用母乳，以養生駐顏。她服母乳甚為講

究，每日清晨取新鮮母乳，放入精緻容器之中，稍煮沸，服時以鼻引上吸，使氣由鼻孔入腦，然後將奶徐徐嚥下。

中醫藥學認為，母乳性平，味甘，有補氣益血、安五臟、延年防老及令人肥白悅澤等功效。

母乳含蛋白質、脂肪、碳水化合物、多種維他命、鈣、鋅、銅、鐵、抗體等。母乳中各營養成分的比例都最符合人體的需求。

母乳中的蛋白質，約 2/3 為乳白蛋白。這種蛋白質在胃內凝塊小，最易被人的胃腸所吸收。

母乳中所含的胺基酸種類多，特別是必需胺基酸含量高，有益於人體的健康與美。母乳中所含的必需脂肪酸亦較多。必需脂肪酸有營養大腦、潤澤皮膚等作用。母乳中的乳糖多為乙型乳糖，這種乳糖對改善人的胃腸機能很有作用。

母乳中含礦物質雖不太多，而比例適當，有利於吸收，故其補氣血、營養肌膚作用大。母乳中含有鋅等微量元素，其含量較牛奶高。微量元素在營養肌膚方面有其獨特的功效，母乳的養膚作用較牛奶好。

母乳中還含有許多能抵抗疾病的抗體，特別含有一種被稱為分泌型免疫球蛋白 A 的物質，能保護人的胃腸功能，抑制病菌，從而造成保護人體健康、光潔肌膚的作用。母乳中還含有很多消化酶，如鮮脂酶、水解蛋白酶、溶菌酶等。這些酶可增強人的消化功能，增強人的體魄，使人健美。

由偉大女性之精血所化生的母乳，無疑是美容護膚、強身健體的上乘之品。

菇類和乾果與美容

■ 銀耳

銀耳又名白木耳，生於腐朽的樹木上，色白如銀，狀如人耳，故稱銀耳，是著名的滋補食品。銀耳的營養價值和藥用價值是很高的。

銀耳中含有大量的蛋白質，脂肪，碳水化合物，維他命維他命 A、B、C、D、E，及鈣、鎂、磷、鐵等。銀耳不但能滋陰潤肺、養氣和血、補腦提神，還有「潤澤肌膚、容顏悅色」的作用，經常服用銀耳，能使人的新陳代謝增強，血液循環旺盛，各個組織和各個器官的機能得到改善，皮膚彈性增強，皮下組織豐滿，皺紋變淺甚至消失，皮膚顯得細嫩光滑。如果外用，也能被皮膚吸收，產生同樣的作用。怎樣用銀耳來美容呢？下面介紹幾種方法：

★ **銀耳大棗湯**：銀耳 10 ～ 15 克，大棗 10 枚，小火煎熬半小時，加適量的糖服用，隔日 1 次。

★ **銀耳枸杞湯**：銀耳 10 ～ 15 克，枸杞 25 克，小火煎半小時。加適量糖服用，隔日 1 次。

★ **銀耳濃汁**：將銀耳熬成濃汁裝入小瓶儲存。每次洗臉時，倒洗臉水中幾滴即可。

★ **銀耳甘油擦劑**：銀耳 5 克，浸在 60％的 95 毫升甘油中，一星期後可供敷臉用，具有良好的美容效果。

■ 菇類

菇類的種類很許多，有銀耳、嚚木耳蘑菇、香菇、平菇、草菇和金針菇等。它們不但營養豐富、味道鮮美，而且可延年益壽、美容駐顏，素有

第二章 女性飲食營養與美容

「保健食品」之稱。

　　據研究，菇類含有很高的蛋白質，而含脂肪低，如香菇每 100 克乾品中含蛋白質 12.5 克，含脂肪才 1.8 克，與人體所需高蛋白、低脂肪要求正好相符。所以經常食用含豐富蛋白質的菇類會有益於健康。另外，菇類還有美容作用，如銀耳中類阿拉伯樹脂膠，對人體皮膚的角質有良好的滋養和延緩老化作用，長期服用，可使皮膚富有彈性、白皙、細嫩。

　　另外，菇類還可用於治療各種癌症、心血管疾病、麻疹、尿失禁和糖尿病等。

■ 黑木耳

　　黑木耳是一種優質食品，含有豐富的對人體健康有益、美容護膚、強身健體的營養成分，是「黑色美顏佳品」之一。

　　現代醫藥學發現，黑木耳有護膚、美膚及補血、調經、鎮靜、益智等作用，可用以輔助治療血、胃出血、高血壓、冠心病、四肢麻木、月經過多、痔瘡出血等病症。黑木耳是性慾較旺盛及寡居的男女可選食的最佳美容護膚食品。

　　黑木耳可用來涼拌、素炒、葷食、入湯，皆滑嫩爽口。用黑木耳做主料製成的家常菜有香辣木耳豆腐羹、黑木耳燉老鴨、炒木須肉片、黑木耳荸薺炒豬肉片等。

■ 花生

　　花生，肉質味美，它的營養價值之高可令人難以置信。據研究，花生的營養價值不但比糧食類高，而且被稱為高級營養品的一些動物性食品如蛋、牛奶、肉類在花生面前也不得不甘拜下風，花被人譽為「植物肉」，

具有較高的食用價值及藥用價值。

中醫認為，花生味甘、性平，具有潤肺、和胃、補脾等功效，可用於煩咳、反胃、乳婦乳少等症。

從花生的主要營養成分來看，花生的產熱量高於肉類：比牛奶高200％，比蛋高400％，其他如蛋白質、核鈣、磷、黃素等也都比奶、肉蛋為高。花生所含多種脂肪中，其中以不飽和脂肪酸含量較多，如亞油酸含量可達37.6％；另外，花生中還含有各種維他命（A、B、E、K等）、卵磷脂、蛋白胺基酸、生物素、泛酸、膽鹼和甜菜鹼等，所以常食花生，可達到健膚作用，令人容光煥發、肌膚有光澤。

另外，花生還對治療各種出血性疾病，如血小板減少性紫癜、再生障礙性貧血等有良好的止血效果，但須注意不要吃發霉的花生，因發霉的花生中含有一種「黃麴黴毒素」，可能引起肝癌。

■ 核桃

核桃又名胡桃，是果類食物中有美容作用的一種乾果，全國各地均有出產。核桃中含脂肪最多，其次是蛋白質和碳水化合物，還含有大量的礦物質和各種維他命。明代著名藥學家李時珍在《本草綱目》一書中指出核桃能補下焦腎臟，食之精氣內充，腸潤血脈通，使枯瘦之人肥健、肌膚潤澤且脫髮重生，使白鬚髮重變烏黑。

核桃的美容價值，主要是因為其中含多元不飽和脂肪酸比較豐富。透過研究證實，食物中的飽和脂肪酸與多元不飽和脂肪酸的比值大小，與人的皮膚健美關係密切。比值越大，對皮膚健美越有好處，而核桃油的比值是豬油的60倍，是豆油的2.8倍，是香油的3倍多，所以核桃有很高的美容價值。

第二章　女性飲食營養與美容

　　另外，核桃中還含有大量蛋白質、微量元素及維他命。蛋白質是皮膚健美不可缺少的物質；微量元素鋅、錳是內分泌系統的重要原料，如體內缺乏時，可使人體過早衰老；磷和鐵是滋補神經系統和造血系統的重要物質，缺乏後容易引起神經衰弱和貧血，使人顯得精神不振，面黃肌瘦；維他命維他命 A、D、B、K 對皮膚有保護作用，有的可使皮膚的新陳代謝增強，防止皮膚粗糙乾燥以及出現皺紋，有的可增強皮膚的韌性和彈性，防止破裂出血。

　　透過臨床實驗證實，常吃核桃，除能治療神經衰弱、消化不良等病外，對脂漏性皮膚炎，皮膚早衰、脫髮和白髮，也有很好的療效。不過須注意核桃屬於溫性，中醫說它能劫陰血，所以陰虛煩燥、身體易出血的人，不能多吃核桃；稀便、腹瀉時須忌食。

■ 芝麻

　　芝麻有黑芝麻、白芝麻之分，食用以白芝麻為好，藥用以黑芝麻為良，但兩者的本質相同。

　　芝麻之所以能美容，是因為芝麻含有豐富的營養，其中含脂肪油達 60% 以上，油中主要成分為油酸、亞油酸及甘油脂，含蛋白質 20% 左右，且含有鈣、磷、鐵等元素及醣分、菸鹼酸等對人體極其有用的成分。此外，芝麻中還含有豐富的維他命 B（每 100 克中含量為 5.14 毫克）、芝麻素、芝麻油酚、多醣、戊醣等。從這些成分來看，芝麻有較好的美容作用是不奇怪的。

　　中醫認為芝麻味甘，性平，為滋養強壯食品，有補血、潤腸、生津、通乳、養血、養髮等功效，對於因肝腎精血不足而引起的身體虛弱、眩暈無力、鬚髮早白、腰膝痠軟、腸燥便祕、皮膚枯燥等疾病，有很好的療

效。尤其是芝麻的含油量高於一般食品，因此能夠養血潤膚，使皮膚光
澤、潤滑，對那些因皮膚乾燥而影響美容的人，效果甚佳。但須注意如為
脾虛溏瀉、陽痿不舉、遺精早洩、赤黃下帶者均應忌食。

調味品與美容

■ 大蒜

蒜，古稱葫、葫蒜，明代著名醫學家李時珍認為大蒜「夏日食之解暑
氣，北方食肉麵尤不可無，乃食經之上品。」按皮色不同，分為紫皮蒜和
白皮蒜兩類。紫皮蒜的蒜瓣外皮呈紫紅色，瓣肥大、瓣數少，辣味濃厚，
一般在春季栽培，故又名春蒜，適合生食或作調味品。白皮蒜的蒜瓣外皮
呈白色，辣味小，一般秋季栽培，故又稱秋蒜，適於醃製醋蒜。

大蒜是一種營養較豐富和療效較高的食品。證明研究，每 100 克鮮蒜
含蛋白質 4.6 克，碳水化合物 29.3 克，鈣 10 毫克，磷 75 毫克，維他命 B_1
0.03 毫克，核黃素 0.04 毫克。青蒜和蒜苗中還含有豐富的維他命 C，前者
每 100 克中為 37 毫克，後者可高達 120 毫克，是補充維他命 C 的極好蔬菜。

大蒜對皮膚有刺激末梢神經、改善表皮血液循環、增強皮膚活力、使
網狀細胞活躍、促進新陳代謝等作用，故能使皮膚滋潤、光滑。日本近來
已配製出各種大蒜化妝品，如大蒜指甲油、大蒜潤膚膏等，深受人們的
歡迎。

另外，大蒜具有增強抗菌能力，對多種細菌、真菌和原蟲都有抑制作
用，可用於防治痢疾和腸炎，並且還可以治療高血壓、動脈硬化症等病。
若把人蒜放在口中嚼食 3 ～ 5 分鐘，可殺滅口腔中的全部細菌。近米研究
發現，大蒜可阻斷亞硝胺在體內的合成，因此具有防癌功效。

■ 醋

醋的主要成分是醋酸，它有很強的殺菌作用，對皮膚、頭髮能造成很好的保護作用。另外，醋還含有豐富的鈣、胺基酸、維他命 B、乳酸、葡萄酸、琥珀酸、醣分、甘油、醛類化合物以及一些鹽類，這些成分對皮膚極其有用。經常食用醋，可使肌膚變得細嫩，皺紋減少。注意生白沫的醋不可食用。

其他物品與美容

■ 蜂王乳

蜂王乳為蜜蜂中的工蜂咽腺分泌的白色乳狀物，是一種供蜂王食用的特殊營養物質，又名蜂乳。

蜂王乳中含有豐富的對人體有益的營養物質。研究發現，蜂王乳是一種很好的保健食品，也是一種抗衰老、護膚美容食品。蜂王乳有明顯的刺激生殖的能力，能提高人體免疫功能，增強身體抵抗力。可促進新陳代謝，提高造血機能，修復組織，增殖細胞，並可調節神經、血壓、血糖的失衡，增強體力，提高大腦工作效率，具有增強記憶力、延緩臟器、皮膚衰老，消除疲勞，抗癌和抗衰老，美容等作用。

如果用蜂王乳調蜜，每次服 10 ～ 15 克，每日早晚各一次，空腹用涼開水沖服，堅持 1 年以上，有護膚美容及強身健體作用。市售的蜂王乳製品也有護膚美容、強身健體作用。

■ 蜂王胚

蜂群中生殖發育完全的雌蜂專事產卵，卵置蜂王乳中 3 ～ 4 天後，長大許多倍，這就是蜂王胚。蜂王胚又名蜂王卵、蜂子。

中醫藥學認為，蜂王胚味甘，性平，有益腎生精，補虛養陰、健脾和胃、悅顏面澤膚等功效。《神農本草經》談到時說：「補虛羸傷中，久服令人光澤，好顏色不老。」

研究證實，久服蜂王胚，可去老年斑、色斑、枯髮、白髮，可使皮膚變得更為柔潤。

中、老年女性常服用蜂王胚，不但美膚益顏效果好，還可以改善性功能。有性功能低下的女性，可將此物作為優先考慮的護膚美容食品。

有損美容的食物

■ 為何說喝酒是美容的大敵

酒幾乎是現代生活中人們款朋待友必備的，甚至連女性也迷戀這「杯中之物」。但是你是否知道，酒是美容護膚的大敵。喝過酒的人，第二天早晨醒來，往往感到臉部出油。這是因為酒精會使血管擴張，將血液大量送往皮脂腺，皮脂腺因此比平時分泌更多油脂的緣故。如果長期飲酒，臉部血管總處於擴張狀態，臉色泛紅，面脂增加；經常喝酒還會使汗毛孔擴張，使得皮膚提前老化，粗糙起皺而影響美容。所以為了自己美容上的需求，特別是年輕女性，在喝酒前應該權衡利弊。

另外，大量飲酒可損害心、腦、肝等器官，導致這些器官營養不良，身體代謝紊亂，而併發高血壓、心臟病、慢性肝病，有人發現對腦損害更嚴重，所以少飲酒。

第二章　女性飲食營養與美容

■ 吃鹽過多會有損容顏

　　人類的生命和發展，不論是在日常生活，還是農業生產中，鹽都是不可缺少物質。但是，吃鹽不能過量，一個正常人每天平均吃鹽量約 10 克左右，如果長期超量吃鹽，不僅有礙身心健康，而且有損容顏。

　　吃鹽過量會使小動脈收縮，增加血管的阻力，久之會導致血管硬化，影響血液中營養對皮膚的供應滋養。同時，鹽中的鈉離子過多地進入到血漿和組織液中，會使心臟、腎臟增加負擔，日久易引發心、腎器官疾病，使人面色變得青黑、黯淡，臉部皺紋過早地出現，顯得蒼老。因此，鹹肉鹹菜，宜少食，烹調食物不宜太鹹。

■ 不利美容護膚的食物

　　咖啡、茶、巧克力、汽水、糖果、烘脆的麵粉類食物、雪糕，它們帶走皮膚需要的水分，使皮膚顯得衰老。含咖啡因的食物會引起精神緊張，使人易衰老。

　　酒精：會破壞維他命的成分。

　　蚧類：蠔、蜆、蝦、蟹中的碘含量高，容易使人的皮膚出現紅疹及搔癢。

　　油炸食物難消化，會降低體內的自我調節機能，其中飽和脂肪能使人肥胖。

附錄　女性養顏湯菜譜

黃耆靈芝雞肉湯

【食材】

雞肉 200 克，黃耆 40 克，靈芝 30 克，生薑 2 片。

【做法】

1. 雞肉洗淨，去脂、皮，斬件；黃耆洗淨；靈芝洗淨，掰成細塊；生薑洗淨。

2. 把全部用料放入鍋內，加清水適量，武火煮沸後，文火煲 3 小時，調味供用。

紅蘿蔔黃豆豬瘦肉湯

【食材】

豬瘦肉 60 克，紅蘿蔔 200 克，黃豆 20 克。

【做法】

1. 豬瘦肉洗淨，切件；紅蘿蔔洗淨，切大件；黃豆洗淨，清水浸 2 小時。

2. 把全部用料放入鍋內，加清水適量，武火煮沸後，文火煲 2 小時，調味供用。

薺菜絲瓜瘦肉湯

【食材】

豬瘦肉、薺菜各 60 克，絲瓜 200 克。

【做法】

1. 豬瘦肉洗淨，切片，用油、太白粉拌勻；薺菜揀去雜草、去根，洗淨；絲瓜削邊洗淨，切角形。

2. 把薺菜放入鍋內，加清水適量，武火煮沸後，文火煮半小時，去薺菜，再加入絲瓜煮熟，然後下瘦肉片，煮熟即可，調味供用。

黃精山楂淡菜瘦肉湯

【食材】

豬瘦肉 40 克，淡菜 15 克，黃精 20 克，山楂 15 克。

【做法】

1. 豬瘦肉洗淨，切件；淡菜用清水浸軟，洗淨；黃精、山楂洗淨。

2. 把全部用料放入鍋內，加清水適量，武火煮沸後，文火煲1小時，調味供用。

黨參麥門冬瘦肉湯

【食材】

豬瘦肉60克，黨參15克，麥門冬12克，五味子3克。

【做法】

1. 黨參、麥門冬、五味子洗淨；豬瘦肉洗淨，切件。

2. 把全部用料放入鍋內，加清水適量，武火煮沸後，文火煲1小時，調味供用。

杜仲牛膝豬手湯

【食材】

豬手1隻，杜仲30克，牛膝15克。

【做法】

1. 豬手刮毛洗淨，斬件；杜仲、

牛膝洗淨。

2. 把全部用料放入鍋內，加清水適量，武火煮沸後，文火煲2～3小時，調味供用。

川芎蔥白魚頭湯

【食材】

魚頭半個，川芎12克，蔥白10條。

【做法】

1. 魚頭洗淨；川芎洗淨；蔥白洗淨，切段。

2. 起油鍋略煎魚頭，放清水適量，放入川芎，武火煮沸後，文火煲1～2小時，放入蔥白，再煮沸即可，調味供用。

枸杞天麻燉魚頭

【食材】

大魚頭半個，枸杞15克，天麻15克，生薑2片。

【做法】

1. 魚頭洗淨略煎；枸杞、天麻、生薑洗淨。

② 把全部用料放入燉盅內,加開水適量,燉盅加蓋,隔開水文火燉 2 小時,調味供用。

蘿蔔大蒜牛腩湯

【食材】

牛腩 250 克,白蘿蔔 500 克,大蒜 3 根,肉桂皮少許。

【做法】

① 牛腩洗淨,割去脂膏,用開水拖過,漂淨斬件;白蘿蔔去苗、皮,洗淨,切棱狀;大蒜去鬚,洗淨,切段;肉桂皮洗淨。

② 放牛腩、肉桂皮入鍋內,加清水適量,武火煮沸,文火煲 2 小時,放入蘿蔔、大蒜,再煲 1 小時,調味供用。

圓肉枸杞燉鮑魚

【食材】

乾鮑魚 60 克,桂圓肉 10 克,枸杞 15 克。

【做法】

① 鮑魚開水泡發 4 小時,洗淨,切片;桂圓肉、枸杞洗淨。

② 把全部用料放入燉盅內,加開水適量,燉盅加蓋隔開水文火燉 2 ～ 3 小時,調味供用。

芹菜豆腐蛤蜊湯

【食材】

蛤蜊肉 30 克,芹菜 200 克,豆腐 1 塊。

【做法】

① 蛤蜊肉洗淨;芹菜去根、葉,洗淨,切段;豆腐切 4 小塊。

② 把蛤蜊肉放入鍋內,加清水適量,煮沸半小時,放芹菜、豆腐,煮 10 分鐘,調味供用。

黨參玉竹牡蠣湯

【食材】

鮮牡蠣肉 60 克,黨參 30 克,玉竹 30 克。

【做法】

① 黨參、玉竹洗淨;鮮牡蠣肉洗

淨，瀝乾水。

2 把全部用料放入鍋內，加清水適量，武火煮沸後，文火煲 1 小時，調味供用。

夏枯草髮菜蠔豉湯

【食材】

蠔豉 30 克，夏枯草 30 克，髮菜 15 克。

【做法】

1 蠔豉浸軟，洗淨；夏枯草去雜質，洗淨；髮菜浸軟，洗淨。

2 把全部用料放入鍋內，加清水適量，武火煮沸後，文火煲 1 小時，揀去夏枯草，調味供用。

首烏寄生荷葉湯

【食材】

豬瘦肉 60 克，首烏 30 克，桑寄生 30 克，鮮荷葉半張。

【做法】

1 首烏、桑寄生、荷葉洗淨，切細；豬瘦肉洗淨，切件。

2 把全部用料放入鍋內，加清水適量，武火煮沸後，文火煲 1 ～ 2 小時，調味供用。

茼蒿淡菜蛋清湯

【食材】

蛋 1 顆，茼蒿菜 250 克，淡菜 15 克。

【做法】

1 蛋取蛋清；茼蒿菜去頭洗淨；淡菜浸軟，洗淨。

2 把淡菜放入鍋內，加清水適量，煮沸 20 分鐘，放入茼蒿菜，再煮沸後放蛋白，攪勻，煮熟即可，調味供用。

雞血藤烏骨雞湯

【食材】

烏骨雞 250 克，雞血藤 30 克，生薑 4 片，紅棗 4 粒。

【做法】

1 雞血藤洗淨，斬碎；生薑、紅棗去核，洗淨；烏骨雞活宰，去毛、腸雜，洗淨，斬件，

放入滾水中煮 5 分鐘，取出過冷。

❷ 把全部用料放入鍋內，加清水適量，武火煮沸後，改文火煲 2 小時，調味供用。

鹿膠黨參燉雞肉

【食材】

雞肉 250 克，鹿膠 15 克，黨參 30 克，生薑 4 片，紅棗 4 粒。

【做法】

❶ 雞肉去皮；紅棗去核；生薑洗淨。

❷ 把全部用料放入燉盅內，加入開水適量，蓋好盅蓋，隔滾水文火燉 1 小時，湯成趁熱分 1 ～ 2 次服。

當歸三七燉雞

【食材】

烏骨雞 250 克，當歸 15 克，三七 5 克。

【做法】

❶ 當歸、三七洗淨；烏骨雞洗

淨，斬件，放入滾水中煮 5 分鐘，取起過冷水。

❷ 把全部用料放入燉盅內，加開水適量，蓋好盅蓋，隔開水文火燉 2 ～ 3 小時，調味供用。

歸參燉母雞

【食材】

母雞 500 克，當歸身 15 克，黨參 30 克，生薑 4 片，燒酒少許。

【做法】

❶ 選嫩母雞活宰，取雞肉洗淨，切塊；當歸、黨參、生薑洗淨。

❷ 把全部用料放入燉盅內，加開水適量、燒酒少許，燉盅加蓋，隔水文火燉約 3 ～ 4 小時，調味供用（食雞飲湯）。

人參阿膠燉烏骨雞

【食材】

烏骨雞 250 克，高麗參 10 克，阿膠 12 克。

【做法】

1　烏骨雞活宰，取雞肉，洗淨，切粒；高麗參去蘆（去蒂），切片；阿膠打碎。

2　把全部用料放入燉盅內，加開水適量，燉盅加蓋，隔水文火燉約 3 小時，調味供用。

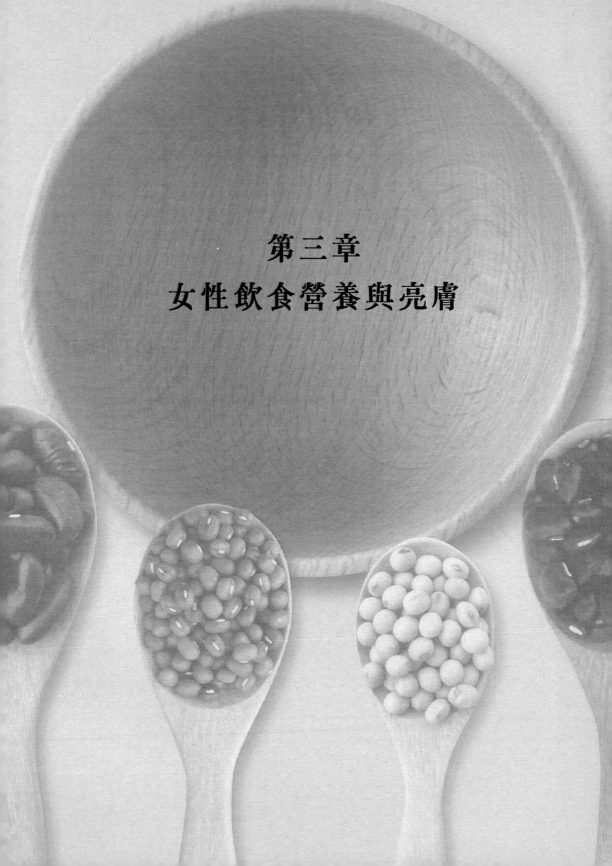

第三章
女性飲食營養與亮膚

飲食與皮膚保健

中醫學認為，食物美容的道理在於食物與藥物一樣具有寒、熱、溫、涼四氣，酸、苦、甘、辛、鹹五味。針對身體的不同狀態，恰當運用食物的四氣、五味，來調和陰陽，補益氣血，調整臟腑，使臉部肌膚紅潤光澤，眼神充滿生機，從而達到美容的目的。

■ 美容食物的性味、功能

★ **寒涼性食物**：一般具有清熱瀉火解毒作用，適宜於體質偏熱、面紅目赤生瘡者用。包括黃瓜、雪梨、綠豆、豆腐、白菜、苦瓜、絲瓜、茄子、菱角、冬瓜、冬筍、蓮藕、香蕉、橙、鴨肉、豬肉、田雞等。

★ **溫熱性食物**：一般具有溫中、補虛、驅寒之功能，適合於虛寒體質、面色萎黃、畏寒體倦者。包括酒、山楂、玉米、核桃、蓬萊米、辣椒、胡椒、薑、蔥、蒜、菲菜、牛肉、羊肉、鹿肉、雞肉、鯽魚、鱔魚、羊奶、牛奶等。

★ **辛味食物**：一般具有宣發、布散作用，能促進皮膚新陳代謝，還能使主料中的性味直達皮膚、達到美容的效果。包括薑、蔥、辣椒、茴香、蒜等。

★ **酸味食物**：一般具有收斂固澀、生津益陽的作用，適用於臉部乾燥脫屑、皺紋多者食用。包括烏梅、草莓、米醋、橘、蘋果等。

★ **鹹味食物**：一般具有軟堅散結的作用，還可以引藥入腎，使腎氣充足，容顏健美。包括海帶、海參、豬腎、帶魚和鹽等。

★ **苦味食物**：一般具有清熱解毒、堅陰療瘡的功效，適用於各種療瘡。包括苦瓜、茶葉、豬肝、苦菜等。

★ **甘味食物**：一般具有補益氣血、調和腸胃之功效，是美容的重要食

物，包括大棗、蓬萊米、小麥、飴糖、蘿蔔、西瓜、冬瓜、雞肉、鴨肉、銀耳，燕窩等。

■ 不同皮膚的營養

★ **乾性皮膚的營養**：乾性皮膚的人可以多食用一些含維他命維他命 A 的食物，如脂肪等，可以促進皮膚的分泌，使皮膚保持滋潤，但不能隨便服用維他命維他命 A，如果過量服用維他命維他命 A，容易造成頭皮屑過多，以至頭髮脫落等情況。

★ **黑色素易沉澱的皮膚的營養**：此類皮膚的人可以多食用維他命 C，或多食含維他命 C 高的食物。維他命 C 可以使皮膚減少黑色素沉澱，減退以至去除皮膚的黑斑和雀斑，加快皮膚的還原變白。另外，不宜過量飲用咖啡或飲用太濃的咖啡，否則皮膚也容易變黑。

★ **油性皮膚的營養**：油性皮膚的人以及青春期分泌旺盛的人，宜多食含蛋白質高的食物，少吃促進皮脂分泌旺盛的食物，如甜食、澱粉食物等；控制食用會增加皮脂分泌的含油脂高的食物，如脂肪多的牛、豬、羊肉和奶油等食品，不宜食用易於使皮膚凝固的食物，如辣椒、辣醬等。

★ **易於發紅的皮膚的營養**：避免食用容易刺激和擴張皮下毛細血管的食物，如酒類、韭菜、大蒜、辣椒等。

★ **一般性皮膚的營養**：皮膚要保持透明，富有彈性，就要多食用含水分高的食物，如番茄、蘋果、黃瓜、牛奶等。但是，絕不能以為多喝水就可以代替瓜果、牛奶等食物來增加皮膚的水分。

★ **黃皮膚的營養**：這種皮膚的人不宜多食用黃顏色較深的食物，如桔子、胡蘿蔔、南瓜等。

營養素與皮膚保健

蛋白質是組成人體細胞的主要成分。人體皮膚組織中許多有活性的細胞的活動都離不開蛋白質。如蛋白質食品長期供應不足，不但影響身體的臟器功能，降低對各種致病因子的抵抗力，而且會導致皮膚的生理功能減退，易損傷，彈性降低，失去光澤，出現皺紋。

實踐證實，豬瘦肉、雞蛋、鴨蛋、羊奶酪、牛奶、海參、烏骨雞、魩仔魚、黑豆等富含優質蛋白的食品，都有護膚、美容功能。

脂肪能保護人體臟器，維持體溫。脂肪在皮下的適當儲存可增加皮膚的彈性，推遲皮膚衰老。人體皮膚的總脂肪量大約占人體總重的3%～6%。脂肪內含有多種脂肪酸，如果因含脂肪食品攝取不足而致不飽和脂肪酸過少，皮膚會變得過於粗糙，且失去彈性。

脂肪食物分兩種：一種是動物脂肪；一種是植物脂肪。

動物脂肪不易被人體消化，如食入過多，會加重肝臟負擔，影響肝臟解毒功能，且可能導致血管粥樣硬化，加重皮脂溢出，增加體內有毒物質，加速皮膚老化。

而植物脂肪中含有多種不飽和脂肪酸，其中尤以亞麻酸為多，不但有強身健體作用，而且有極佳的養顏滋潤皮膚作用。亞麻酸是人體必需脂肪酸，人體內不能合成這種脂肪酸，必須從食物中獲得。

營養學研究顯示，下列食物中含有較多的亞麻酸：① 紅花油，含72%以上；② 葵花子油，約含57%；③ 大豆油；④ 玉米油。另外芝麻油、花生油、茶油、菜籽油及胡桃、柏子仁、松子、桃仁、杏仁等食物中亦含有較多的亞麻酸。

亞麻酸有一個美稱——「萬能脂肪酸」。亞麻酸中還含有豐富的維

他命 E 等營養皮膚及抗衰老的營養成分。因此，亞麻酸不但有抗衰老作用，對以下女性還有特別的美容健體作用：① 皮下脂肪不足、身體欠曲線美、體瘦、皮膚較乾燥的女性；② 皮膚粗糙的女性；③ 顏面有黑斑、雀斑及被太陽晒黑後久難消退的女性。

醣類則是人體最主要的熱量來源，每日食物產熱量的 60％～ 70％主要由醣類供應。醣類還能幫助蛋白質在體內的合成，維持正常脂肪代謝，保護肝臟，間接起潤膚美容的作用。

維他命與皮膚保健

人的皮膚是由鱗狀上皮和結締組織組成的。構成結締組織的成分有硫痠軟骨素、透明質酸和膠原纖維。

女人年輕的時候，因透明質酸吸收了許多水分，所以皮膚有彈性、嬌嫩、充盈、沒有褶皺。隨著時間的流逝，人體最先表現衰老的是從結締組織開始的，隨著年齡的增加，硫痠軟骨的合成和透明質酸吸收水分的能力減小，皮膚的彈性也就日趨下降。

■ 維他命維他命 A

缺乏維他命維他命 A 會加速皮膚老化。硫痠軟骨素是一種黏性強的多醣類物質，它合成時需要大量維他命維他命 A 的參與。維他命維他命 A 缺乏可促進皮膚老化。維他命維他命 A 還是丘腦、腦垂體等重要內分泌腺體活動所需要的極為重要的營養成分。當其不足時，不能向卵巢發出正常的分泌激素的指令，致使卵巢功能低下，男性激素相對增加，皮膚容易長粉刺，影響皮膚的美觀。

有色蔬菜胡蘿蔔素轉變為維他命維他命 A 的比率很高，因此人們可以

第三章　女性飲食營養與亮膚

從蔬菜中獲得充足的維他命維他命 A。當然，動物性食物不足，胡蘿蔔素不能很好地轉變為維他命維他命 A。要想保持年輕貌美，應盡量多吃含維他命維他命 A 高的動物性食物，如肝、瘦肉、卵黃等。

■ 維他命 B_2

維他命 B_2 不足也嚴重影響皮膚的美觀。米、麵以及油類，在體內都能轉化為人體脂肪。當超過人體需求量時，脂肪會從皮膚的皮脂腺孔排到皮膚表面，或儲存於毛孔內。毛孔內的脂肪常是蟎蟲和化膿菌繁殖的地方，所以脂肪多的人容易長粉刺、毛囊炎及酒糟鼻子等。維他命 B_2 不足可以促使以上疾病發生。因為脂肪「燃燒」時需要大量維他命 B_2，缺乏 B_2，脂肪就會儲備於毛孔內，使皮膚分泌物增加，長出粉刺等。

脂肪的「燃燒」不但需要維他命 B_2，還需要甲硫胺酸。甲硫胺酸在穀物和蔬菜中含量少而又少，大量存在於動物性食物中，如肝、肉、魚、蛋。肉、魚、肝、蛋含維他命 B_2 也很豐富，要保持皮膚美，應多吃上述食物。另外，多吃馬鈴薯、蘋果、粗糧等食品既可保持大便通暢，也會節約大量的維他命 B_2 和甲硫胺酸。

醣轉變為脂肪的能力是澱粉的 3 倍，多吃醣類和脂肪一樣會促進粉刺的生長，為保持皮膚美，應控制脂肪和醣的攝取量。

■ 維他命 B_6

維他命 B_6 與氮基酸代謝關係甚密，能促進胺基酸的吸收和蛋白質的合成，為細胞生長所需，對脂肪代謝亦有影響，與皮脂分泌緊密相關，因而，頭皮脂漏、多屑時常用它。富含這種維他命的食物有酵母、米、糠等。

■ 維他命 C

維他命 C 缺乏影響結締組織中膠原纖維的形成。許多專家經過多次維他命缺乏試驗和維他命缺乏病例的觀察研究發現，維他命 C 缺乏，皮膚的毛孔會變得肥大，像刺一樣硬起來，用顯微鏡可觀察到毛口有角一樣的栓狀物。毛不能伸出，捲曲在毛孔內，毛孔周圍血管增大、充血，並可使粉刺更加嚴重，有傷口時難以癒合。

■ 維他命 E

維他命 E 公認有抗衰老功效，能促進皮膚血液循環和肉芽組織生長，使毛髮皮膚光潤，並使皺紋展平，富含於植物油、麵粉、乾果，尤其在花生米中。

■ 穀維素

穀維素是從米糠油中提取出來的一種天然物質，其成分是以三萜醇類為主體的阿魏酸酯化物。它對植物神經中樞功能有調節和活化作用。它能降低毛細血管脆性，提高人的皮膚毛細血管循環機能，使皮膚溫度升高，四肢皮膚表面血流量增加，從而防止皮膚皸裂和改善皮膚色澤，因而被稱為「美容素」。此外，穀維素還能降血脂，並含強有力的生長促進因子，對青少年成長很有利。

食物酸鹼性與皮膚保健

食物有「酸性」、「鹼性」之分。如果過量食用酸性食物可引起瘡、脂肪粒、疣類皮膚病。經常食鹼性食物，皮膚不易受細菌或藥物的侵蝕，但如果過量食用，也會引起營養不良而導致皮膚病。少數女性，不僅皮膚

粗糙，還有雀斑，很多人認為這是體質不好所致。其實，這是「酸性食物」攝取過多的緣故。血液酸度增高後，汗液中尿素、乳酸成分也增多，體內新陳代謝減弱，血液循環也減慢，致使表皮細胞失去彈性，變得鬆弛、粗糙、起皺或色素沉澱。這時應多吃些含礦物質豐富的蔬菜和水果，就能使血液裡的汙物及時得到清洗，使皮膚恢復光澤。

　　由此可見，一個人如果想保持健康美麗的肌膚，必須做到酸鹼平衡，據專家研究認為，正常的酸鹼食物的比例應為 1 ： 4。那麼，常用的酸、鹼食物有哪些呢？

★ **酸性食物**：包括肉類、花生、魚類、巧克力、白糖、酒類、咖啡、油炸物。

★ **鹼性食物**：包括葡萄、桔子、菠菜、紅蘿蔔、番茄、青瓜、香蕉、梨、牛奶、芹菜、蘑菇、馬鈴薯。

使皮膚變白的食物

　　有些女性可能會以為皮膚的白與黑是天生的。其實皮膚的白與黑是可以透過飲食在一定程度上調整的。這是因為皮膚的黑白與皮膚中的黑色素的多少有關，而飲食的調整能減少黑色素的合成，有助於黑皮膚變白。

★ **少攝取含酪胺酸的食物**：因為酪胺酸是黑色素的基礎物質。也就是說，黑色素是由酪胺酸經酪胺酸酶的作用轉化而來的。如果酪胺酸攝取少了，那麼合成黑色素的基礎物質也就少了，皮膚就可以變白了。所以應少吃富含酪胺酸的食物，如馬鈴薯、蕃薯等。

★ **多攝取含維他命 C 的食物**：化學實驗證明，黑色素形成的一系列反應是多氧化反應，但當加入維他命 C 時，則可阻斷黑色素的形成。因

此，多吃富含維他命 C 的食物，如酸棗、鮮棗、番茄、刺梨、柑橘、新鮮綠葉蔬菜等。

★ **注意攝取含維他命 E 的食物**：現代科學研究證明，維他命 E 在人體內是一種抗氧化劑，特別是脂肪的抗氧化劑，能抑制不飽和脂肪及其他一些不穩定化合物的過氧化，而人體內的脂褐素是不飽和脂肪酸的過氧化物。維他命 E 則具有過氧化的作用，從而有效地抵制了脂褐素在皮膚上的沉積，使皮膚保持白皙，同時還具有抗衰老作用。富含維他命 E 的食物有高麗菜、花椰菜、芝麻油、芝麻、葵花子、菜子油、葵花子油等。

果菜汁的美膚效果

現代醫學研究證實，蔬菜、水果中含有豐富的維他命、礦物質、微量元素、纖維素，是人體健康和皮膚細胞再生不可缺少的營養素，是對維持皮膚健美和防治皮膚病非常有益的活性物質和特效滋養成分。特別是瓜果中含有多種酸素成分，對脂肪和黑色素有分解作用。因此，可以說蔬菜、水果是最佳的美膚劑。

現代人崇尚自然，渴望回歸自然，用天然食物美容，特別是蔬菜、水果的食療美容觀念和實踐已被越來越多的人所接受和推崇。植物是天然調解劑，多食用新鮮蔬菜和水果，特別是飲用保存了天然活性成分和維他命的新鮮菜汁，更有利於人體健康和皮膚健美。新鮮果菜汁在製作中，除去了部分較粗的纖維，濃縮了植物的精華，由於體積的減少，不會增加胃腸負擔，可直接快速地被人體吸收利用。它是美顏及食療佳品，特別於胃腸功能較弱、身體虛弱及不愛吃蔬菜、水果的成人和兒童，使可免嘗生蔬菜、水果的生澀味道。

第三章　女性飲食營養與亮膚

　　水果、蔬菜的品種繁多，製作果菜汁時應避免品種單一，因每種蔬菜、水果所含的營養成分不同，特別是日常所見的難以生食的蔬菜，如油菜、甘藍、芹菜、野菜等都可製成菜汁飲用。果菜的配製可根據自身的體質，膚質及髮質來選擇不同的配方。適用於任何膚質及體質的果菜百寶汁的配方是：芹菜、生菜、萵筍、油菜、小白菜、蘋果、橙、鳳梨、蜂蜜等各適量。製作方法是將以上水果洗淨去皮切塊、將蔬菜洗淨切段，一起用果汁機攪汁，用蜂蜜調味飲用，每日 1 次。服用果菜汁的最佳時間是早晨起床後，或飯前半小時空腹服。堅持飲用可收到神奇的美容健體功效，並有潤腸通便及去除體味的作用。

皮膚皸裂的飲食調理

★ 馬脂 30 克，白酒 250 毫升。將馬脂置鍋中熬煉成油，與白酒混合，鍋中煮沸，密閉儲存。將馬脂酒燉溫，塗擦手足皮膚，不拘次數。主治手足皮膚皸裂，有溫經、活血、澤膚的功效。

★ 牛髓適量，五倍子少許。將鮮牛髓從牛腔中取出，五倍子研為細末，以牛髓和五倍子末成膏狀。將膏充填手足裂縫處，不拘次數。

★ 豬脂 250 克，白蜜 500 克。將豬脂切碎，鍋中熬煉成油，去渣，加入白蜜熬煉至沸，冷卻儲存。外用時取藥膏塗抹於皸裂處；內服時，每取 1 匙，口中含化，日 2～3 次。具有益肺、潤燥、澤膚的功用，外用主治皮膚皸裂，內服含化主治肺虛咳嗽、聲啞、失音、便祕等症。

★ 用麻油外敷皮膚皸裂處。

★ 將藕蒸熟，搗成糊狀。塗於皸裂處，也可治凍瘡。

牛皮癬的飲食調理

　　牛皮癬是一種常見多發性、原因不明的皮膚病。此病常與下列因素有關：感染、遺傳、精神與神經障礙、內分泌障礙、代謝障礙。表現為銀白色疊瓦狀和板層狀鱗屑，大小不等無痛性的圓形皮損，紅斑及乾的鱗屑性紅斑片狀損害。以下為

■ 治牛皮癬的食療

★ **首烏酒**：首烏15克、當歸10克、生地10克、熟地10克、蝦皮10克、側柏葉75克、五加皮15克、川烏25克、草烏25克、黃酒1,500毫升。將諸藥搗碎裝布袋，置容器中，用黃酒浸泡、密封7天後，去藥渣，裝瓶備用。隨時適量空腹溫服，可祛風解毒。

★ **桂枝薏米粥**：桂枝9克、牛膝9克、杜促18克、薏米30克、白糖適量。將桂枝、牛膝、杜促放入鍋內加適量水煎煮，取藥汁。用藥汁煮薏米粥，調入白糖食用。每天1次，10天為1個療程。能活血通絡、祛風除溼。

皮膚粗糙的飲食調理

　　從健美的觀點來看，不論什麼膚色，總以健康、光澤、潤滑為佳。引起皮膚粗糙的原因很多，應該針對原因作相應的治療，並透過飲食調養來改善皮膚的健康狀況。

　　多吃植物油，少吃動物油有益於改善粗糙皮膚狀況。植物油對皮膚的健美效果較佳，因它含有豐富的亞麻酸，能使皮膚溼潤光滑。

　　維他命維他命A可使皮膚細潤，紅蘿蔔、甜薯乾、油菜、菠菜、芹

菜、金針、西瓜、杏子、肝臟、魷魚、蛋黃、牛奶等食品中含量較多。維他命 B_1 可使皮膚柔軟，減少皺紋，可多吃糙米、赤豆、薏仁米、酒釀；維他命 B_2 有減少皮膚炎症的作用，可多吃黃豆、青豆、蠶豆、香菇、酵母、肝、舌、腎、牛奶等；菸酸可以促進組織的新陳代謝，防止某種皮炎的發生，可選食糙米、麵粉、小米、玉蜀黍、豌豆、青豆、綠豆、豇豆、花生、南瓜子、葵花子、動物肉、肝、腦、腎、魷魚等；維他命 C 可增加毛細血管的緻密性，促進血紅素的生長使皮膚白裡透紅，可多吃各種綠葉蔬菜和果品，如棗子、山楂、廣柑、柚子、蘋果、白菜、芹菜、菠菜等各種新鮮菜。

合理補充鈣、鎂、鈉、鉀，可改善血液中的酸鹼性，減少酸性物質對皮膚的不良刺激。可多吃蔬菜、水果。

皮膚粗糙者禁食用有刺激性和致敏的食品，如酒類、咖啡、濃茶、蔥、韭、蒜、椒之類，及蝦、魚、雪菜、銀杏、草莓等食品。

魚鱗病的飲食調理

魚鱗病是一種較常見的角化障礙遺傳性皮膚病，分為所致遺傳性魚鱗病和獲得性魚鱗病兩大類，前者主要由遺傳所致，後者通常由多種全身性疾病引起。有家族史的病人多數是自幼發病，皮損主要表現為皮膚乾燥，有魚鱗狀或蛇皮狀鱗屑。

■ 治魚鱗病的食療

★ **含有豐富維他命維他命 A 類的食物**：如各種動物的肝臟、奶油、肉類、菠菜、南瓜、紅蘿蔔、莧菜等。

魚類不僅味道鮮美、營養豐富，而且還有很好的藥用價值。尤其是帶

魚熟食，能補虛損，益氣血，澤膚，食療補益之品。患者常食帶魚，可使皮膚潔白益顏，

★ 山藥熟食，補而不膩，香而不燥，魚鱗病患者長久食之，能白膚健身。

★ 澤膚膏：牛骨髓、酥油各等分。牛骨髓、酥油共熬成膏，每次服3匙，用白蜜湯送服。可益精養血，潤澤皮膚。

★ 芝麻粉湯：芝麻、米粉各適量。將芝麻炒熟，配入砂糖或蜂蜜即可食用。可潤澤皮膚。

附錄　女性靚麗湯菜譜

芹菜肉片湯

【食材】

豬瘦肉 250 克，板豆腐 3 件，芹菜 750 克。

【做法】

1. 豬瘦肉洗淨，切片，用調味料醃 10 分鐘；芹菜摘去葉，洗淨，切段；豆腐每件切 4 小塊。
2. 把豆腐放入煲內，加清水適量，文火燒 5 分鐘，下芹菜，煲沸後下肉片，再煲滾調味即成。

養顏豬肝湯

【食材】

豬肝、豬瘦肉各 100 克，生地黃 30 克，天門冬 15 克，鮮菊花 10 朵，陳皮 5 克。

【做法】

1. 豬肝、豬瘦肉洗淨，切薄片，用調料醃 15 分鐘。

2. 生地黃、鮮菊花、天門冬、陳皮分別用清水洗淨，放入煲內，加清水適量煲半小時，再加入豬瘦肉、豬肝，再煲半小時，調味食用。

黑豆眉豆豬皮湯

【食材】

黑豆、眉豆各 50 克，豬皮 200 克，紅棗（去核）10 粒。

【做法】

1. 豬皮刮洗乾淨，用開水汆過，切塊。

2. 黑豆、眉豆、紅棗分別用清水洗淨，放入煲內，加清水適量，煲至豆爛，再加豬皮煲半小時，調味食用。

雙豆百合豬瘦肉湯

【食材】

豬瘦肉 5 克，綠豆、赤小豆、百合各 30 克。

【做法】

❶ 綠豆、赤小豆、百合洗淨，用清水浸半小時；豬肉洗淨，切塊。

❷ 把全部用料放入鍋內，加清水適量，武火煮沸後，文火煲至豆熟爛，調味供用。

薏仁豬腳湯

【食材】

豬腳 250 克，里脊肉 150 克，蝦米 15 克，薏仁 50 克。

【做法】

❶ 豬腳切小段；里脊肉切成小方塊；蝦米洗淨加花椒粉用紗布包綁好。

❷ 先將豬腳、里脊肉和薏仁放入鍋中，待滾後放入少許薑、蔥和紗包，再沸後改慢火煲 10 分鐘，下鹽調味即可。

歸耆豬腳湯

【食材】

豬腳 1 隻，當歸 15 克，黃耆 25 克，蜜棗 5 個。

【做法】

❶ 豬腳刮淨毛，斬件，放滾水煮 10 分鐘，取出，用清水洗過；當歸、黃耆、蜜棗洗淨。

❷ 全部用料放入清水鍋內，煲 3 小時，加鹽調味供用。

養血烏髮湯

【食材】

何首烏 20 克，牛肉、黑豆各 100 克，圓肉、紅棗（去核）各 10 粒。

【做法】

❶ 將黑豆在水中浸泡一夜，然後加少許水將黑豆稍煮片刻，去水，再加入 8 杯清水。

❷ 將切成塊的牛肉及幾片生薑放在鍋內一起煮，水沸時去肥油便可以加入何首烏、圓肉及紅棗等，再煮 1 小時，調味食用。

首烏核桃煲牛肉

【食材】

牛肉 250 克，首烏 10 克，核桃 25 克，紅棗（去核）5 粒。

【做法】

① 牛肉洗淨，在開水鍋中煮 10 分鐘，取出；首烏、核桃、紅棗洗淨。

② 全部用料放入煲內，加清水適量，煲 3 小時，下鹽調味食用。

玉竹牛肉湯

【食材】

牛肉 700 克，玉竹 60 克，桃仁 6 克，生薑 2 片。

【做法】

① 牛肉洗淨，用開水拖去腥味；玉竹洗淨；桃仁用開水燙去衣。

② 把全部用料放入鍋內，加清水適量，武火煮沸後，改火燉 2 ～ 3 小時，調味供用。

蟲草蓯蓉燉羊肉

【食材】

冬蟲草、炮天雄、肉蓯蓉各 10 克，羊肉 100 克，生薑 2 片。

【做法】

① 羊肉放開水鍋中煮 5 分鐘，取出洗淨；冬蟲草、炮天雄、肉蓯蓉分別用清水洗淨。

② 全部用料放入燉盅內，加適量開水，蓋好蓋，燉 3 小時，下鹽調味食用。

人參燉竹絲雞

【食材】

竹絲雞 1 隻（約 700 克），人參 15 克，當歸 10 克，黃精 15 克，紅棗（去核）8 粒，生薑 1 片。

【做法】

① 人參、當歸、黃精、紅棗洗淨；竹絲雞剖洗淨，去腸雜和腳，斬件。

② 把全部用料放入燉盅內，加開水適量，燉盅加蓋，文火隔水

燉 3 小時，調味供用。

花膠冬菇煲雞腳

【食材】

雞腳 8 隻，花膠 150 克，冬菇 6 朵，薑 1 小塊。

【做法】

1. 雞腳斬去趾甲，洗淨出水過冷；花膠先浸透發起，變軟斬件；冬菇浸軟，洗淨。
2. 全部用料放入煲內，加清水煲 3 小時，下鹽調味食用。

明蠔煲雞腳

【食材】

雞腳 8 隻，明蠔 8 個，枸杞、圓肉各 10 克。

【做法】

1. 明蠔用清水浸 10 分鐘，洗淨；枸杞、圓肉洗淨；雞腳斬去趾甲，洗淨出水過冷。
2. 全部用料放入煲內，加清水適量，煲 3 小時，下鹽調味食用。

首烏黑豆煲雞腳

【食材】

雞腳 8 隻，豬瘦肉 100 克，黑豆 20 克，紅棗（去核）5 粒，首烏 10 克。

【做法】

1. 雞腳斬去趾甲，洗淨出水過冷；豬瘦肉洗淨；黑豆洗淨，放鍋中炒至豆殼裂開；紅棗、首烏洗淨。
2. 全部用料放入煲內，加清水適量，煲 3 小時，下鹽調味食用。

暗瘡食療湯

【食材】

雞 1 隻，薏米仁 50 克，天門冬 10 克，冬菇 3 個，青菜少許。

【做法】

1. 將薏米仁和天門冬洗淨，用水浸泡 2 小時。
2. 將雞洗淨後整隻放入鍋內，用清水煮至半熟，再放入冬菇、

天門冬和薏米仁燉到爛熟時，放入青菜加調味料即可食用。

鮮奶燉鵪鶉

【食材】

鵪鶉 2 隻，鮮奶 3/4 杯（煮至微滾），薑 2 片，紅棗（去核）適量，滾水 1 杯半，鹽適量。

【做法】

1. 鵪鶉剖洗淨，汆燙，瀝乾水分。
2. 將鵪鶉、薑片及紅棗一起放入燉盅內，加開水，蓋封密，以大火隔水燉 1.5 小時，加入微滾鮮奶，再燉約 10 ～ 15 分鐘，以適量鹽調味即成。

參耆雪蛤湯

【食材】

雪蛤 2 隻，黃耆、黨參各 20 克，紅棗（去核）2 個。

【做法】

1. 鮮雪蛤刮淨，去皮、內臟，洗淨；黨參、黃耆、紅棗洗淨。

2. 全部用料放入清水鍋內，煲 2 小時，調味供用。

芝麻黑豆泥鰍湯

【食材】

泥鰍 500 克，黑豆 30 克，黑芝麻 60 克。

【做法】

1. 黑豆、黑芝麻洗淨；泥鰍放冷水鍋內，加蓋，加熱燙死，洗淨，瀝乾水後下油起鍋稍煎黃，剷起。
2. 把全部用料放入鍋內，加清水適量，武火煮沸後，文火燉至黑豆爛，調味供用。

蘋果瘦肉燉生魚

【食材】

蘋果1個，生魚1條（約250克），瘦肉 50 克，紅棗（去核）5 粒。

【做法】

1. 蘋果洗淨，去心；生魚剖好，去鱗及內臟，洗淨；瘦肉、紅棗分別用清水洗淨。

❷ 全部用料放入燉鍋，加適量開
水，蓋好蓋，燉 3 個小時，下
鹽調味即可。

紅棗糯米鯉魚湯

【食材】

鯉魚 1 條，紅棗（去核）10 粒，
糯米 80 克，生薑 2 片，陳皮 5 克。

【做法】

❶ 鯉魚去腮及內臟，洗淨抹乾
水；紅棗、生薑、陳皮用清水
洗淨；糯米用清水浸透，淘
洗乾淨，用少許燒酒、生油拌
勻。

❷ 將紅棗、糯米納入鯉魚腹內，
用線縫好，與生薑、陳皮一
齊放入燉盅內，加水適量，
加蓋，隔水燉 3 小時，調味供
用。

歸耆紅棗湯

【食材】

蛋 4 顆，當歸 6 克，黃耆 30 克，
紅棗（去核）12 粒。

【做法】

❶ 蛋煮熟，去殼；當歸、黃耆、
紅棗洗淨。

❷ 把全部用料放入煲內，加清水
適量，武火煮沸後改文火燉 30
分鐘，調味供用。

靈芝鵪鶉蛋湯

【食材】

鵪鶉蛋 12 個，靈芝 60 個，紅棗
（去核）12 粒。

【做法】

❶ 靈芝洗淨，切碎塊；紅棗洗
淨；鵪鶉蛋煮熟，去殼。

❷ 把全部用料放入煲內，加清水
適量武火煮沸後，文火煲至靈
芝出味，加白糖適量，再煲沸
即成。

燕窩瘦肉湯

【食材】

燕窩 15 克，瘦肉 150 克，銀耳 30
克，冰糖、干貝各少許。

【做法】

① 燕窩稍洗；瘦肉洗淨，切片；銀耳用溫水浸泡，分小朵。

② 將用料一齊放入燉盅裡，加適量清水，用文火燉 2 小時，即可食用。

花生牛肉湯

【食材】

牛肉 650 克，花生仁 50 克，蒸發乳 1 小瓶，紅棗 12 粒，陳皮 5 克，薑 2 片。

【做法】

① 牛肉洗淨，切厚塊，放滾水中煮 5 分鐘，撈起過冷河、瀝乾水；花生用熱水燙過、去衣；紅棗去核洗淨；陳皮浸軟洗淨。

② 將牛肉、花生、紅棗、陳皮、薑放入煲內，加開水適量，武火煮沸後改文火煲 3 小時，加入蒸發乳調味即可。

鱉魚翅湯

【食材】

鱉 1 隻，已發魚翅 450 克，火腿 20 克，龍眼肉 8 粒，薑 3 片，蔥 2 根。

【做法】

① 將鱉斬件，洗淨，放入滾水中煮 5 分鐘撈起，刮去鱗，洗淨瀝乾水分；熱鍋後下油 2 湯匙，爆香薑、蔥，下鱉炒片刻，淋入酒半湯匙炒勻，剷起用熱水沖洗去油。

② 龍眼肉洗淨；魚翅洗淨瀝乾水，放滾水中加蔥、薑、酒半湯匙，煮 5 分鐘，撈起滴乾水，去薑蔥。

③ 全部用料放入燉盅裡，加酒半湯匙、開水適量，蓋好蓋，用文火隔水燉 4 小時，調味食用。

金針雞絲湯

【食材】

雞肉 150 克，金針菜 60 克，冬菇 3 個，黑木耳 30 克，蔥 1 根。

【做法】

① 金針菜、木耳、冬菇用清水浸軟，洗淨；冬菇切絲；雞肉洗淨切絲，用調料拌過；蔥洗淨，切蔥花。

② 把金針菜、冬菇、木耳放入開水鍋內，用文火煲沸幾分鐘，再放入雞肉絲煲至熟，放蔥花調味食用。

絲瓜豬肝瘦肉湯

【食材】

豬肝、豬瘦肉各 100 克，絲瓜 500 克，生薑 1 片。

【做法】

① 絲瓜削去邊，洗淨，切角形；瘦肉、豬肝洗淨，切薄片，用調料醃 10 分鐘。

② 將絲瓜、薑片放入開水鍋裡，文火煮沸幾分鐘後放入豬肝、瘦肉煮全熟，調味食用。

瘦肉紅莧湯

【食材】

紅莧菜 250 克，瘦肉 100 克。

【做法】

① 將瘦肉洗淨切片；紅莧菜洗淨切段。

② 鍋內加 3 碗水，水沸後，放入紅莧菜和瘦肉，加少許油，片刻後，加鹽調味即成。

冬瓜海帶瘦肉湯

【食材】

海帶 30 克，冬瓜 150 克，瘦豬肉 50 克、花生各 50 克。

【做法】

① 海帶洗淨後切絲；冬瓜去皮洗淨切塊；瘦肉洗淨切薄片，用調料醃 10 分鐘；花生洗淨。

② 先把花生、冬瓜放入煲裡，加清水適量煲至熟，再放入海帶、瘦肉，肉熟即可調味食用。

黑木耳瘦肉紅棗湯

【食材】

豬瘦肉 300 克，黑木耳 30 克，紅棗 20 粒。

【做法】

1. 用清水浸泡黑木耳，洗淨；紅棗去核洗淨；瘦肉洗淨切片，用調料醃 10 分鐘。

2. 把黑木耳、紅棗放入煲內，加清水適量，文火煲湯 20 分鐘，放入瘦肉煲熟，即可調味食用。

花膠燉子雞

【食材】

子雞 1,200 克，花膠（即鱉肚）300 克，瘦肉 200 克，薑 4 片，蔥 4 段，蒜頭 2 瓣，酒 15 克。

【做法】

1. 將嫩子雞去毛及內臟，收拾乾淨切成塊狀；把花膠洗淨，清水浸軟。

2. 用 4 片薑及蔥 4 段、蒜頭 2 瓣炸鍋，放半匙酒，加入 2 大碗清水，放花膠煮 15 分鐘，取出放入燉盅內。

3. 將雞、瘦肉片、薑片、酒（半匙）放入燉盅內，加入冷開水，沒過肉，蓋好盅蓋，隔水燉 3.5 小時左右，調味後端出即可食用。

蓮子花生湯

【食材】

蓮子、花生米各 100 克，白糖適量。

【做法】

1. 將蓮子去皮、去心（可購乾蓮子，已去皮、去心者，但須浸泡）備用。

2. 將收拾乾淨的蓮子和花生米加水適量，先用武火煮沸，直至蓮子和花生米煮爛，加入白糖，改文火再煮約 3 分鐘，即可飲湯食蓮子和花生米。

豌豆湯

【食材】

豌豆 250 克，藕粉 25 克，白糖適量。

【做法】

1. 將豌豆去殼洗淨，加入適量水（最好是一次添加足夠的水），煮熟，然後加白糖，攪勻。

2. 用少許水將藕粉調成糊狀，使其沒有硬結，再加入到豌豆湯內，邊倒邊攪拌，煮沸後即可食用。

蝦米鴨湯

【食材】

鴨子半隻，蝦米 20 克，調料少許。

【做法】

1. 將蝦米沖洗乾淨，加熱水浸泡片刻（水要少，不倒掉，可與蝦米一起倒入鴨湯內），備用。

2. 將鴨子收拾乾淨後，剖腹，洗淨，切成塊狀，放油內爆炒去腥味（可適量加些料酒或白酒），再加入蝦米、薑片、蔥段等調料，放在武火上煮沸，然後離火 5 分鐘，這樣反覆數次，見鴨皮起皺熟透為止。

鯰魚湯

【食材】

鯰魚 500 克，薑、蔥各 5 克，花椒、大料、食鹽、味精各適量。

【做法】

1. 將鯰魚去內臟，洗淨，切成段（整條下鍋也可以），備用。

2. 將鍋內水肉適量，把鯰魚放入鍋內，加熱煮沸，先武火後文火，至 8 分熟時放薑片、蔥段、花椒、大料、食鹽，然後繼續文火煮，魚熟後再微火燉 20 分鐘，放入味精，攪拌均勻後出鍋，飲湯食魚，以飲湯為主。

白蘿蔔湯

【食材】

白蘿蔔 1,500 克，食鹽適量，白糖適量，味精少許。

【做法】

1. 將白蘿蔔洗淨，去皮，切成小塊，備用。
2. 將白蘿蔔下鍋，加適量水，加熱煮沸，放入食鹽、白糖，然後改成文火煮至熟爛為止，放入味精，即可飲用。

冰糖蒜湯

【食材】

大蒜頭 50 克，冰糖適量。

【做法】

1. 將大蒜去皮，洗淨，搗碎，加冷開水浸泡 5 小時左右。
2. 往泡大蒜的浸液內加入碎冰糖，用蒸籠蒸 20 分鐘後即可飲用。

珍珠玉米湯

【食材】

鮮玉米 1,000 克，白糖適量。

【做法】

1. 將鮮玉米去外衣及鬚，洗淨。
2. 將洗淨的玉米放入鍋內，加水煮沸，然後改成文火煮熟，加白糖適量，即可吃玉米飲湯。

清燉母雞

【食材】

活母雞 1 隻，黃酒 40 克，火腿 100 克，蔥白段、精鹽、生薑片各 5 克。

【做法】

1. 將雞宰殺洗淨，焯水待用；將火腿焯水，刮洗乾淨。
2. 把雞、火腿一起放入有竹算墊底的沙鍋中，加入清水 1,500 克，加入蔥白段、生薑片。
3. 蓋上沙鍋蓋，先置中火上燒沸，加黃酒，撇去浮沫，再移至小火上燉約 2 小時，取出火

腿、竹算墊、蔥段、生薑片，加入精鹽，燒至微沸離火即成。

香菇燉雞

【食材】

雞健仔 1 隻（重約 1,250 克），野雞 1 隻（重約 750 克），精鹽 10 克，蔥結 5 克，生薑片 5 克，泡發香菇片 25 克，冬筍片 25 克，淡菜 50 克，熟火腿片 35 克，黃酒 15 克，豌豆角 10 克，熟雞油 50 克。

【做法】

① 將母野雞宰殺，去掉除肫、肝以外的其他內臟，洗淨待用；淡菜用溫水浸泡至軟，去雜物洗淨。

② 將雞胸脯朝上，與肫、肝一起放入墊有竹墊的沙鍋內，加入清水淹沒雞身，放入黃酒、蔥結、生薑片，置旺火上燒沸，撇去浮沫，移至小火上燉 3 小時。

③ 待雞酥爛，撈出肫、肝切片和淡菜一起放入沙鍋內，加入熟雞油，再燉約 15 分鐘，取出竹墊，放入冬筍片、香菇片、火腿片、精鹽、豌豆苗，再置旺火上燒沸即成。

五果燉雞

【食材】

光雞 1 隻（重約 1,000 克），桂圓 50 克，荔枝 50 克，紅棗 50 克，泡發蓮子 25 克，枸杞 15 克，白糖、生薑片各適量。

【做法】

① 將雞剁成塊狀；桂圓、荔枝剝殼洗淨；紅棗、枸杞洗淨，瀝水待用。

② 沙鍋內加水，放入雞塊、生薑片，待水燒開，撇去浮沫，轉小火，燉至六成熟時，放入桂圓、荔枝、紅棗、蓮子、枸杞，燉至酥爛，放入白糖離火上桌即成。

蝦球雞片湯

【食材】

雞胸肉 100 克，大蝦 50 克，豬五花肉 15 克，蛋 4 顆，味精 2 克，精鹽 2 克，黃酒 15 克，溼澱粉 20 克，麻油 10 克，豬油 50 克，青菜心 50 克，泡發黑木耳 20 克，香菜 15 克，鮮湯、蔥、生薑各適量。

【做法】

1. 將大蝦和豬五花肉分別剁成細泥，加 2 隻蛋清、溼澱粉、精鹽和蝦蓉，做成 12 個蝦球，放在盤子裡，入籠蒸熟待用。

2. 將雞胸肉剁成雞蓉，加 2 隻蛋白、精鹽、澱粉，攪成雞蓉。

3. 炒鍋放豬油燒至五成熱，下雞蓉，攤成大薄片，熟後切成菱形片。

4. 炒鍋再開火，留少許油，用蔥、生薑末爆香，加入鮮湯、黑木耳、青菜心、味精、黃酒、精鹽，澱粉勾稀芡，下雞片，淋上麻油，出鍋，盛在裝

有蝦球的碗裡，上面撒點香菜即成。

雞肉蠔菇湯

【食材】

去骨雞腿肉 200 克，淨豬肉 150 克，泡發蠔菇 60 克，熟火腿片 60 克，蛋 4 顆，精鹽 2 匙，生薑末 5 克，鮮湯 600 克，黃酒 15 克，蔥花 2.5 克，乾澱粉 30 克，精製植物油 350 克（實耗約 30 克）。

【做法】

1. 將豬腿肉切細，剁成米粒狀肉蓉，放入碗內，加蔥花、生薑末以及精鹽 0.5 克拌勻。

2. 將雞肉皮朝下，平攤在砧板上，用刀在雞肉上輕輕拍一次，再將豬肉蓉均勻地平鋪在雞肉上，仍用刀在肉蓉上橫豎交叉拍兩遍，使豬肉、雞肉緊密黏在一起，再將雞肉切成邊長 3 公分的菱形塊。

3. 將蛋白倒入盤中，用竹筷攪打成蛋白霜，加乾澱粉拌勻。再

將雞肉塊放入並蘸滿蛋白霜。

④ 炒鍋上旺火，放油燒至五成熱，將雞塊分 3 次逐塊放入，炸約 1 分鐘，使雞塊稍起軟殼，呈白色，用漏勺撈出，瀝油。

⑤ 將炸好雞塊再放入炒鍋內，加鮮湯、火腿片、黃酒以及精鹽 1 克，蓋上鍋蓋，用旺火燒沸後，再用小火燉約 25 分鐘，待雞肉酥爛，放入蠔菇，再燜 5 分鐘即成。

枸杞頭雞片湯

【食材】

雞胸 150 克，枸杞頭 100 克，熟火腿 15 克，精鹽 2 克，味精 1 克，黃酒 10 克，豬油 15 克，鮮湯 750 克。

【做法】

① 將雞胸上的筋剔去，洗淨、瀝乾；枸杞頭摘根、洗淨、瀝乾水分；將雞胸片切成薄片放碗內，加適量清水及黃酒浸養；熟火腿片成薄片。

② 湯鍋上旺火，放鮮湯燒沸，將雞片放入，用湯勺推動，待雞肉呈現白色，撈出瀝乾水分放碗內。將湯麵上的浮沫撇盡，放火腿、精鹽、味精燒沸，再放入枸杞頭略滾，淋上豬油起鍋，倒入雞片碗內即成。

醋燉雞

【食材】

嫩雞肉 350 克，香醋 35 克，冬筍 15 克，豬油 150 克，醬油 10 克，米酒 8 克，精鹽 4 克，白糖 25 克，味精 5 克，泡辣椒末 20 克，蔥花 10 克，生薑末 5 克，大蒜蓉 5 克，蛋 2 顆，乾澱粉 10 克，麻油 10 克，鮮湯 25 克，溼澱粉 15 克。

【做法】

① 將雞肉用刀先拍一下，再切成 2 公分見方的斜方塊，放入碗中，加精鹽、米酒、蛋白、乾澱粉，再用少許麻油拌勻。

② 將冬筍切成斜方塊；另用小碗，放入香醋、黃酒、精鹽、

白糖、味精、醬油、鮮湯，溼澱粉調成芡汁，待用。

③ 熱鍋後放入豬油，約至七成熱時，將雞塊下鍋劃散後立即倒入漏瓢中。

④ 趁熱鍋下泡辣椒末、生薑末、大蒜蓉略炒一下。

⑤ 將冬筍、雞塊倒入，加入芡汁，顛翻幾下，撒入蔥花，澆上麻油，起鍋裝盤即成。

蓴菜雞絲湯

【食材】

雞胸肉、蓴菜各 100 克，蛋 1 顆，精鹽、味精各 2 克，黃酒 5 克，乾澱粉 10 克，鮮湯 1,000 克。

【做法】

① 將雞胸肉切成 6 公分左右長的絲，放入碗中，加入蛋白、精鹽、澱粉拌和上漿，待用；將蓴菜洗淨後，分別把雞絲、蓴菜放入沸水中焯熟後撈出，放入湯碗中。

② 將鮮湯放入鍋中，加精鹽、黃酒、味精燒沸後，撇去浮沫，倒入雞絲碗中即成。

雞肉冬瓜湯

【食材】

雞肉 300 克，冬瓜 500 克，黨參 10 克，薏仁 10 克，生薑 6 克，蔥 10 克，精鹽 4 克，味精 2 克。

【做法】

① 將黨參洗淨烘乾研末；薏仁去殼洗淨；雞肉洗淨切成條；冬瓜刮去粗皮切成塊；蔥、生薑洗淨。

② 淨鍋置旺火上，放清水適量，加入雞肉燒開，撇去浮沫，再加薏仁、生薑片、蔥結，燒至雞肉剛熟時加入冬瓜、黨參。燒開後改用小火燉熟，加精鹽、味精調味即成。

蓮子鴨湯

【食材】

光嫩鴨 1 隻（重約 1,500 克），蓮子仁 50 粒，藕粉 25 克，火腿 15

克，香菇 15 克，冬筍 15 克，醬油、精鹽、黃酒、油各適量。

【做法】

① 將鴨肉洗淨後，切成丁，用黃酒、醬油、精鹽攪拌；將火腿、香菇、冬筍切成丁；蓮子仁煨熟；熱油。

② 將火腿、香菇、冬筍丁炒幾下，再放入鴨丁炒至略熟，調好鹹淡，放入蓮子仁，注入適量清水一起煮 5 分鐘左右。

③ 將藕粉用水調漿，傾入鍋中，調味即成。

烤燉全鴨

【食材】

光嫩母鴨 1 隻（重約 1,500 克），熟火腿片 50 克，熟冬筍片 50 克，泡發香菇 25 克，黃酒 25 克，精鹽 5 克，飴糖 50 克，味精 1 克，蔥結 10 克，生薑片 10 克，豬肉湯 1,500 克。

【做法】

① 將鴨斬去腳和小翅，在右腋下劃長約 3 公分的小口，挖去內臟。用 10 公分長的木棒一根，從刀口插入，撐住胸背，放入沸水中燙一下（使鴨皮收緊）。用潔布揩乾鴨身，均勻地塗滿一層飴糖，再用長約 4～5 公分的木棒 2 根，把鴨的雙翅撐開，用鴨毛管對折插入肛門（使腹腔內的水分瀝出），掛在通風陰涼處 24 小時左右取下，抽去鴨毛管，取出腹內木棒，用木塞塞住肛門，然後從刀口處灌滿沸水。

② 用鐵鉤鉤住鴨頸，掛在烤爐內烤 20 分鐘左右（保持鴨身受熱均勻），至皮色金黃時取出。

③ 拔掉塞在鴨子肛門處的木塞，流盡腹腔內的水。斬下鴨膁、鴨頸，放入大沙鍋中墊底，上放鴨身（胸脯朝上）。

④ 將火腿片、香菇、筍片整齊地放在鴨胸脯上，加黃酒、精鹽、味精、蔥結、生薑片、豬肉湯，蓋上鍋蓋上籠用旺火蒸

約 2 小時至酥爛，取出，揀去蔥、薑即成。

冬菜燉鴨

【食材】

鴨 1 隻，冬菜 25 克，泡發香菇 15 克，黃酒 2 克，精鹽 3 克，味精 2 克，冬筍片 15 克，鮮湯 750 克，蔥花 7.5 克。

【做法】

1 將鴨宰殺去毛，在背部由尾至頸切開，掏出內臟，用清水洗淨，再放入沸水鍋焯約 3 分鐘取出，剁下頭、翅、腳掌，裝入一小碗。

2 將冬菜洗淨，鴨頸剁下切成 10 塊，一併填入鴨腹內，然後扣入大碗裡（鴨胸向上），加鮮湯（400 克）、味精、精鹽、黃酒，裝成兩碗一併上籠，用旺火蒸 2 小時，取出時蒸汁均潷下待用。

3 蒸熟的鴨身移入湯碗，把鴨頭、翅、腳掌按鴨形擺好。

4 香菇、筍片先放入沸水鍋焯熟，撈起與蔥花一併鋪在鴨上。炒鍋放在旺火上，倒入鮮湯 350 克和蒸熟原汁煮沸，起鍋淋於鴨上即成。

紅燉腐皮鴨

【食材】

嫩光鴨 1 隻（重約 1,250 克），豆腐衣 2 張，肥臘肉 20 克，泡發香菇 50 克，火腿 25 克，蛋 2 顆，醬油 20 克，黃酒 50 克，味精 5 克，精鹽 6 克，蘇打粉 2 克，溼澱粉 5 克，蔥 25 克，生薑 25 克，胡椒粉 1 克，鮮湯 1,500 克，麻油 10 克，精製植物油 1,500 克（實耗約 100 克）。

【做法】

1 將光鴨剖腹，挖去內臟，洗淨，斬去頭腳、鴨翅膀，剖開背脊，拆淨骨頭，將鴨肉厚薄修平，放在盛器內，加入蔥、生薑、蛋白、蘇打粉、醬油、黃酒、精鹽、味精、溼澱粉拌

匀，待用。

②　將五花肉切成薄片；香菇、火腿切成米粒大小。

③　豆腐衣撕去硬邊，平攤在砧板上，將鴨肉皮朝下放在豆腐衣上面，塗上蛋粉漿（蛋白用溼澱粉調成蛋粉漿），再鋪上五花肉片，隨後撒上香菇、火腿末，再塗上蛋白漿，隨即向外捲攏成長條形，用繩從頭至尾綁緊，外面再塗上溼澱粉、醬油。

④　炒鍋放油燒至七成熱，將鴨卷炸至呈紅色時倒出。

⑤　將鴨卷放入鍋內，加入鮮湯、醬油、鴨骨，蓋上鍋蓋，用小火燉爛後取出，潷出原汁留用，解去線繩，待冷後改刀裝在碗內。

⑥　臨吃時，上籠蒸熱取出，覆入盆中，將原汁倒入鍋內，加入味精、胡椒粉，待燒沸後用溼澱粉打稀芡，淋上麻油推勻，起鍋澆在鴨上即成。

油整母鴨

【食材】

去毛嫩母鴨 1 隻（重約 2,000 克），豬腳 1 隻（重約 250 克），帶皮豬五花肉 250 克，熟冬筍片 50 克，泡發香菇 25 克，青菜心 100 克，黃酒 10 克，精鹽 15 克，醬油 100 克，白糖 10 克，蔥結 30 克，生薑塊 10 克，麻油 6 克，精製植物油 100 克。

【做法】

①　將鴨開膛，挖去內臟，斬去腳，去鴨臊，洗淨；鴨頸扭向右翅膀；豬腳刮洗乾淨，劈開，斬成 4 塊。鴨、豬腳、五花肉一起放入湯鍋中，加入清水 1,750 克，湯鍋旺火燒沸，撇去浮沫，鍋端離火口，撈出洗淨。把鴨的胸脯朝下放入有竹箅墊底的沙鍋中，兩旁放豬腳、五花肉，再放入蔥結、生薑塊拍鬆。

②　原湯鍋中加精鹽、醬油、白

糖，置旺火上燒沸，撇去浮沫，加黃酒，起鍋倒入沙鍋中，用圓盤壓住鴨身，再蓋上鍋蓋，置中火上燒沸後，移到小火燜（保持微沸）約 3 小時至酥爛，揭蓋，去圓盤，揀去蔥、薑、五花肉、竹算，將鴨翻身（胸脯朝上），放上筍片、香菇、青菜心。

③ 炒鍋上旺火，下油加熱，下蔥段炸香，起鍋倒入沙鍋中，蓋上鍋蓋，再燜約 5 分鐘，端沙鍋離火，淋上麻油即成。

蓮蓬鴨

【食材】

鴨脯肉 400 克，鮮蓮子 84 粒，蝦仁 200 克，豬五花肉 100 克，蛋 11 顆，菠菜 250 克，黃酒 25 克，蔥、生薑各 10 克，精鹽 5 克，味精 3 克，雞湯 750 克，豬油 50 克。

【做法】

① 將鴨脯肉切成 1 公分見方的小丁，放入沸水鍋中焯一下（去血水），撈出洗淨，放在碗中，加入黃酒、蔥、生薑、精鹽、雞湯，上籠用小火蒸爛；把蝦、豬五花肉分別斬細，放在碗中；把鮮蓮子剝去外層綠皮和一層白衣膜，抽去中間綠色的苦心，洗淨；把菠菜放入沸水鍋中燙透取出，擠出水分後，搗爛擠出綠汁，放入斬好的蝦仁、豬五花肉中，再加入蛋白、精鹽拌和分成 12 份。

② 取小碟 12 個，每個碟上都抹上豬油，再將每份蝦仁、豬五花肉放入碟中攤平，中間鑲上一粒蓮子，在蓮子的四周再均勻地鑲上 6 粒蓮子，此時已成蓮蓬形狀了。

③ 把做好的蓮蓬上籠蒸約 4 分鐘，同時將雞湯下淨鍋，加精鹽、味精燒沸倒在大碗中，把蒸爛的鴨取出，放入湯內，再把蒸熟的蓮蓬取出攤入大湯碗中，使其漂浮在湯麵即成。

穿心鴨翅

【食材】

肥嫩鴨翅 24 隻，黃酒 10 克，熟火腿 100 克，精鹽 5 克，泡發香菇 50 克，味精 3 克，淨冬筍 50 克，鮮湯 1,000 克，蔥白 100 克，麻油 5 克。

【做法】

1 將鴨翅放入沸水鍋稍煮，剛熟即撈出，泡入清水浸涼取出，切去翅尖，在每隻鴨翅兩個關節處各橫剁一刀，只取中間約 6 公分長、0.5 公分厚的粗絲 24 條。

2 冬筍、香菇、蔥白均切成同樣規格粗絲各 24 條。

3 將切好的火腿、冬筍、香菇、蔥白各 1 條穿入每隻翅筒內，裝好排入大碗中，加上黃酒，上籠用小火蒸約 10 分鐘取出，蒸汁漤在小碗中待用。

4 用中火熱鍋，倒入鮮湯和原蒸汁煮沸，加入精鹽、味精，調勻，起鍋倒在穿心鴨翅上，再淋上麻油即成。

汆鴨心花

【食材】

鴨心 10 個，泡發筍乾片 25 克，泡發香菇 10 克，火腿、黃瓜各 15 克，茭白 50 克，精鹽、生薑汁各 2 克，黃酒 5 克，鮮湯 750 克。

【做法】

1 將鴨心洗淨血水，一切兩瓣，每瓣從內面用刀斜劃幾刀，再換個方位也斜劃幾刀，將鴨心片成薄片而不斷皮。

2 將筍乾切成長方形片；香菇切十字；火腿也切成長條片；茭白去皮與黃瓜一樣切成長條片。將茭白、筍乾片、香菇分別用沸水煮一下，瀝淨水放入湯碗內。

3 湯鍋置火上，放入鮮湯、黃酒，把鴨心放入湯鍋內，煮至八成熟撈出，倒入大湯碗內的筍乾片上。撇淨浮沫，放黃瓜

片、生薑汁、精鹽、味精。待湯開後，起鍋盛入大湯碗內即成。

豆腐鴨架湯

【食材】

鴨骨架 1 具，豆腐 1 塊，鴨油 10 克，蔥段 15 克，鮮湯 750 克，精製植物油、胡椒粉、味精、精鹽各適量。

【做法】

1. 將鴨架剁成 2 公分見方的塊；豆腐切成長條片。

2. 鍋內放入精製植物油，置火上燒至七成熟，下入鴨架塊煸炒，加入鴨鮮湯、蔥段，然後將湯和鴨架塊全部放入沙鍋內。

3. 將沙鍋置小火上，煮 15 分鐘後加入豆腐片，待湯再開即放精鹽、味精，並淋上鴨油。

4. 起鍋盛入湯碗內，撒上胡椒粉即成。

鴨舌湯

【食材】

鴨舌 20 個，蘑菇 25 克，清鴨湯 150 克，精鹽 5 克，豆苗少許。

【做法】

1. 將鴨舌用沸水煮熟，撈出晾涼，抽去舌中軟骨，加工整齊後用沸水燙一下，再用涼水沖洗乾淨，撈出後放在一個小鍋內，加入燒開的鴨湯，上籠蒸 2 分鐘，取出備用。

2. 將蘑菇用溫水浸泡 90 克，漤出原汁留用。

3. 蘑菇加入精鹽搓洗幾遍，去掉根部硬皮，再用溫水洗淨泥沙，用原汁泡上備用。

4. 將蘑菇用沸水燙透，分放湯碗，再把蒸過的鴨舌分放入湯碗，倒入燒開的鴨湯，撒上少許燙過的豆苗即成。

冬菜鴨肝湯

【食材】

鴨肝 300 克，川冬菜 1 顆，紅泡椒 1 個，雞湯 1,000 克，精鹽、黃酒、味精、胡椒粉、蔥段、生薑片各適量。

【做法】

1. 將鴨肝剔去筋，片去苦膽，洗淨，片成薄片，用蔥段、生薑片、黃酒、清水醃漬。

2. 將冬菜整顆洗淨，切去根尾，用溫水浸泡；泡椒去掉蒂、籽，洗淨待用。

3. 湯鍋置火上，放入雞湯、胡椒粉、精鹽、味精燒開。將鴨肝與施鴨肝的血水一起放入湯鍋，用勺攪勻，待鴨肝變白，即用漏勺撈出，揀去蔥、薑，再用熱湯沖洗泡沫。

4. 待鍋內的湯燒開，撇去浮沫，將冬菜、泡椒放入湯內，用小火煮 5 分鐘即可盛入湯碗內。此時將鴨肝用熱湯燙一遍，散

在冬菜碗裡即成。

鴨血豆腐海米湯

【食材】

鴨血塊 250 克，豆腐 2 塊，海米 20 克，精鹽 2 克，醬油 4 克，味精 2 克，麻油 10 克，鮮湯 750 克，辣椒粉、蔥花各適量。

【做法】

1. 將鴨血用清水洗淨，切成 1.5 公分見方的塊，豆腐同樣切成 1.5 公分見方的塊，分別放入沸水內焯一下，撈出瀝淨水。

2. 湯鍋倒入鮮湯燒開，再放鴨血塊、豆腐塊、海米，煮至豆腐漂起，加入精鹽、味精醬油、蔥花、辣椒粉。

3. 待湯再開，起鍋盛入湯碗內，最後淋上麻油即成。

鴨泥麵包湯

【食材】

熟鴨肉 10 克，淡麵包 100 克，鮮豌豆 50 克，精鹽 2 克，味精 1 克，

第三章　女性飲食營養與亮膚

黃酒 5 克，溼澱粉 30 克，雞油 15 克，鮮湯 400 克，精製植物油 250 克（實耗約 50 克）。

【做法】

① 將熟鴨肉切成細末；麵包切成 0.7 公分見方的丁。

② 將炒鍋置旺火上，倒入鮮湯、鴨肉末、豌豆粒、黃酒、精鹽、味精，待湯開時，淋上溼澱粉。湯再開時，淋上雞油即成鴨泥羹。

③ 大湯鍋上旺火，放油燒至七成熱，放入麵包丁，並用湯勺不斷攪動，使其炸勻，待炸成金黃色時撈出，放入另一湯碗內，鴨泥羹和炸麵包丁和兩個湯碗速上桌，將鴨泥羹澆在麵包丁上，發出聲響即成。

荔翠鮮湯鴨

【食材】

光母鴨 1 隻（約 1,500 克），菠菜葉 250 克，豬瘦肉、麵粉各 100 克，熟火腿片、熟冬筍片各 25 克，泡發香菇片 15 克，淨荸薺 20 克，蔥、生薑、黃酒、胡椒粉、味精、麻油、鹼粉、精鹽各適量。

【做法】

① 斬去鴨子的翅、腳和嘴殼，洗淨，放入沸水中余 5 分鐘，撈起洗淨。

② 沙鍋放到中火上，放入清水、鴨子、蔥、生薑、奶油，燒開去沫，轉小火燉；將豬肉、荸薺切成末，裝入盤內，放入精鹽、味精、麻油拌勻成餡。

③ 沸水中加少許鹼粉，放入金屬絲篩子，把菠菜汁擠到碗裡。用菠菜汁和好麵粉，擀成麵皮，包入餡，製成 20 個餃子，用清水煮熟，撈起。

④ 將鴨子燉爛，倒到湯碗裡，去掉浮油。

⑤ 炒鍋放到中火上，加入鴨湯，放入清水、火腿、冬筍、香菇、精鹽、餃子、胡椒粉、味精，燒開，倒入湯碗，餃子浮在鴨子上面即成。

蘑菇鴨球湯

【食材】

嫩鴨肉 500 克，泡發蘑菇 100 克，玻璃紙（15 公分見方）1 張，鮮湯 1,200 克，黃酒 12 克，精鹽 5 克，味精 3 克，蔥 5 克，生薑 5 克，胡椒粉 1 克。

【做法】

1. 將鴨肉除淨絨毛，洗淨後切成直徑為 2.5 公分的球；將蘑菇洗淨雜質，一切兩半，與鴨球分別放入沸水鍋內燙一下。

2. 鴨球洗淨血水，與蘑菇一起放入大湯碗內，加入黃酒、精鹽、味精、胡椒粉。

3. 湯鍋放入鮮湯、蔥、薑略煮片刻，撈出蔥、薑，將湯倒入湯碗內，碗口用玻璃紙封住，上籠蒸 90 分鐘即成。

荸薺鴨湯

【食材】

熟鴨脯肉 200 克，清水荸薺 10 個，

熟火腿 50 克，松子 20 粒，泡發黑木耳 25 克，精鹽 2 克，味精 1 克，豬油 15 克，雞湯 750 克。

【做法】

1. 將鴨脯肉切成 0.7 公分見方的丁，連同松子一起放在湯碗內。

2. 荸薺與熟火腿分別切成 0.7 公分見方的丁放在盤內。

3. 湯鍋置火上，放入雞湯、荸薺、黑木耳略煮一下，再放入火腿、精鹽、味精燒開，撇去浮沫，加入豬油。

4. 起鍋盛入裝有鴨脯肉的湯碗內即成。

鴨肉海參湯

【食材】

鴨肉 200 克，海參 50 克，精鹽、味精各適量。

【做法】

1. 將鴨肉洗淨，切成片；海參用水泡發透，洗淨，切片，與鴨肉片一起放入沙鍋內，加水適

量，先用旺火煮沸，再轉用小火燉煮 2 小時。

② 待鴨肉熟爛，加精鹽和味精調味，佐餐食用。

白扁豆鴨湯

【食材】

老母鴨 1 隻（重約 1,500 克），鮮白扁豆 200 克（乾品 100 克），黃酒 20 克，植物油 20 克，精鹽少許。

【做法】

① 將老母鴨宰殺去毛，剖腹洗淨，瀝乾，切成大塊，備用；將白扁豆去雜質洗淨，瀝乾（若是乾品則須先浸泡 30 分鐘）。

② 起油鍋，旺火燒熱，鴨塊放入鍋中，先翻炒 5 分鐘，加入黃酒 10 克、冷水少許，然後燜燒 5 分鐘，至出香味時盛入沙鍋中，加冷水浸沒，再用旺火燒開，再加入黃酒 10 克和精鹽少許，改用小火慢燉 2 小

時，倒入白扁豆，再燉 1 小時即成。

清燉鴨湯

【食材】

淨鴨肉 250 克，淨鴨肫 1 個，豬油 50 克，味精 2 克，黃酒 15 克，精鹽 2 克，蔥白 5 克，生薑塊 3 克。

【做法】

① 將鴨肉洗淨，切成塊；將鴨肫剖開，去掉黃皮和雜物，洗淨，切成 4 塊；生薑塊拍破待用。

② 湯鍋置旺火，下入豬油熱油，放入鴨塊、鴨肫、蔥白、生薑塊，爆炒 5 分鐘。

③ 待鴨塊成金黃色時，倒入黃酒，放入精鹽後湯勺推動，翻炒 5 分鐘，起鍋盛入沙鍋內。

④ 沙鍋置小火上，放入清水 750 克，清燉 3 小時，然後放味精即成。

淡菜燉白鵝

【食材】

白鵝 1 隻，淡菜 100 克，精鹽、黃酒、味精、蔥段、生薑片、鮮湯各適量。

【做法】

① 將淡菜用溫水浸泡、洗淨；將白鵝宰殺去毛，除內臟，洗淨，入沸水鍋中焯透，撈出，用涼水沖洗乾淨，瀝淨水分。

② 將淡菜塞入鵝腹內，然後置於沙鍋中，加入蔥結、生薑片，澆上黃酒，注入鮮湯，先用旺火燒開，再改用小火慢燉 150 分鐘，待肉熟後，去蔥、薑，加入精鹽、味精，調好味即成。

冬筍鵝掌湯

【食材】

鵝掌 500 克，冬筍 250 克，精鹽 4 克，黃酒 50 克，味精 2 克，麻油 10 克，蔥、生薑各適量。

【做法】

① 將鵝掌洗淨，剁去爪尖，再一剁兩半，然後用沸水焯一下，放入沙鍋內加水 1,500 克燒開後，撇去浮沫，移至小火，將鵝掌煮至八成熟即成。

② 將冬筍去殼，切成 3.3 公分長條，用沸水焯一下，放鵝掌鍋內，待鵝掌和冬筍煮至熟爛時，加蔥、生薑、黃酒、精鹽、味精，起鍋盛入湯碗內，淋上麻油即成。

鵝肉補陰湯

【食材】

鵝肉、豬瘦肉各 250 克，山藥 30 克，北沙參、玉竹各 15 克，精鹽、味精、黃酒、胡椒粉、蔥段、生薑片、雞湯、雞油等適量。

【做法】

① 將鵝肉洗淨，放沸水鍋中焯透，撈出切絲；將豬肉洗淨，放沸水鍋中焯一下，撈出切絲；將山藥、北沙參、玉竹分

別去雜洗淨，裝入紗布袋中扎口。

2 鍋中注入雞湯，放入鵝肉絲、豬肉絲、藥袋、精鹽、黃酒、胡椒粉、蔥、生薑，共煮至肉熟爛，揀去蔥、薑，淋上雞油，以味精調味即成。

當歸燉乳鴿

【食材】

乳鴿 1 隻，當歸 3 克，生薑 2 片，麻油、黃酒、精鹽各適量。

【做法】

1 將乳鴿宰殺，並用熱水洗淨，抹好精鹽；再將當歸放在碗內，加入熱沸水，使香氣溢出。

2 把鴿、當歸放入蒸鍋內，加黃酒、生薑、麻油，並加水浸沒鴿身，旺火煮 1 小時後，再以小火煮半小時即成。

綠豆燉肉鴿

【食材】

綠豆 60 克，白鴿 1 隻，精鹽、蔥段、生薑片各適量。

【做法】

1 將白鴿宰殺，去毛及內臟，洗淨，切成塊，與洗淨的綠豆、蔥段、生薑片一起放入沙鍋內，加清水適量。

2 用旺火燒開後轉用小火慢燉 150 分鐘，待肉熟後，去蔥、薑，加入精鹽調味即成。

杞圓荔蓮乳鴿湯

【食材】

乳鴿 1 隻，瘦豬肉 150 克，枸杞 30 克，桂圓肉 20 克，荔枝乾 8 枚，蓮子肉 25 克，紅棗 4 粒，陳皮 5 克，精鹽適量。

【做法】

1 將乳鴿宰殺，去毛、內臟，洗淨；將荔枝乾去殼、核，洗淨；枸杞、桂圓肉、蓮子肉、

紅棗、陳皮、瘦豬肉分別用清水洗淨，蓮子去心，紅棗去核。

② 瓦煲內加水適量，先用旺火燒沸，然後放入以上各料，改用中火繼續煲 3 小時左右，加入精鹽調味即成。

赤豆燉鵪鶉

【食材】

鵪鶉 6 隻，赤小豆 50 克，生薑 10 克，鮮湯 1,500 克，精鹽 3 克，味精 2 克，胡椒粉 3 克，蔥 10 克。

【做法】

① 將赤小豆用清水洗淨；生薑洗淨，切成厚片；蔥洗淨，切成長段；將鵪鶉宰殺後淨毛，開膛去內臟、腳爪，入沸水鍋內焯去血水，對斬成兩塊，再用清水洗淨。

② 鍋置火上，放入赤小豆、蔥段、生薑片、胡椒粉、精鹽，加入鮮湯，用旺火燒開後改用小火慢燉 90 分鐘，再放入鵪鶉繼續燉至肉爛，加味精調味，揀去蔥、薑即成。

松子鵪鶉脯

【食材】

鵪鶉脯肉 300 克，醬油、蔥段、生薑片各 25 克，味精、松子各 5 克，精鹽 2 克，精製植物油 500 克（實耗約 50 克），黃酒、鮮湯、麻油各適量。

【做法】

① 將鵪鶉脯肉洗淨，切成 1.5 公分見方的塊。炒鍋放油燒至五成熱，下鵪鶉脯肉炸成黃色，撈出瀝油，再將松子炸熟，備用。

② 炒鍋放油加熱，下蔥段、生薑片煸炒出香味，再放入醬油、精鹽、黃酒、味精、鮮湯，開鍋後倒入炸好的鵪鶉脯肉，撇去浮沫，移至沙鍋中燉至熟爛，下松子，用旺火收汁，淋上麻油即成。

二冬燉鱉

【食材】

天門冬、麥門冬各 15 克，枸杞 5 克，活鱉 1 隻（重約 500 克），火腿 50 克，料酒、生薑、蔥、百合各 10 克，精鹽 4 克，味精 0.2 克，雞清湯 800 毫升。

【做法】

1 將天門冬、麥門冬、百合、枸杞分別洗淨，一起放入紗布袋中綁緊；火腿片成片；生薑洗淨拍裂；蔥洗淨打成結。

2 將活鱉剁去頭頸，瀝淨血水，放入鉢中，用開水稍燙片刻取出，刮淨背部和裙邊黑膜，剝去 4 足上白衣，剁去爪和尾，用刀從腹甲邊緣剖開，取出內臟，然後放於沙鍋中，注入清水 200 毫升，大火燒開後，將鱉肉砍成 3 公分長的段，再放回鍋中，加入藥紗袋、火腿片、薑塊、蔥結和雞清湯，繼續小火燉至鱉肉酥爛。揀出藥

紗袋、薑及蔥結，下精鹽、味精調好味即可。

八珍全鴨

【食材】

黨參、茯苓、當歸、熟地黃各 10 克，炒白朮、白芍、川芎、炙甘草各 5 克，老公鴨 1 隻（重約 1,500 克），生薑、蔥各 30 克，料酒、精鹽各 10 克，味精 2 克，豬骨湯 1,000 毫升。

【做法】

1 將黨參、茯苓、當歸、熟地黃、炒白朮、白芍、川芎、炙甘草分別洗淨，一起裝布紗袋中，綁緊袋口，用清水浸溼；生薑洗淨拍裂；蔥洗淨打成結。

2 鴨宰殺後，煺毛、剖腹、去內臟，洗淨，將藥紗袋填入鴨腹腔內，縫合，放沙鍋中，腹面向上，薑塊、蔥結擺在上面，注入豬骨湯，加料酒、精鹽，蓋嚴。先用大火燒開，撇去浮

沫，轉用小火燉至鴨肉酥爛。揀出薑塊、蔥結及藥紗袋，將鴨翻扣於碗中，注入原湯，加味精調勻。

十全大補雞

【食材】

當歸、黨參、熟地黃、茯苓、黃耆各 10 克，炒白朮、白芍、川芎、肉桂、炙甘草各 5 克，雞僆仔 1 隻（重約 1,200 克），紅棗 10 粒，香菇、生薑、蔥、料油各 10 克，精鹽 6 克，味精 1 克。

【做法】

1　將當歸、黨參、熟地黃、茯苓、黃耆、炒白朮、白芍、川芎、肉桂、炙甘草分別洗淨，放於沙鍋中，水煎 2 次，每次用水 400 毫升，煎半小時，2 次共取藥汁 500 毫升。

2　雞宰殺後，煺毛並剖去內臟，洗淨，砍成塊；紅棗洗淨去核；香菇泡發後剪去蒂；生薑洗淨拍裂；蔥洗淨打成結。

3　將雞塊、紅棗、香菇放入沙鍋中，加入料酒、薑塊、蔥結，注入清水 300 毫升，蓋嚴，大火燒開後，撇去浮沫，再將藥汁倒入，繼續用小火燉至雞肉酥爛。揀出薑塊、蔥結，加精鹽、味精調好味。

土虱燉綠豆

【食材】

土虱 1 尾（重約 250 克），綠豆 150 克，陳皮 5 克，生薑 10 克，化豬油 15 克，精鹽 3 克。

【做法】

1　將土虱敲暈，用手撕開下唇，取出內臟，洗淨切塊；生薑、陳皮，洗淨切絲，與土虱塊一起放入碗中，加入化豬油和精鹽，攪拌均勻，醃漬入味。

2　將綠豆洗淨，放於沙鍋中，注入清水 50 毫升，用大火燒開至綠豆開裂，轉用小火燉八成酥爛時，再下醃好的土虱塊，繼續一起燉至酥爛即成。

豬皮紅棗湯

【食材】

豬皮 250 克，紅棗 20 粒，紅糖 50 克。

【做法】

① 豬皮烙淨餘毛，剖洗乾淨，切成小塊；紅棗洗淨去核；紅糖放鍋中加水 150 毫升熬溶，過濾，除去沉澱物，收取純淨水。

② 沙鍋中注入清水 400 毫升，將豬皮塊、紅棗放入，蓋嚴。先用大火燒開，撇去浮沫，轉用小火燉至豬皮稀爛，加入糖水，再燉 5 分鐘。

清燉黃鱔

【食材】

大黃鱔 500 克，火腿肉、泡發香菇各 50 克，冬筍 30 克，料酒 15 克，生薑、精鹽、蔥各 5 克，老蒜 4 克，味精 2 克，胡椒粉 1 克，湯 700 毫升。

【做法】

① 將黃鱔敲暈，用鐵針把魚頭釘在木板上，用小刀從凳骨處下刀，砍斷脊椎骨，從腹部順長剖開，放血去內臟，砍去頭和尾，切成 6 公分長的段，放入開水鍋中氽一下，撈出洗淨拍裂；蔥洗淨打成結；蒜剝瓣去外衣拍碎。

② 沙鍋洗淨，注入清湯，將鱔段、火腿、冬筍、香菇片放入，加入薑塊、蔥結、老蒜、料酒，蓋嚴。先用大火燒開，轉用小火燉 30 分鐘，取出薑塊、蔥結、老蒜，棄去不要。用筷子將鱔段、火腿、冬筍、香菇夾入大瓷碗中，排列整齊，注入原清湯，上籠蒸燉至酥爛，下精鹽、味精調勻，撒胡椒粉即成。

黑豆燉田鼠

【食材】

黑豆 90 克，田鼠 2 隻，紅棗 10 粒，陳皮 3 克，生薑、蔥、料酒各

10 克，精鹽 4 克，味精 0.2 克，豬
胴骨湯 800 毫升。

【做法】

① 將田鼠敲死，煺毛剖淨，砍去
頭及腳爪。剖腹去內臟，用布
擦淨血汗，放在穀殼或木火
上，慢慢熏烤至金黃色，斬成
塊；紅棗洗淨去核；陳皮洗淨
切片；生薑洗淨拍裂；蔥洗淨
打成結。

② 黑豆淘洗乾淨，放於沙鍋中，
注入豬胴骨湯，先用大火燒
開，撇去浮沫，轉用小火燉
至黑豆開裂，下肉、紅棗、陳
皮、姜薑塊、蔥結、料酒和精
鹽，繼續用小火同一起燉至酥
爛。揀撿出姜薑塊、蔥結，加
入味精調好味。

當歸羊肉羹

【食材】

當歸、黃耆、黨參、生薑、料酒各
25 克，鮮羊肉 500 克，甘蔗 1 小
節，麻油 5 克，精鹽 3 克，味精 0.5

克，胡椒粉 1 克。

【做法】

① 將羊肉剔淨筋膜，洗淨。放入
開水鍋中汆一下，撈出瀝淨血
水，切成塊；當歸、黃耆、黨
參分別洗淨，裝入紗布袋中，
綁緊袋口；生薑洗淨拍裂；甘
蔗洗淨拍扁。

② 將羊肉塊、藥紗袋和甘蔗一起
放於沙鍋中，注入清水 800 毫
升。小火熬煮至羊肉酥爛時，
加入料酒、薑塊和精鹽，再繼
續用小火熬煮 15 分鐘。揀出藥
紗袋、薑塊和甘蔗，下味精，
淋麻油，撒胡椒粉調勻即成。

銀耳鴨蛋羹

【食材】

銀耳 10 克，青殼鴨蛋 2 顆，冰糖
50 克。

【做法】

① 冰糖加水熬溶，過濾，除去沉
澱物，收取冰糖水；青殼鴨蛋
洗淨外殼，瀝乾。

② 洗淨銀耳，除去耳蒂和雜質，再用冷開水 500 毫升浸 1 ～ 3 小時，然後連浸之水一起放於沙鍋中，大火燒開後，再下青殼鴨蛋，至蛋煮熟後，取出剝殼，隨即放入沙鍋，加入冰糖水，轉用小火熬 1 小時即成。

當歸補血湯

【食材】

當歸 6 克，黃耆 30 克，豬肝 150 克，生薑 5 克，料酒、麻油各 3 克，精鹽 5 克，味精 0.5 克。

【做法】

① 將生薑洗淨切絲，豬肝洗淨切成薄片，一起放入碗中，加入料酒、麻油、精鹽和味精，拌和均勻，醃漬入味。

② 當歸、黃耆分別洗淨切片，一起放於沙鍋中，水煎 2 次，每次用水 20 毫升，煎半小時，2 次混合共取藥汁 300 毫升，去渣後將醃漬好的豬肝片放入，煮至熟透即成。

杞棗蛋花湯

【食材】

枸杞 20 克，紅棗 10 粒，蛋 2 顆，紅糖 10 克。

【做法】

① 將紅糖加水熬溶，過濾，除去沉澱物，收取糖水。

② 枸杞洗淨瀝乾，紅棗洗淨去核，一起放入沙鍋中，注入清水 100 毫升，文火燒開後，加入糖水，並將蛋直接打入鍋中，煮至熟透即成。

雞骨草瘦肉湯

【食材】

雞骨草 30 克，蜜棗 8 粒，豬瘦肉 100 克，精鹽 5 克。

【做法】

① 將雞骨草洗淨，切成 3 公分長的段；蜜棗洗淨瀝乾，與雞一起放於沙鍋中，水煎 2 次，每次用水 300 毫升，煎半小時，2 次混合共收取藥汁 400 毫升，

過濾去渣。

2 豬瘦肉洗淨切成薄片放入沙鍋中，注入藥汁，小火共煎半小時，加入精鹽調味。

金針瘦肉湯

【食材】

金針 25 克，豬瘦肉 200 克，料酒 2 克，醬油 3 克，豬油 5 克，精鹽 3 克，味精 0.5 克。

【做法】

1 將豬瘦肉洗淨切成薄片，放於碗中，加入料酒、醬油和精鹽，拌和均勻，醃漬入味；金針菜用溫水潤軟，剪去花蒂，洗淨瀝乾。

2 炒鍋洗淨，注入清水 400 毫升，用大火燒開後，先下豬瘦肉片，煮至八成熟，再下金針菜和豬油，煮至熟透，加味精調好味即成。

第三章　女性飲食營養與亮膚

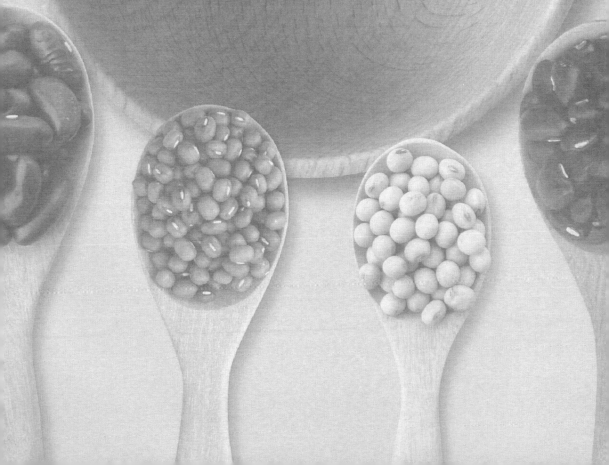

第四章
女性飲食營養與護髮

第四章　女性飲食營養與護髮

對頭髮有保護作用的食物

* **健髮的食物**：以含維他命維他命 A 和鐵質的食物為主，還有維他命 B_1、B_6，維他命 B、F，以及碘、銅等礦物質都是必需的，含有這類成分的食物有乳製品，黃綠色的蔬菜（特別是紅蘿蔔、菠菜）、肝臟、蛋黃、海帶等。

* **為使軟髮轉硬而有彈力的食物**：可以多攝取含有鈣質的食物，如小魚、紫菜、菠菜、高麗菜等。

* **防止頭髮髮黃或髮灰的食物**：髮質不良而髮黃或髮灰的原因，是因為頭髮黑色素不足而造成的，可以從食物中攝取此種色素，而使頭髮色澤變好。例如多吃一些含碘的食物，如海帶等，這些可使髮質增加色澤。

* **防止頭皮屑的食物**：頭皮屑有乾性與油性之分。乾性頭髮，是皮脂分泌不足的結果，以營養不足的人和中年女性為多，宜吃含有維他命維他命 A、B 之類及脂肪性食物，如動物肝臟、豆芽、海藻類、豬肉、水果等；油性頭皮，主要是因缺乏維他命 B 群（特別是 B_1，B_2，B_3，B_6）而引起的居多，宜多吃豆類、芋類、綠色蔬菜、麵食等。

* **防止脫髮的食物**：以含有硫磺的亞米諾酸最為有效。這種亞米諾酸，以動物性蛋白質，特別是牛奶、蛋黃、肉類所含量最多。多吃這類食物對防止頭髮脫落很有益處。

對頭髮有保護作用的藥物

* **首烏黃豆燴豬肝**：豬肝 250 克，黃豆 50 克，何首烏 15 克，黃柏、薑、白糖、精鹽、味精適量。首烏加水煮沸 20 分鐘，去滓留汁水，用菜油少量燒熱，下黃豆煸炒至出香味，倒入首烏汁，煮沸後下豬肝，並

用文火燜煮至豆酥，調味，起鍋即可食用。功能烏髮、潤膚。

★ **養髮蜜膏**：何首烏、桑椹各 200 克，枸杞、當歸、菟絲子、補骨脂、牛膝、黑芝麻、玄參各 50 克。上藥加水適量浸泡透發，再放入鍋內加熱煎煮，每半小時取煎液 1 次，加水再煎，合併煎液，置鍋中，以小火加熱煎熬濃縮，至黏稠如膏時加蜂蜜 1 倍，調勻，加熱煎沸，停火，待冷裝瓶備用。每日 2 次，每次 1 湯匙，以熱水沖化飲用。本品對脫髮、鬚髮早白及頭髮稀少者有效。

★ **金髓煎**：枸杞 250 克，白酒 500 克。將枸杞洗淨，放入白酒中浸泡。15 天後取出，放入盆內研碎。將酒和枸杞漿汁倒入白布中，絞取汁液。將汁液放入鋁鍋中煎熬，然後用武火燒開，後移至文火上煎熬，濃縮至膏狀時停火，稍停，盛入瓷器內，封貯備用。食用時，早晚各服 1 湯匙，用溫酒沖服。本藥膳具有填精補腎，延年益壽之功效。適宜於腎虛髮白者服用。

★ **淮藥酥**：黑芝麻 10 克，淮山藥 250 克，白糖 100 克。將淮山藥去皮，切成菱角狀小塊，放入六成熟的菜油鍋內炸至外硬中軟，浮面時，撈出。以武火熱鍋，用油滑鍋，放入白糖，加少許水溶化，煉至糖汁成米黃色，隨即推入淮山藥塊，並不停地翻炒，使外面裹上一層糖漿，直到全部包牢，然後撒上炒香的黑芝麻即成。本藥膳具有補腎潤燥之功效。鬚髮早白者服用有效。

★ **烏髮糖**：黑芝麻 250 克，核桃仁 250 克，紅糖 500 克。將紅糖放入鍋內，加水適量，用武火燒開，移文火上煎熬至稠厚時，加炒香的黑芝麻、核桃仁，攪拌均勻停火。將烏髮糖倒在塗有熟菜油的搪瓷盤內，攤平，晾涼，用刀切成小塊，裝糖盒內備用。食用時，早晚各服 3 塊。本膳具有健腦補腎、烏髮生髮之功效。適宜於少白頭或用腦過

度，頭髮白者服用。

★ **桑椹膏**：適量桑椹。用紗布將桑椹擠汁、過濾，裝於陶瓷器皿內，文火熬成膏，加適量蜂蜜調勻，貯於瓶內備用。每次服 10 毫升，每日 1 次，開水調服。具有養血脈、烏髮之功。

內服中藥可治脂漏性脫髮

★ **靈丹片**：是以靈芝、丹蔘為主藥的提取物製成的片劑。靈芝被人們譽為「起死回生、長生不老」的仙草。雖有誇張，但久服輕身、益壽延年，功效是有目共睹的。丹蔘能活血化瘀、善治血分、袪瘀生新，對血管有舒張作用，並能安神寧心。另外一些輔助藥物含有較多的微量元素，故對各型脫髮都有阻止脫髮和毛髮再生的良好作用，尤其對早禿效果更顯著。服藥 1 個月即能控制脫髮。每次 4 片，每日 3 次。

★ **脂漏性脫髮片**：主要成分為仙鶴草、益母草、敗醬草、葛根、半夏、首烏等提取物，每片 0.3 克，每日 3 次，每次 6 片。

★ **生髮湯**：川木瓜、當歸、羌活各 10 克，生地、熟地、菟絲子、茯苓各 12 克，首烏、白芍、甘草各 15 克，旱蓮草 30 克。水煎，分 2 次服，每日 1 劑。

★ **生髮 1 號**：茯苓、桂枝、生白朮、首烏、白鮮皮、苦參、路路通各 10 克，甘草 6 克，水煎服，每日 1 劑。

★ **生髮 2 號**：治療乾性脂漏性脫髮。秦當歸、生地黃、枸杞、桑椹子、白茯苓 12 克，柏子仁、首烏各 10 克，路路通、甘草各 6 克。水煎服，每日 1 劑。

★ **去脂沖劑**：以宣木瓜、桑白皮、黃芩、黃柏、山梔、玉竹、山楂等製成。每包 6 克。每次 1 包，每日 3 次。

★ **脾胃溼熱湯**：常用於油性脂漏性脫髮。由炒白朮、茯苓、山楂、白鮮皮、生地、首烏、女貞子、旱蓮草各 12 克，生薏仁 30 克，澤瀉、木瓜、連翹各 9 克組成。水煎，每日 1 劑，分 2 次服。

★ **腎虛血燥湯**：用於乾性脂漏性脫髮。由生地黃、熟地黃各 15 克，何首烏、桑椹子、枸杞、丹蔘、天門冬、麥門冬、菟絲子各 12 克，當歸、白芍、羌活、柏子仁各 9 克組成。水煎，每日 1 劑，分 2 次服。

★ **扶桑丸**：具有烏鬢髮、駐容顏的功能。用於風盛溼阻所致者。每日 2 ～ 3 次，每次 6 克。

★ **二至丸**：具有補肝腎、使鬢髮青烏的功能，用於肝腎不足者。每日 2 次，每次 6 克。

★ **首烏片**：具有補肝腎、烏鬢髮的功能，用於肝腎不足所致者。每日 3 次，每次 5 片。

★ **養血生髮膠囊**：具有養血補腎、祛風生髮的功能，用於精血不足、風盛所致者。每日 3 次，每次 4 粒。

★ **龍膽瀉肝丸**：具有瀉肝膽實火、清三焦溼熱的功能，用於肝膽實熱所致者。每日 2 ～ 3 次，每次 6 克。

★ **祛風換肌丸**：具有祛風燥溼的功能，用於風溼過盛者。每日 3 次，每次 6 克。

★ **六味地黃丸**：具有滋補肝腎功能，用於肝腎不足者。每日 3 次，每次 6 克。

★ **歸參丸**：具有養血益腎、祛風止癢、促進毛髮生長的功能。每次 1 丸，每日 2 次。

★ **健脾丸**：具有健脾去溼的功能，用於脾弱溼盛者。每日 3 次，每次 6 克。

治療脂漏性脫髮的中醫祕方

★ 山楂 6 克，水煎當茶飲。

★ 白茯苓研細末，每次 10 克，每日 2 次，連服 2 個月。

★ 生代赭石（研末）120 克，每次 3 克，每日服 2 次。

★ 當歸、黑芝麻各 20 克，生地、側柏葉各 15 克，首烏 25 克。水煎，
每日 1 劑，分 2 次服。

★ 柴胡、梔子、薄荷、紅花、歸尾、赤芍各等量，煉蜜丸。每服 6 克，
每日 2 次。

★ 何首烏 40 克，補骨脂 5 克，菟絲子、牛膝、枸杞各 10 克。水煎，每
日 1 劑，分 2 次服。

★ 旱蓮草、女貞子、首烏、生地、山楂、熟地、大棗各 20 克，當歸、
川芎、澤瀉各 10 克。水煎，每日 1 劑，分 2 次服。

★ 生地、當歸、白蒺藜各 12 克，荊芥、蟬衣、羌活、苦參各 6 克，巨
勝子、女貞子、旱蓮草各 10 克。水煎，每日 1 次，分 2 次服。

★ 熟地、當歸、何首烏、巴戟天、肉蓯蓉、女貞子、桑椹子各 12 克，
羌活、荊芥各 10 克。水煎，每日 1 劑，分 2 次服。

★ 馬齒莧、生地、菌陳、夜交藤、桑椹子各 30 克，當歸 12 克，菟絲
子、羌活、荊芥各 10 克。水煎，每日 1 劑，分 2 次服。

★ 王不留行、蒼耳子各 30 克。水煎外洗，每日 1 劑。

★ 新鮮蘆薈榨取汁，外擦頭部，每日 2 ～ 3 次。

★ 透骨草、皂角各 30 克。水煎外洗，3 日 1 次。

★ 側柏葉 30 克，羊躑躅 20 克，骨碎補 15 克，以 75％酒精浸泡 2 週。
外塗患處，每日 2 次。

內服藥可治頭髮黃赤

- ★ **肝腎膏**：治肝腎不足，陽虛血少，髮黃不榮，或頭髮脫落。由熟地、女貞子、旱蓮草、玉竹、桑葉各 500 克，桑椹子 1,000 克組成。濃煎 3 次去渣，取 3 次藥液混合濃縮，加白糖 350 克，收膏。每服 30 克，開水沖服，早、晚各 1 次。

- ★ **地骨皮丸**：益氣血，黑潤頭髮，治黃髮、白髮。由地骨皮、乾地黃各 150 克，牛膝、覆盆子、黃耆、五味子各 90 克，桃仁、菟絲子、蒺藜子各 120 克組成。碾細為末，先將桃仁攪入，煉製成蜜丸。每服 40 丸，粥飲或開水送下，每日 2 次。

- ★ **神仙六子丸**：治血氣衰敗，髭鬢蒼黃或斑白。由菟絲子、金櫻子、枸杞、覆盆子、五味子、炒蛇床子、何首烏、木瓜各 30 克，地骨皮、熟地黃、牛膝各 90 克，茴香 60 克組成。研為細末，以酒煮麵粉為丸，如梧桐子大。每服 50 丸，每日 2 次。

- ★ **益腎滋補漿**：烏黑鬚髮，調和經血，治黃髮。由人參 12 克，何首烏 120 克，金櫻子、白茯苓各 60 克，川芎 45 克，苯甲酸鈉 10 克組成。製成棕色液體。每服 20 毫升，每日 2 次。

- ★ **秦椒丸**：治髭髮黃赤。由秦椒、生地黃、旋覆花、白芷各 30 克組成。研細為末，煉蜜為丸，如梧桐子大。每服 30 丸，每日 2 次。

- ★ **芝桃散**：滋補肝腎，烏鬚髭髮。治頭髮焦黃，稀疏不潤。由炒芝麻、炒核桃仁、何首烏、砂糖各 100 克組成。研為細末，每服 9 克，每日 2 次。

- ★ **清肺生髮湯**：治肺熱所致頭髮漸漸枯黃脫落，尤以額際為甚。由桑白皮、地骨皮、黃芩、麻仁，柏子仁、何首烏、蒼耳子、知母、生地、

丹皮各 9 克，茅根 30 根，生甘草 15 克組成。水煎服，每日 1 劑，分 2 次服。

★ 地骨皮、乾地黃各 150 克，牛膝、覆盆子、黃耆、五味子各 90 克，桃仁、菟絲子、蒺藜子各 120 克，碾細為末，攪入桃仁，煉蜜製丸。丸大如珍珠，每服 40 丸，每日 2 次。

★ 秦椒、生地黃、旋覆花、白芷各 30 克。研細成末，煉蜜為丸，大小如梧桐子。每服 30 丸，每日 2 次。

★ 炒芝麻、炒核桃仁、何首烏、砂糖各 100 克，研為細末，每服 9 克，每日 2 次。

內服中藥方劑可治圓禿

在圓禿的治療方式中使用內服中藥方劑治療，是一種古老的不可忽視的重要手段之一。中草藥源遠流長，積累了豐富的經驗方劑，這裡介紹 3 個代表方劑：

■ 生髮飲

有滋補肝腎、養血生精的作用。由首烏、桑椹子、菟絲子、紅丹蔘、生黃耆各 15 克，補骨脂、生地黃、黨參各 12 克，川芎 3 克，黑芝麻 24 克，當歸 9 克組成。水煎服，每日 1 劑，2 次分服。辨證加減：偏於血虛者，加白芍、白朮、茯苓，炙甘草、黃精；失眠者，加炙棗仁、柏子仁、遠志；髮枯膚燥、脫屑搔癢、血虛風燥者，加胡麻仁、花粉、麥門冬、羌活、杭菊；陰液虧損者，加玄參、生地、沙參、玉竹；肝氣鬱結、胸悶、胸脅脹滿者，加柴胡、積殼、香附、白芍；溼熱內蘊者，加銀花、野菊花、蒲公英、地丁。

■ 六味生髮飲

有養血滋陰、補益肝腎的作用。由生地、側柏葉、熟地各 15 克,黑芝麻、當歸各 20 克,首烏 25 克組成。水煎服,每日 1 劑,分 2 次服。

★ **辨證加減**:風盛血燥者,去熟地,重用生地 30 克,加丹皮、川化芎、蟬蛻各 10 克,苦參、白鮮皮各 20 克,蛇床子 15 克。肝腎虧損嚴重者,加枸杞、菟絲子各 20 克;氣滯血瘀者,加紅花、桃仁、川芎各 10 克,雞血藤 20 克,赤芍 15 克;皮膚痛癢者,加苦參 9 充,白鮮皮、地膚子各 12 克。

■ 圓禿湯

有養血活血、祛風、滋補肝腎的功能。由當歸、赤芍、白芍、熟地、制首烏、巴載、肉蓯蓉、熟女貞、桑椹子各 12 克,羌活、川芎、荊芥各 10 克,丹蔘 15 克組成。水煎服,每日 1 劑,分 2 次服。

內服方劑可治白髮

★ **烏髮丸**:主治青少年白髮、圓禿。黑芝麻、當歸各 90 克,女貞子、旱蓮草、桑椹子、側柏葉各 60 克,研為細末,煉蜜為丸。每丸重 9 克,早、晚各服 1 丸。

★ **烏髮蜜膏**:和血養陰,治白髮。首烏、茯苓各 200 克,當歸、枸杞、菟絲子、牛膝、補骨脂、黑芝麻各 50 克,水浸泡後煎煮 3 次,合液,先武火後文火,熬膏,加蜂蜜適量攪勻,加熱至沸。每次 20 克,開水沖化或吞服,每日 2 次。

★ **胡麻丸**:治髭髮白。由炒胡麻仁、杏仁各 90 克,黑豆 60 克,肉桂 30

克，生地黃汁 600 毫升組成。將地黃汁入銀器中煎沸，餘藥研末煎稠，丸如梧桐子大。每服 10 丸，早晚各 1 次。

★ **柏子仁丸**：主治髭鬢早白。由柏子仁、炒秦艽各 90 克，酸石榴皮、何首烏、馬齒莧、旱蓮草、旋覆花各 60 克組成。共研細末，煉蜜為丸，如梧桐子大。每服 30 丸，開水送下，每日 2 次。

★ **加味蒼朮膏**：固齒生髮，治白髮。蒼朮 500 克，人參、黃柏、生地、遠志、杜仲、川芎、胡桃肉、川椒、補骨脂、當歸各 120 克，青鹽 60 克，硃砂 30 克，旱蓮草汁 800 毫升，白蜜 1,000 克，諸藥研為末，蒼朮熬膏入藥末放入瓶中封固，大鍋水煮 4 小時，取出埋土中 7 日去火毒。每服 20 ～ 30 克，開水送下，每日 2 次。

★ **女貞子膏**：主治肝腎兩虧，鬢髮早白，耳鳴目眩。由女貞子（酒蒸）400 克，製成膏劑。每服 15 克，每日 3 次。

★ **芝麻棗膏丸**：主治白髮。烏麻、棗膏各適量為丸。每服 9 克，每日 2 次。

內服方劑可治毛髮乾枯

毛髮乾枯，又稱頭髮乾燥、毛髮枯少等。因毛髮缺乏滋潤而無光澤，甚則乾焦，易於折落，常伴有皮膚乾燥。

★ **麥門冬煎**：治皮毛乾枯。由生麥門冬汁、生地汁、青蒿汁、1%醋各 1,000 毫升，桃仁、麝香各 3 克，硃砂 30 克組成。前四味慢火一起煎，稍稠下桃仁、麝香、硃砂，再煎稀稠適中。每次 30 毫升，每日服 2 次。

★ **麥門冬飲**：治毛焦無潤。由生麥門冬 120 克，蛋 2 ～ 3 顆，陳玉米

120 克，淡竹葉 90 克組成。先以玉米、竹葉煮取 5,000 毫升，去渣，冷後下雞蛋攪拌，去白沫，下麥門冬，煮取 1,800 毫升，去渣。分 3 次服。

★ **青蒿散**：治皮毛乾枯。由天仙藤、炒香附子、鱉甲、桔梗、秦艽、柴胡、青蒿各 30 克，烏藥 15 克，炙甘草 5 克，川芎 8 克組成。研為細末。每服 6 克，每日 2 次。

★ **茯神散**：治皮毛乾焦，色無潤澤。由茯神、木通、川升麻、赤石脂、遠志各 30 克，犀角屑（水牛角代）、桂心、炙甘草各 15 克，麥門冬 45 克組成。搗篩為散。每服 12 克，每日 2 次。

★ **黃耆散**：治皮毛枯燥。由黃耆、赤芍藥、五味子、麥門冬、白茯苓、人參、杏仁、生乾地黃各 30 克，桂心 2 克，炙甘草 3 克，制半夏 90 克組成，搗篩為散。水煎服，每日 2 次，每次 12 克。

頭髮黃者飲食須知

後天性的頭髮發黃，大部分由疾病所致，一部分則由於護髮不當引起的。由於某些疾病，如甲狀腺功能低下、高度營養不良、重度缺鐵性貧血和大病初癒等，都可能導致身體內黑色素細胞合成和分泌黑色素減少，使頭髮發黑的基本物質缺失，致使頭髮從原來的黑色逐漸變為黃褐色或淡黃色。另外，有些女性對頭髮保養不當或經常燙髮，久而久之使頭髮受損傷，導致頭髮發黃。對於這些頭髮發黃的治療，除了治療原發病和加強頭髮的保護外，配合適當的飲食治療，往往能收到較為滿意的效果。飲食中的海帶、紫菜、海魚、蝦蟹中含有較多的碘、鈣、鐵、磷；各種新鮮蔬菜中含有大量的銅、鐵、鈷等微量元素，這些微量元素是人體內不可缺少的，而且有促進頭髮黑亮的作用。碘還可以增強甲狀腺素的合成和分泌，

提高頭髮的黑色程度和光澤。蛋、瘦肉、大豆、花生、核桃和芝麻中含有大量的動植物蛋白，可以增加營養，改善營養狀態，而且這些食物中還含有頭髮中的主要成分胱胺酸和半胱胺酸，因而也是養髮護髮的最佳營養食品。古代人們用芝麻、黑豆、何首烏製成藥丸治療頭髮發黃和發白，效果頗佳，因而延用至今。

禿頭者飲食須知

過去大多數人有一種錯誤的認知，認為禿頭與用腦過度、胱胺酸缺乏等有關，但現代醫學研究證明，禿頭與激素、遺傳因子和發育年齡有關。當然，其中以激素為主要因素。

要防止禿頭，首先要調整飲食，重視各種營養素的攝取。

★ **切勿偏食**：在性發育後應常吃富含維他命 B_6 和泛酸食物，如蛋類、鯉魚、青豆、黑芝麻、香瓜子、蠶豆、桔子、豌豆、馬鈴薯等。因為維他命 B_6 在體內迅速轉變成輔酸吡哆胺，它們在蛋白質代謝中發揮重要作用，並且具有能抵抗皮脂及促進頭髮生長的作用。

★ **選食防禿食品**：一般可選食黑豆、玉米、黃豆等含植物蛋白，和離胺酸和精胺酸比值在 1 以下的食品及富含維他命 E 的食物，如黑芝麻、鮮萵苣、高麗菜、花菜等食物，可推遲頭髮衰老、早禿，是促進頭髮生長重要的物質。近年，日本研製成一種毛髮健美營養糖，其主要成分是芝麻與海帶。據報導，防禿效果較好。

★ **常用防禿食療**：下列食品有健髮防禿功能：胡桃肉 2 斤，桑椹子 1 斤，黑芝麻半斤，共研成細末，加蜂蜜 5 斤，拌勻，儲存瓷瓶內備用；每次服 1 兩，日服 2 次，溫開水送服。

粉葛魚片湯

【食材】

粉葛 750 克，草魚 200 克，香菜少許，鹽適量。

【做法】

1. 粉葛去皮洗淨，切縱橫片。
2. 草魚洗淨切片待用；香菜洗淨。
3. 先將粉葛置瓦煲內加水 5 碗煲至熟透後，下草魚片及香菜調鹽即可飲用。

淮山鱉補脾湯

【食材】

鱉 1 隻（約 500 克），淮山藥 100 克，蓮子 10 枚，烏豆 50 克，鹽適量，生薑數片。

【做法】

1. 鱉宰洗乾淨。
2. 淮山藥、蓮子、烏豆分別洗淨。
3. 各料共置瓦煲內，加水煲 3 小時即可飲湯食肉。

燕窩花旗參湯

【食材】

燕窩、花旗參、瘦肉各 15 克（嗜鹹食者用）。

【做法】

1. 燕窩浸軟揀去雜物待用。
2. 花旗參洗淨，亦可加原件瘦肉，甜食者改下冰糖。
3. 各料共置瓦煲加水 3 碗，先武火後慢火煲或燉 2 小時，加薑汁調味飲用。

老鴨鮑魚湯

【食材】

老鴨 1 隻（約 1,000 克），乾鮑魚 1 個（約 150 克），瘦肉 150 克，紅棗 4 枚，薑、蔥、蒜各 2 片，鹽適量。

【做法】

① 鴨宰洗乾淨；乾鮑魚用溫水浸開洗擦淨。

② 先用薑、蔥、蒜、生油起鍋，倒下 1 湯碗水，加鮑魚煨煮，加蓋約 20 分鐘撈出。

③ 加去核紅棗及各料、水 6 碗，全部放入瓦煲，煲 3 小時，湯好時加鹽調味。

芎芷魚頭湯

【食材】

草魚或鱅魚頭 1 個，川芎、白芷各 3 克，海帶 1 條（約 30 公分），荸薺 20 個，豬里脊肉 200 克，香菜、芹菜、胡椒、酒、鹽、蒜頭、醬油各少許。

【做法】

① 魚頭洗淨，一切為二，熱湯燙過後，塗上少許酒，醃 5 分鐘。

② 海帶用水洗淨，與蔥、生薑切片放入鍋中加 15 杯水，大火煮沸，即換用小火煮 15 分鐘

後將海帶取出切條，加入蒜泥、醬油拌勻即可食用。

③ 荸薺洗淨去外皮，切成兩半，與魚頭放入鍋中一起煮。

④ 川芎、白芷另加一杯水煮沸，去渣取汁倒入魚頭鍋中，煮至味出，撒入香菜，加入少量酒、胡椒即可飲魚湯食海帶。

沙苑蒺藜魚膠湯

【食材】

沙苑蒺藜 9 克，魚膠 24 克，花生油少許，精鹽適量。

【做法】

① 沙苑蒺藜洗淨切碎，用紗布包好；魚膠洗淨切碎，與沙苑蒺藜共入瓦鍋內，一起煮。

② 煮沸後放生油和鹽調味，再煮片刻便成。

糯稻根泥鰍湯

【食材】

糯稻根 30 克，泥鰍 90 克。

【做法】

① 將泥鰍用熱水洗去黏液，去腸臟，用食油煎至金黃。

② 用清水 2 碗煮糯稻根，煮至一碗湯時，放入泥鰍煮湯。吃時調好味，連湯帶魚一起吃。

返老還童湯

【食材】

田雞腿肉 60 克，豬腰 1 對，魚鰾膠 12 克，枸杞 15 克。

【做法】

① 將田雞腿洗淨，起肉去骨。

② 豬腰、魚鰾膠和枸杞洗淨。

③ 把以上用料一起放進煲內，加清水 5 碗煮約 2 小時，加油、鹽調味佐餐吃。

魚膠田雞湯

【食材】

田雞腿 60 克，魚膠 30 克，芡實 9 克。

【做法】

① 將魚膠用熱水泡浸 20 分鐘，切片。

② 將魚膠和田雞腿一起用酒浸洗，去除腥味。

③ 將食材一齊放進瓦煲內，加適量清水，燉 3 ～ 4 小時，調味便可。分 2 ～ 3 次吃肉飲湯。

魚頭豆腐湯

【食材】

草魚頭 2 個，豆腐 6 塊，生薑數片。

【做法】

① 魚頭切開成數件，去瘀血腮雜洗淨。

② 用油、薑將魚頭在鍋內爆一爆，放水 4 碗，後下豆腐，煲 1 小時即可食用。

參歸烏骨雞湯

【食材】

當歸身、枸杞各 30 克，烏骨雞 500 克，人參、橘皮各 10 克。

【做法】

① 將烏骨雞宰殺去毛洗淨，去內臟及頭足。

② 藥材洗淨切片，用乾淨紗布包裹，裝進雞腹中。

③ 將裝有藥材的雞放入燉盅內，加入適量清水，武火蒸燉 2 ～ 3 小時，食雞飲湯。

枸杞葉豬肝湯

【食材】

豬肝 120 克，枸杞葉 9 克，蜜棗 6 枚，油鹽適量。

【做法】

① 將豬肝洗淨後切片，用豆粉調勻。

② 枸杞葉洗淨，與蜜棗一併用適量清水烹煮，水滾後加油鹽調味。分 2 ～ 3 次食肉飲湯。

地膽頭豬瘦肉湯

【食材】

地膽頭 30 克，豬瘦肉 100 克，油鹽適量。

【做法】

① 將地膽頭、豬瘦肉洗淨。

② 豬瘦肉切成細塊，與地膽頭一起放入煲內，加 4 碗清水，煎煮成 2 碗，用油鹽調味，飲湯食肉。

天麻煨雞湯

【食材】

天麻片 30 克，老母雞 1 隻。

【做法】

① 殺雞洗身去腸雜；將大麻片放入雞腹中。

② 把整雞放入沙鍋，加清水淹過雞背 2 公分深，用文火煨到雞身熟爛即可，分數次飲湯食用，可每週煨製飲食 1 次，連續食用 3 ～ 4 週。

首烏雞湯

【食材】

嫩母雞半隻，何首烏 30 克，淮山 9 克，烏豆 120 克，生薑 2 片。

【做法】

① 將用料全部洗淨。

② 將所有用料一起放入煲內,用6碗清水煮約4小時,調味即可。分2～3次吃肉飲湯。

豬腳筋黃豆湯

【食材】

豬腳筋180克,黃豆250克,油鹽適量。

【做法】

① 黃豆用清水浸泡約3小時;豬腳筋洗淨。

② 將所有用料一齊放入燉鍋內,燉至黃豆爛熟,調味即可。分2～3次服。

豬心當歸湯

【食材】

豬心300克,當歸6克,黑豆12克,香菇6個。

【做法】

① 將豬心切成2塊,洗淨後用熱水燙過。

② 豬心用6碗水煮,去除泡沫和浮油,放半根蔥和少許薑及大蒜。

③ 放浸好的黑豆,以文火煮1小時;另將當歸用2碗水煮成1碗,放入豬心湯內,再放浸好去蒂的香菇,用中火煮半小時便可。分2～3次吃肉、豆、菇,飲湯。

魚腥草豬肺湯

【食材】

鮮魚腥草60克,豬肺200克。

【做法】

① 豬肺洗淨切塊。

② 豬肺與魚腥草一起放入沙鍋內,加清水4碗,煮半小時,放少許食鹽調味即成,飲湯食豬肺。

補陽乳鴿湯

【食材】

乳鴿1隻,肉蓯蓉12克,紅棗5粒,生薑2片,油鹽適量。

【做法】

① 乳鴿殺好洗淨，去除內臟。

② 乳鴿和肉蓯蓉、紅棗、生薑、油鹽一起放入煲中，加 5 碗清水，燉煮約 3 小時，調味便可食用。

枸杞雞肝湯

【食材】

雞肝 4 個，枸杞 30 粒，雞骨頭 100 克，生薑 3 片，枸杞嫩葉 1 束，鹽、胡椒各適量。

【做法】

① 將枸杞嫩葉摘下洗淨，枝亦洗淨另放。

② 雞骨頭洗淨後壓碎或切塊，與枸杞枝一起熬煮成濃湯。

③ 雞肝洗淨切 1 公分大小的塊，先用熱水燙過，水洗，再加少量生薑汁浸潤一下。

④ 濃湯中加枸杞，中火煮 30 分鐘後，加入雞肝、枸杞葉，以及適量鹽、酒，煮沸後加入胡椒即可。分 2 次服。

八寶雞湯

【食材】

黨參、茯苓、炒白朮、白芍各 5 克，炙甘草 2.5 克，熟地黃 7.5 克，川芎 3 克，母雞 1 隻，豬瘦肉 750 克，豬雜骨 750 克，蔥、生薑、料酒、味精、食鹽各適量。

【做法】

① 將以上各味中藥洗淨，裝入乾淨紗布袋內，扎口備用。

② 將母雞宰殺後，去毛和內臟，洗淨。

③ 豬瘦肉洗淨；豬雜骨洗淨砸破。

④ 將雞肉、豬肉、藥袋、雜骨放入沙鍋內，加水適量，先用武火燒開，撇去浮沫，加入蔥、生薑、料酒改用文火慢燉至爛熟，將藥撈出不用，取出雞肉、豬肉切好，再放沙鍋內加少許鹽、味精調味，食肉飲湯。

豬骨髓補腰湯

【食材】

豬骨髓 1 條，補骨脂 9 克，杜仲 15 克，油鹽適量。

【做法】

❶ 將豬骨髓洗淨。

❷ 加適量清水在煲內，所有用料一起放入，煮 1 ～ 2 小時調味便成。分 2 次服。

蔥白大蒜湯

【食材】

蔥白 500 克，大蒜 250 克。

【做法】

❶ 蔥白洗淨；大蒜去皮。

❷ 蔥白切段，大蒜砸碎，兩者置入鍋中，加水 2,000 克煮沸 15 分鐘即可。可供家裡多人飲用，每人每次飲 1 茶杯。

蘆根湯

【食材】

蘆根 50 克，鮮蘿蔔 200 克，蔥白 20 克，青橄欖 7 個。

【做法】

❶ 將蘆根、蔥白洗淨切段；蘿蔔洗淨切小塊；青橄欖砸碎。

❷ 上述各料一起放入沙鍋中，加水 4 碗煮至 1 碗半，分 2 次溫服，也可吃湯中蘿蔔、橄欖。

野菊白芷蔥鬚湯

【食材】

野菊花 15 克，白芷 10 克，連鬚蔥白 3 ～ 4 根。

【做法】

❶ 連鬚蔥白洗淨，和野菊花、白芷一起放入沙鍋中，加水 3 碗煎至 1 碗取汁後留渣，再加 1 碗水煎至半碗。

❷ 將頭煎二煎混合，分 2 次溫服。

銀花山楂湯

【食材】

銀花 30 克，山楂 10 克，蜂蜜 20 克。

【做法】

① 先把銀花、山楂放入沙鍋內，加水 4 碗煎至 2 碗。

② 去渣取汁加入蜂蜜拌勻即成。分 3 次溫服。

綠豆茶葉冰糖湯

【食材】

綠豆 50 克，綠茶 5 克，冰糖 15 克。

【做法】

① 綠豆洗淨、搗碎，放入沙鍋加水 3 碗煮至 1 碗半。

② 沙鍋內再加入茶葉煮 5 分鐘，放入冰糖拌化，待溫分 2 次服食。

馬蘭草湯

【食材】

鮮馬蘭草（連根）120 克或乾品 60 克，白砂糖 20 ～ 30 克。

【做法】

① 馬蘭草洗淨加水 4 碗半，用旺火煎煮至 2 碗。

② 白砂糖拌化，待溫入瓶，分 3 次溫服。

人參棗仁湯

【食材】

人參 5 克（或黨參 30 克），茯神 15 克，酸棗仁 10 克，砂糖 30 克。

【做法】

① 將人參、茯神、酸棗仁煎湯。

② 調入砂糖，頻頻代茶服。

木耳湯

【食材】

白木耳 30 克，鹿角膠 7.5 克，冰糖 15 克。

【做法】

① 將白木耳用溫水泡發，除去雜質，洗淨，放沙鍋內，加水適量，用溫水煎熬。

② 待木耳熟透後，加入鹿角膠和冰糖，使之烊化，和勻，熬透即成。分次或 1 次服用均可。

人參蓮子湯

【食材】

人參 10 克，蓮子 10 枚，冰糖 30 克。

【做法】

❶ 將人參、蓮子（去心）放碗內，加清水適量發泡，再入冰糖。

❷ 將碗置蒸鍋中，隔水蒸燉 1 小時即成。喝湯，吃蓮子肉。

甘麥大棗湯

【食材】

浮小麥 30 克，大棗 10 枚，炙甘草 6 克。

【做法】

❶ 將浮小麥、大棗、炙甘草分別洗淨。

❷ 將全部用料放入鍋內，加清水適量煎煮即成。

雞血藤黑豆湯

【食材】

雞血藤、黑豆各 30 克。

【做法】

❶ 將雞血藤與黑豆洗淨放入鍋中。

❷ 鍋內注入清水，加熱煮湯，去雞血藤藥渣，吃豆飲湯。

蔥棗湯

【食材】

紅棗 20 粒，蔥白 7 根。

【做法】

❶ 將紅棗洗淨，用水泡發；蔥白（連鬚）洗淨備用。

❷ 將紅棗放入鍋內，加水適量，用武火燒沸約 20 分鐘加蔥白即成。酌量食棗喝湯，常服用。

紹菜粉絲湯

【食材】

光雞半隻，紹菜 500 克，粉絲 200 克，薑 2 片。

【做法】

① 買已剖淨光雞半隻，斬件。

② 紹菜切粗塊，與薑等齊入煲內煮湯，將好時加粉絲，可作湯飲，粉絲及雞亦可作菜食。

香芒黃花湯

【食材】

熟芒果2個，瘦肉200克，蛋2顆。

【做法】

① 已熟的芒果去皮、核，直切條狀。

② 瘦肉切片，與芒果條加水一起煲。

③ 水將開時攪勻，打入雞蛋即成。

百合冰糖蛋花湯

【食材】

冰糖50克，蛋1～2顆，百合30克。

【做法】

① 百合洗淨加水2碗，煲至熟爛後下冰糖。

② 蛋去殼放入煲內調勻飲用。

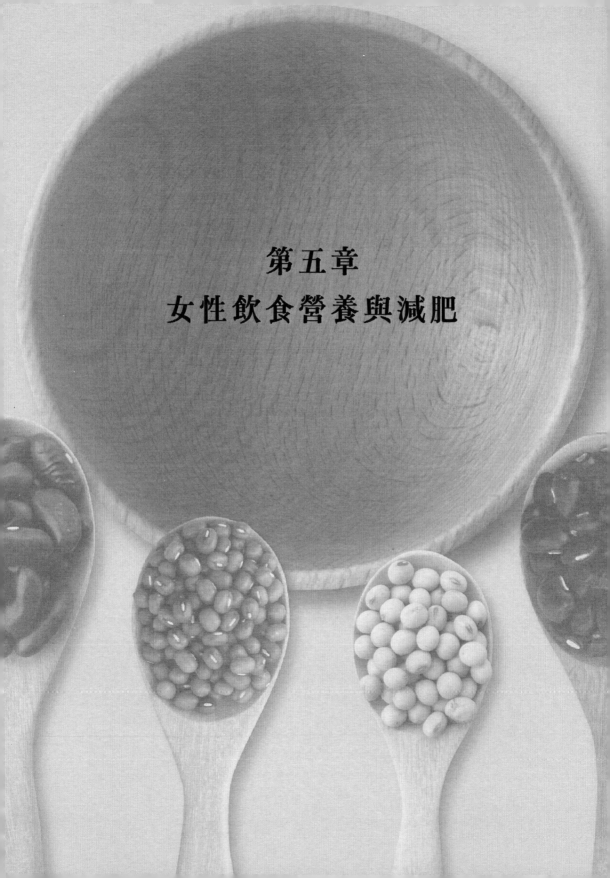

第五章
女性飲食營養與減肥

需要減肥的女性

　　現代女性都希望自己有苗條的身材。然而必須強調一點，苗條並不是瘦，特別是很多少女都以瘦為美，一些本來就是體形適中的女孩，也盲目地進行減「肥」，非要弄到走起路來輕飄飄，甚至能被風吹倒才是最「佳」狀態。倘若到這種程度，皮下脂肪奇少，不能填補骨骼的凹陷處。表現出雙眼塌陷，兩頰突出，胸部平坦，鎖骨和肋骨突出，女性特有的曲線美消失，根本無美可言，故過瘦不可取。而且，一旦進入中年，她們的容顏將會比肥胖的女性容易衰老。因為女性中年以後，臉部肌肉和皮膚的彈性開始消失。消瘦的女性臉部皮膚出現鬆弛現象，容易出現皺紋，顯得衰老。而肥胖的女性，由於臉部皮下脂肪較厚對皮膚具有墊襯作用，可以使皮膚緊繃，因此仍然比較細膩，看起來比實際年齡年輕。

　　所以「肥瘦」適中的女性並不要減肥，盲目的減肥是錯誤的，反而會將「美」減掉了。

　　但是，如果過於肥胖，導致行動不方便，甚至引發多種疾病，那就應該減肥了。那麼怎樣的女性才需要減肥呢？特別是腰、腹、胸、頸部肥胖的女性將比臀、髖和大腿肥胖的女性易患心臟病、糖尿病和高血壓。一位瑞典醫學專家經過 20 多年對腰圍、臀圍與心臟病之間的關係研究也證明，女性腰圍若達到臀圍的 80％，患心臟病的比例就會大大增加。因此，身體上部肥胖的女性必須及時進行減肥。

　　一些疾病患者也應該減肥，比如心、腦血管疾病患者、糖尿病患者，因為肥胖會加重疾病，對治療無益，此外，準備開刀的病人，如果很肥胖也應該減肥，這樣，可以減少手術的難度，減少危險性。

　　另外，一些特殊職業的女性由於工作的需求，即使她的體重沒有超出

正常體重的 20%，有的甚至是正常標準的體重，也需要減「肥」，例如演員、時裝模特兒、體操運動員、外交人員、公關、空服員、禮賓人員、巡警、交警、接待人員、服飾店員等。

有助於減肥的食物

世界營養學專家透過反覆研究發現，有些人肥胖的原因是由於飲食中缺乏能使脂肪轉變為能量的營養素。這些營養素就是菸鹼酸、維他命 B_2、維他命 B_6 等。所以，只要在日常膳食中增加富含上述營養素的食物，應能促使體內脂肪釋放能量而達到減肥的效果。

大多數女性都以為減肥難，其實並不是這樣，減肥很簡單，從日常飲食都可以做到。女性朋友只要注重以下食物的食用，減肥是很容易做到的。

★ **海帶**：海帶性寒，味鹹，具有軟堅散結的作用，其所含多種礦物質、微量元素等，能減少人體攝取動物脂肪在心臟、血管、腸壁上沉積。試驗證明，肥胖者 1 個月吃 1 ～ 1.5 公斤海帶，能達到理想的減肥效果。缺碘會引起甲狀腺分泌不足，而這會使身體的基礎代謝率明顯降低。如果嚴重缺碘，可能誘發肥胖症。

★ **山楂**：山楂是消食開胃常用的食品。山楂善消內積，可消油膩。

★ **豆類**：大豆中含有一種叫皂素的成分。每公斤大豆含有 0.5 ～ 0.6 克，它具有降低脂肪吸收的功能。實踐證明，赤小豆有利尿除溼、和血排膿、消毒解毒的功效。赤小豆和薏仁合用煮粥，是一種良好的減肥食品。

★ **凍豆腐**：豆腐經過冷凍，內部組織結構發生了變化。使其形態呈蜂窩

狀，顏色變灰，而蛋白質、維他命、礦物質破壞較少。經常食用，可吸收胃腸道及全身組織的脂肪，有利脂肪排泄。從而消減體脂，達到減肥目的。

★ **黃瓜**：黃瓜含有一種特殊物質丙醇二酸，這種物質有抑制醣類在體內轉化為脂肪的作用。

★ **醃菜**：醃菜具有較多纖維素可吸收消化道脂肪，又可潤腸通便，加速排泄。其產生的酸性物質還能溶解掉體內蓄積的脂肪，增加脂肪消耗，有明顯減肥作用。

★ **其他食物**：如豌豆苗、薏米、蘿蔔、韭菜、綠豆、蒟蒻、萵苣葉、荷葉、山芋、山藥、豬腰子、木耳、雞血、泡菜、木糖醇等都是理想的減肥食品。

減肥食物熱量表

一般人，每天所必須的熱量大約是 2,400 卡，如果肥胖女性每天只攝取 1,200 卡，那麼 3 個月後就能減到正常的標準了。

下面列舉一些常吃的食物，飲食時可參考：

白飯 1 碗（110 克）	160 卡
麵 1 碗（140 克）	160 卡
香蕉 1 根	80 卡
蘋果 1 顆	80 卡
麵包 1 塊（60 克）	160 卡
馬鈴薯 1 個（160 克）	80 卡
橘子 3 小個	80 卡
柿子 1 個	80 卡

蛋 1 顆	80 卡
乳酪（25 克）	80 卡
豬肉（30 克）	80 卡
牛奶 1 瓶（180 毫升）	100 卡
雞肉（60 克）	80 卡
豆腐（1 塊）	160 卡
養樂多 1 瓶（100 毫升）	80 卡
植物油 1 湯匙（10 克）	80 卡
奶油（10 克）	80 卡
沙拉醬（15 克）	80 卡
白砂糖 1 匙	20 卡
花生 28 粒（15 克）	80 卡
蜂蜜 10 克	31 卡
味精 1 大匙	25 卡
紅蘿蔔 300 克	80 卡
菠菜（300 克）	80 卡
青辣椒（300 克）	80 卡
清酒（180 毫升）	190 卡
啤酒大瓶（633 毫升）	240 卡
果汁 1 瓶	70 卡
威士忌 1 杯（60 毫升）	140 卡
汽水 1 瓶	140 卡

為了減肥，我們可以多吃不含熱量的食物，如海藻、香菇、涼粉、貝類、檸檬、紅茶、墨魚、竹筍、茶及一般蔬菜等食物。

每天 1,200 熱量食物療法，經過 3 個月後，對於飲食就不必再那麼嚴格限制了。

第五章　女性飲食營養與減肥

因為人體的結構非常奇妙，在實行節食的 3 個月中，胃囊已經變得縮小許多，即使偶爾多吃一些食物，也不會像過去那麼容易吸收，把熱量貯藏成為脂肪了。

經過 3 個月的節食療法後，你將會變得習慣吃不含高熱量的食物，轉而喜歡清淡的蛋白質的食物。這就是體質改善的緣故。

身體健康的人，1 天的新陳代謝所需的熱量是：女性 1 公斤需 30 卡熱量，男性是 35 卡熱量，你要是有 50 公斤，那麼 1 天只要吃 1,500 卡熱量也就夠了。

有助於減肥的藥物

隨著女性對體態的日益重視，減肥藥物越來越有市場。

目前，市面上減肥藥物眾多，有西藥，也有中藥。這些藥物通常有四類：

★ 食慾抑制劑。主要有氟苯丙胺、苯甲嗎林、右芬氟拉明等。

★ 增加代謝藥。主要適用於肥胖併發呼吸功能不全者。如甲狀腺片和孕酮等。

★ 減少營養吸收藥物。如瀉劑和纖維製劑等。

★ 中藥類。

不論何種減肥藥物。都是透過以下 3 種途徑來實現減肥的：

★ 抑制大腦的食慾中樞，這樣可以降低食慾，使肥胖者不想進食，進食量減少。減少熱量的攝取。

★ 刺激新陳代謝以增加人體耗氧量和脂肪、醣的氧化，以減少脂肪在體內堆積。

★ 刺激腸道，使營養吸收減少，排泄增多增快。

雖然服用減肥藥物，能收到一定的減肥效果，但是，一些藥物作用較大。因此，肥胖者不要盲目服藥減肥。最好請教醫生，找出肥胖病因，再選用減肥藥物。或用其他方法減肥。

哪些藥物影響健美

影響健美的因素很多，如年齡、飲食、睡眠等。隨著醫學水準的發展，人們近來發現，一些藥物對人的健美也有著很大的副作用。

■ 影響皮膚顏色的藥物

許多藥物能導致服藥者皮膚色素沉澱或出現斑點。如阿托品、氯化奎寧、磺胺類、促腎上腺皮質素及氯丙嗪等藥，引起皮膚出現暫時或永久性的黃色、黃褐色、棕褐色、青灰色等色素沉澱。還有相當一部分藥物可能引起皮膚過敏、藥物性皮炎和藥疹，如磺胺類、安眠藥及退燒止痛藥等。去氧羥四環素、苯巴比妥、磺胺類、四環素等藥物還會引起「藥物性紅斑狼瘡」，患者臉部出現難看的「蝴蝶斑皮疹」。

■ 影響體態的藥物

如果長期服用腎上腺皮質激素，能使大量脂肪堆積於面、頸、背部、形成「滿月臉」、「水牛背」，即向心肥胖；而四肢肌肉則出現萎縮，使整體比例極不協調。另外，女性患者若長期服用雄性激素或螺內酯等藥會使乳腺下垂。相反，若長期使用絨毛膜促性腺素、雌激素、雷米封、氯丙嗪、利血平等則會使乳腺過度發育。

第五章　女性飲食營養與減肥

■ 影響牙組織的藥物

四環素類藥物容易沉積於嬰幼兒的骨骼和牙齒組織中，新生兒即使短期服用四環素類藥物，也極易引起乳牙的色素沉澱和琺瑯質發育不全，造成兒童永久性黃牙，嚴重者還可能導致牙齒的實質性缺損。此外，含汞、鋁、砷、鉍的藥物會使牙齦發炎變黑；而鉻及其化合物可能使鼻中隔穿孔，鼻梁塌陷。因此，服用這類藥物時更需慎重。

■ 影響毛髮的藥物

藥物可能會引起毛髮脫落、頭髮變白和多毛症，其中脫髮最常見。某些抗菌素、抗代謝製劑以及阿斯匹靈、吲哚美辛、呋喃妥因等都可能導致脫髮；服用維他命維他命 A 劑量過大引起中毒後，頭髮、眉毛和全身的毛均有脫落；而氯化奎寧可能致頭髮眉毛、睫毛和陰毛變白；雄性激素、啡噻啡可能致多毛症。女性在服雄激素過程中，多見鬍鬚生長，並變粗變黑。

因此，為了有效地發揮藥物的積極作用，同時又避免對美的影響，一定要遵醫囑服藥，千萬不可濫用。對於那些能夠不用藥治好的病，應盡量不用藥，採用其他療法如針灸、飲食療法等，把藥物對美的損害作用降至最低限度。如果已經發生藥物對健美的損害，應該趕緊到醫院讓醫生處理。

食肉也可以減肥

女性減肥很難掌握的一點就是控制飲食。有些人嘴饞，幾天不能吃肉簡直是一種折磨。其實，吃肉也是可以減肥的，只不過要掌握好肉的吃法。科學研究發現，吃肉的時候，又吃澱粉食物，才會越吃越胖；只吃肉不吃澱粉類食物，則會越吃越瘦。這是由於光吃肉，人體血糖下降到一定程度後，體內的一些腺素就會自發地大量分泌，消耗存積的多餘脂肪，以

取得平衡。吃下去的肉，越肥越容易減肥。當然，光吃肥肉，會易引起營養不良，吃半肥半瘦的肉效果最佳。

脫脂牛奶可以減肥

哪類人需要脫脂食品？首先是中年人和壯年人需要這種食品，目的是防止動脈粥狀硬化；再就是運動員和肥胖的人，他們無論如何應該「制止」體重；最後就是那些懂得長胖就意味著變老的千百萬人們。為了這些人，便生產出為通常脂肪含量的 1/3 的鮮奶、奶渣、優酪乳、煉乳等，而這些脫脂乳品，是中年人和壯年人減肥的最佳食品。

食療減肥法

食療減肥不是單純的節食、少吃或者不吃，而是調整飲食結構、注意飲食方式和適當控制食量，三者有機結合起來進行，是防治肥胖行之有效的方法。

■ 調整飲食結構

減少醣類食物，如含澱粉豐富的米、麵等糧食食物、甜食等；盡量少吃肥肉、動物油、肥鵝、奶油等高脂肪的食物，控制其占每日總熱量的 20％～25％；適當提高蛋白質的攝取量，使之占每日所需熱量的 20％，可多吃些瘦肉、魚、蛋、豆製品，多食新鮮蔬菜和水果，補充維他命、礦物質、微量元素和食物纖維，並起充飢作用。調整飲食結構的目的是在限制熱量的範圍內合理分配蛋白質、脂肪和醣類所占熱量的比值，做到營養平衡，既減肥，又能維持身體機能正常運作。

第五章　女性飲食營養與減肥

■ 合理分配三餐

　　女性減肥期間要做到早吃飽、午吃好、晚吃少。如果早上少吃，中午隨便，晚上豐富，最容易使人發胖。人體內促進食物轉化為醣與脂肪的各種消化酶是由胰腺分泌的，而人體胰腺分泌夜間高於白天，也就是說消化吸收功能夜間高於白天，如果晚餐豐富、過量，加之晚間消耗能量的活動少，這就無疑是給體內脂肪儲存「添磚加瓦」。故晚上切忌吃過飽和過於豐富，應清淡一些，正常一日三餐飲食熱量分配應為三、四、三比例。肥胖的人，早餐可以多吃些，晚餐應少吃些，可由 30% 降到 25%。另外，睡前不要加餐，糾正吃零食的習慣，進食避免過快，少飲酒與咖啡，適量飲茶，少食鹽，改進烹飪方式，少煎、炒、烹、炸，多余、拌、滷、煮，減少用油量等。

■ 適當控制食量

　　女性減肥期間應減少高脂、高熱量供應，造成熱量供求間的負平衡，使得體內攝取的熱量少於需求的熱量，從而消耗體內堆積的過剩脂肪。控制食量不等於禁食，如果攝取醣、脂肪過少，「脂庫」中儲存的脂肪轉化為熱量一時難以滿足人體的正常活動需求，就會導致低血糖，出現頭暈、心悸、乏力等症狀。因此，控制飲食既不能禁食也不能減得過快，要逐漸遞減。食量控制應以無飢餓感又保持正常活動的精力、體力為宜，一般是逐步降低到正常需求熱量的 60%～70%。體重減失過猛無益於健康。

　　食療減肥除自己調整控制飲食外，目前市場出售有多種低熱量、低脂肪、高蛋白、高纖維的減肥營養食品，既保證了營養的需求，又不至於餓肚子，可以試一試。

　　飲食減肥的同時，應適當增加體育鍛鍊，這樣效果才好。一定要注

意，飲食調控減肥不能盲目節食與禁食，否則會導致營養不良症、神經性厭食症及因此引起的其他疾病，對身體造成不可挽回的損害。飲食減肥應長期堅持，減減停停，往往減肥未成反增肥。

飲水減肥法

醫學家認為，胃的容積是有限的，如果肥胖者每天盡量多喝開水，水的攝取量以患者感到飽腹感為限，則能減少食物的攝取量，從而達到減肥目的。

流食減肥法

流食減肥法在醫學臨床上又稱「極低熱量餐」減肥法。用這種方法減肥的人，在 16 個星期或可能更長的時間內完全不吃固體食物，每日只喝幾杯調味的總熱量為 1,674 ～ 3,348 千焦的蛋白質液，1 星期體重就可減掉 2 ～ 4 公斤，此後每週可減 2 ～ 5 公斤左右。據悉，有成千上萬的肥胖者實行流食減肥法後，在短短的 16 個星期內，就成功地減去 25 ～ 35 公斤的體重。

慢食減肥法

慢食減肥法是透過減慢進食速度來達到減肥的目的。研究者分析認為，食物進入人體後，體內的血糖就會升高，當血糖升高到一定數值時，大腦食物中樞就會發出停止進食的信號。如果一個人進食速度太快，當大腦發出停止進食的信號時，往往已經吃了過多的食物。

第五章　女性飲食營養與減肥

均衡飲食減肥法

均衡飲食減肥法，是指減肥者每日應以五穀、蔬菜、水果和果汁為主食，但除了蔬菜是低熱量食物可多吃些外，其他醣類食物應限量，也就是都要吃齊，但不要吃多。每天醣類食量不要超過 2,510 焦，再加上蛋白質的 1,255 焦和油脂的 837 焦，合計是每日 4.6 千焦的低熱量醣類均衡飲食減肥法。

保持苗條的身材是一輩子的事。因此，女性在一生中，必須養成分配食物熱量的習慣，更應記住高熱量醣類不能天天大量吃，否則，每日只靠吃進大量醣類，就足夠供應身體一天所需的全部能量，而同時吃進體內的脂肪和蛋白質，就有更多的機會因為不需要用得很多，而在體內堆積成脂肪。另外，每日的醣類用不完時，也會轉換成脂肪堆積。

在常吃的醣類中，如炒飯、炒麵、炒米粉、日式料理的炸蔬菜、炸蛋捲、鍋貼、蔥油餅、水煎包、螞蟻上樹、炸薯條、炸蘋果派和其他類似的油炒、油炸、油煎的醣類食物，除了原有的醣類熱量外，更加進了大量熱量最高的油脂，故這些用油加工過的醣類，熱量更高，如每餐或每日都吃，則其中的油脂就會直接堆積成脂肪，尤其聚集在腰部和臀部。

蔬菜本是熱量很低的食物，但一經油炒或油爆後，由於蔬菜體積鬆散龐大，會吸收大量的油脂，此時就不宜吃很多，否則，大量油脂會跟著進了肚子，而油脂是熱量最高的食物，過多的熱量就不知不覺在體內累積成脂肪了。

蛋白質飲料減肥法

蛋白質飲料減肥法，即指把減肥者每天必須攝取的食物，事先用人工方法，抽出食物中的蛋白質，然後，將此種蛋白質做成容易消化的液體，讓減肥者飲用。據研究報告，減肥者在攝取了蛋白質溶液之後，蛋白質會轉變成能量，供身體消耗，而大部分的脂肪也會隨身體的需求逐漸轉變成能量被身體消耗掉，只有一小部分的脂肪存留在肌肉纖維內。通常舉重和摔跤選手都長年服用這種蛋白質溶液，作為能量的來源。

辣椒減肥法

日本京都大學的一個研究小組發現，辣椒素具有防止肥胖的作用，這種調味料能促進脂肪的新陳代謝，避免脂肪在體內積存；同時，辣椒中可溶性纖維是一種良好的澱粉阻滯劑，它有阻止食物中碳水化合物吸收的作用，而且纖維在胃內吸水臌脹，可形成較大的體積，使人產生飽足感，從而減少食量、控制體重。值得注意的是，運動後不宜立即吃辣食，否則容易引起肥胖。

食醋減肥法

有關專家認為，食用醋中所含的胺基酸，不但可以消耗體內脂肪，而且可以使醣、蛋白質等新陳代謝順利進行，能夠收到良好的減肥效果。據報導，每日吃 15 ～ 20 毫升的食醋，在 2 個月內就可以減輕體重 3 ～ 5 公斤。

咖啡減肥法

　　咖啡中的咖啡因具有促進脂肪分解的作用，將脂肪釋放在血液中。飲用咖啡 30 ～ 40 分鐘後，血液中的脂肪酸濃度會變高，這時適量運動，可將脂肪酸轉變成熱量，有效燃燒脂肪。

★ **聞**：讓自己浸在濃郁的咖啡香裡。據研究，咖啡的香味能使人心情穩定，並提高五官的敏感度，工作時一杯咖啡可以提升工作效率，更可以刺激減肥的意願。

★ **品**：飯後 30 分鐘到 1 小時內品嘗一杯濃郁的黑咖啡（不加糖、奶）。咖啡因有助飯後消化，促進脂肪燃燒的作用。下班時不妨再喝一杯黑咖啡，配合步行。一般每日 4 杯是理想的減肥量，但注意：過量就會影響健康及睡眠。

★ **運動**：飯後喝杯咖啡，再配合一些簡單的運動，如快走 10 ～ 15 分鐘，不搭電梯，走樓梯到辦公室，坐在椅子上扭轉上半身、踮腳，這些運動都能幫助你消化剛攝取的熱量。

★ **按摩**：用煮過的咖啡渣按摩可使肌膚光滑，還能緊緻皮膚。在容易堆積脂肪的部位，如小腹、大腿、腰部，以咖啡渣調配咖啡液，朝心臟部位按摩，能達到分解脂肪的效果，入浴按摩更有效。

健美減肥新食譜

　　「橙汁雞」是因應人們健美減肥需求的新食譜。原料是嫩雞肉 2 塊，鮮橙 2 個，鮮檸檬 1/2 個，鮮榨橙汁 1 杯，白葡萄酒汁 1/4 杯，奶油、沙拉油各 1 匙，西洋菜少許，以及少量精鹽、胡椒粉、白糖等調味料。

　　先將雞肉斜切兩等分，在有皮的一面抹上少許鹽、胡椒粉，再薄薄沾

上麵粉；鮮橙一個縱切方條，深紋至果瓤處，橫切取中間四圓片，兩端榨汁。另一個切取薄皮切絲，果肉榨汁。熱鍋後，加沙拉油及奶油，放入雞肉有皮的一面先貼鍋煎，至兩面呈微黃色，即烹葡萄酒汁；然後將前述的柳橙片及一杯柳橙汁加入煮燉，中間放入檸檬。待雞熟透時，以鹽、胡椒粉、白糖及檸檬汁調味，熄火。備一較深的長碟，以鮮橙片與雞肉交替排於碟中，飾以西洋菜，注入醬汁即成清鮮而甜酸的「橙汁雞」。

套餐減肥法

■ 一日套餐

早餐

鮮肉餡餅一盤，牛奶一杯。

瘦豬肉 10 克含熱量 24 卡；

麵粉 50 克含熱量 170 卡；

麻油 2 克含熱量 18 卡；

鮮奶 100 克含熱量 64 卡；

合計：276 卡熱量。

午餐

白飯、紅燒雞塊一盤。

飯 75 克含熱量 266 卡；

雞肉 200 克含熱量 220 卡；

馬鈴薯 100 克含熱量 16 卡；

植物油 10 克含熱量 90 卡；

醬油少許含熱量 10 卡；

合計：602 卡熱量。

晚餐

飯、酸筍湯。

飯 25 克含熱量 89 卡；

鮮筍 100 克含熱量 46 卡；

菠菜 200 克含熱量 46 卡；

醋 50 克含熱量 10 卡；

麻油 2 克熱量 18 卡；

合計：209 卡熱量。

另有水果：梨子 200 克，含熱量 100 卡。

全天進食總共含熱量 1,187 卡。

■ 三日套餐

第 1 天

晚餐：牛奶 200 毫升；

午餐：蔬菜 100 克、水果 50 克、澱粉類食物 50 克。

晚餐：蔬菜 100 克、水果 50 克、蛋白質類食物 50 克。

第 2 天

早餐：豆漿 200 毫升，麵包 2 片（50 克）。

午餐：蔬菜 100 克、水果 50 ～ 80 克、澱粉類食物 50 克、蛋白質類食物 50 克。

晚餐：蔬菜 100 克、水果 50 ～ 80 克、蛋白質類食物 50 ～ 75 克。

第 3 天

早餐：豆漿 100 ～ 150 毫升、蛋 50 克。

午餐：蔬菜 100 ～ 150 克、水果 100 克、蛋白質類食物 50 克、澱粉類食物 50 ～ 80 克。

晚餐：蔬菜 100 ～ 150 克、水果 100 克、蛋質類食物 50 克、澱粉類食物 50 ～ 70 克。

■ 低熱量飲食套餐

★ 早餐：饅頭 28 克，鹹豆漿加蛋 300 克（包括豆漿 245 克，蛋 50 克，麻油 5 克。）

其中：重量 328 克。蛋白質 16 克，脂肪 13 克，糖 15 克。最好在早上 7 點進食。

★ 午餐：粥 250 克，清蒸鯽魚 90 克，涼拌豆腐茼蒿（包括豆腐 100 克，茼蒿 100 克，麻油 5 克），葡萄 75 克。

其中：重量 560 克。蛋白質 16 克，脂肪 15 克，糖 25 克，最好在中午 12 點進食。

★ 晚餐：三鮮麵（包括乾麵條 25 克，牡蠣 30 克，花枝 25 克，蝦仁 30 克，小白菜 100 克，麻油 5 克），楊桃 200 克。

其中：重量 415 克，蛋白質 16 克，脂肪 15 克，糖 25 克。最好在下午 5 點進食。

本套餐營養成分：蛋白質 48 克，脂肪 43 克，糖 65 克，總熱量 1,200 卡。

第五章　女性飲食營養與減肥

減肥藥膳

- ★ **蓮子百合湯**：蓮子 50 克，百合 50 克，豬瘦肉 250 克，蔥薑、食鹽、
  料酒、味精適量。適用於心脾不足的心悸、失眠，以及肺陰虛的低熱
  乾咳的肥胖症病人。具有益脾胃、養心神、潤肺腎，去熱止咳之功
  效。

  將蓮子去心，用清水把蓮子、百合洗淨；豬瘦肉洗淨，切成長 3 公
  分、厚 1.5 公分的塊；將蓮子、百合、豬瘦肉放入鋁鍋內，加水適
  量，再加入蔥、薑、食鹽、料酒；武火燒沸，文火煨燒 1 小時即可。
  食用時，加入少量味精，吃蓮子、百合、豬肉，喝湯。

- ★ **三色糯米飯**：赤小豆、薏米、冬瓜籽、黃瓜各適量。將紅小豆及薏仁
  用水淘洗乾淨並放入鍋內先蒸 20 分鐘，然後放入洗淨糯米及冬瓜籽
  加水蒸熟，起鍋後撒上黃瓜丁既可食用。

- ★ **茯苓粉**：茯苓粉、米粉各等分，白糖、植物油各適量。經常食之有補
  氣益胃、健脾消腫之功效。將茯苓粉、米粉、白糖加水適量，調成糊
  狀，置微火平底鍋內煎成薄餅。

中藥粥療減肥法

- ★ **冬瓜粥**：取新鮮連皮冬瓜 80 ～ 100 克（或冬瓜仁，乾的 15 克，新鮮
  的 30 克），米 100 克。將冬瓜洗淨，切成小塊，再與米一起置於砂
  鍋內，一併煮成粥即可（粥內不要放鹽）。或先用冬瓜仁煎水去渣，
  再將米放入熬成粥，每日早晚 2 次，常食有效。

- ★ **荷葉粥**：取鮮荷葉 1 張（約 200 克），米 100 克，白糖適量。將米洗
  淨，加水煮粥。臨熟時將鮮荷葉洗淨覆蓋在粥上，燜約 15 分鐘，揭

去荷葉，粥成淡綠色，再煮沸片刻即可。服時酌加白糖，隨時可服。
能清暑，生津，止渴，降脂減肥。

★ **什錦烏龍粥**：取生薏仁 30 克，冬瓜子仁 20 克。將二原料洗淨，合在
一起，放入鍋內加水煮至豆熟，再放入用粗紗布包好的乾荷葉及烏龍
茶再熬 7 ～ 8 分鐘，取出紗布包即可食用。

具有健脾消肥之功效。

★ **荷葉薏仁陳皮粥**：取荷葉、陳皮各 10 克，薏仁、米 15 克。先煎煮薏
仁、陳皮、米，開鍋 20 分鐘後再加荷葉煮 5 分鐘，待香氣大出即可。
每日 1 次。

此粥適用於胸悶憋氣、體重倦怠、頭暈的病人。

★ **柴胡降脂粥**：取柴胡 8 克，白芍、澤瀉、茯苓各 10 克，米 20 克。加
水適量煎至糜爛食用，每日 1 次。

適用於兩脅脹滿、情志不暢、煩躁易怒的患者。

★ **首烏山楂粥**：取首烏、山楂、玉竹各 10 克，米 20 克。加水煎煮至糜
爛食用，每日 1 次。

適用於老年及陰虛患者。

★ **薏仁粥**：取用薏仁 30 克，白糖適量。將薏仁洗淨，置於砂鍋內，加
適量水，再將砂鍋置武火上燒沸，後用文火煨熬，待薏仁熟爛後加入
白糖即成，隨意飲食。

能健脾除溼，減肥消腫。

★ **赤小豆粥**：取赤小豆 25 克，米 100 克。將赤小豆浸泡半日，淘去豆
中雜質，與洗淨的米一起放鍋中，以小火煮煨成熟即可。

赤小豆甘酸，可清熱利水，散血消腫，此粥常服對溼熱久蓄的肥胖腫
脹有一定效果。

中藥茶療減肥法

隨著眾多女性對苗條身體的追求，減肥方法也日趨多樣化。

★ **健美茶Ⅰ～Ⅵ號方：**

· **Ⅰ號方：**山楂、澤瀉、萊菔子、麥芽、神曲、夏枯草、陳皮、炒牽牛子、草決明、雲茯苓、赤小豆、藿香、茶葉各7克。具有消積利溼之功效。適用於飲食、二便、睡眠均正常的近期肥胖者。

· **Ⅱ號方：**生首烏、夏枯草、山楂、澤瀉、石決明、萊菔子、茶葉各10克。具有平肝熄風、理氣化溼之功效。適用於肝陽上亢、性情急躁的肥胖者。

· **Ⅲ號方：**白朮、澤瀉、茯苓、車前子、豬苓、防己、茶葉各10克。具有健脾燥溼、利尿消腫之功效。適用於伴有下肢浮腫之肥胖者。

· **Ⅳ號方：**大黃、枳實、白朮、甘草、茶葉各20克。具有消積通便之功效。適用於大便祕結之肥胖者。

· **Ⅴ號方：**法半夏、雲茯苓、陳皮、川芎、枳殼、大腹皮、冬瓜皮、制香附、炒澤瀉、車前草、炒白朮、菌陳、茶葉各5克。具有健脾祛溼之功效。適用於無任何不適、一切正常的肥胖者。

· **Ⅵ號方：**山楂40克加1號方。具有軟化血管、降脂之功效。適合於伴有三酸甘油酯增高之肥胖者。

以上6個方劑，每個方劑研成細末。無論選用哪號方劑，都要分作7份，每日飲服1份。

★ **荷葉減肥茶：**取鮮荷葉、山楂各5克，生薏仁3克，沸水沏飲。具有化食導滯、降脂減肥之功效。適用於高血脂症、肥胖症。

★ **決明茶**：取草決明、茶葉各 6 克，開水浸泡如茶飲，適用於大便乾、口舌乾燥的患者。

★ **海藻虎杖飲**：取海藻 4 克，虎杖、陳皮各 6 克，加水適量煎煮取汁飲。每日 1～2 次。

★ **山楂蒲黃飲**：取山楂 10 克，玉竹 6 克，蒲黃 3 克，水煎煮前兩味 20 分鐘，加蒲黃攪勻後飲汁。每日 1～2 次。適用於冠心病患者。

★ **芹菜飲**：取鮮芹菜帶根去葉適量，洗淨後用開水燙一下，搗爛絞汁飲用。每日 1～2 次。適用於目赤腫痛、頭暈頭痛及有高血壓的患者。

★ **枸杞飲**：取枸杞、何首烏、澤瀉、廣陳皮各 10 克，加水適量煎取 200 毫升，分 2 次服。適用於腰痠痛、咽乾、顴紅等陰虛患者。

常用減肥方藥

★ **輕身Ⅰ號**：用於治療單純性肥胖症。該藥由黃耆、防己、白朮、川芎、何首烏各 15 克，澤瀉、生山楂、丹蔘、茵陳、水牛角各 30 克，淫羊藿 10 克，生大黃 9 克組成。以上用水煎成 100 毫升，每次口服 50 毫升，每日 2 次，超重 25％以上者可增至每日 3 次即 150 毫升。本方具有益氣健脾、溫腎肋陽、活血化淤、利水消腫之效。主治疲倦乏力、胸悶氣促、腹脹肢沉、腰背疼痛、便溏浮腫、月經不調、皮膚呈紫紋、舌胖質淡、苔白薄或白膩、脈細弱等症狀的肥胖者。本方可能作朋於代謝的多個環節，起調整作用，使肥胖症患者已紊亂的物質代謝、能量代謝和水鹽代謝漸趨平衡。

★ **輕身Ⅱ號**：由黃耆、防風、白朮、川芎、制首烏、澤瀉、生山楂、丹蔘、茵陳、水牛角、淫羊藿、生大黃組成。適用於單純性肥胖。

第五章　女性飲食營養與減肥

★ **白金丸**：由白礬、鬱金組成。每次6克，每日3次，連服40～60天，對高脂血症肥胖者有比較好的療效。

★ **溫膽湯**：由陳皮、半夏、茯苓、甘草、竹茹、枳實、膽南星組成。單純性肥胖者長期服用，有較好的療效。

★ **七消丸**：由地黃、烏梅、木瓜、白芍、北沙參組成。每日早晚各1丸，空腹以溫開水送服。主治單純性肥胖。

★ **大柴胡湯**：由柴胡、黃芩、白芍、半夏、枳實、大黃、大棗、生薑組成。常用於軀體肥大、腹壁肥厚、胸脅苦滿者的實胖。

★ **體可輕**：由法半夏、陳皮、雲茯苓、炒蒼术、炒米仁、大腹皮等藥組成。上藥等分製成濃縮小丸，每日3次，每次4～5粒。

★ **降脂減肥沖劑**：本藥用黃耆、淮山藥健脾益氣；首烏、麥門冬滋陰養血；澤瀉、茶葉利水滲溼；山楂消食化積。諸藥合用，共奏益氣養陰、活血消積化溼之功效。肥胖病人具有神疲，少氣懶，言心悸，盜汗，舌紅少苔，脈細數等氣陰兩虛表現者可選用。劑型：沖劑，每包12克。每次1包，每日2次。

★ **防風通聖散**：由大黃、芒硝、防風、麻黃、荊芥、生薑、薄荷、連翹、桔梗、梔子、石膏、白术、甘草等組成。對實證肥胖、中風型體質者實用。

★ **減肥輕身樂**：由漏蘆、決明子、澤瀉、荷葉、漢防己、生地、紅參、水牛角、黃耆、蜈蚣等組成的。治療肥胖效果顯著。

★ **減肥健身茶**：本藥主要由綠茶、決明子、麥芽、山楂、麥門冬、荷葉組成。具有平肝清熱、醒脾消食之功效。經臨床驗證，該藥對肥胖病的有效率達64％。肥胖病具有頭暈目眩、心煩易怒、面紅目赤、肢麻、脈弦等肝陽上亢表現者可選用。劑型為茶劑，每袋5克。每日2

克,每次 1 包,服 2 個月為 1 療程。

★ **減肥丸**:由番瀉葉、松蘿茶、澤瀉、淡竹葉、槐花、夏枯草、葶藶子、茯苓等組成。有除溼化痰、利尿通便的作用。

★ **輕身降脂樂**:由首烏、夏枯草、冬瓜皮、陳皮等 16 味中藥組成。透過動物實驗證明有減肥作用。能降低體重、脂肪百分率、膽固醇、三酸甘油酯等。該藥具有養陰清熱、滋補肝能、清熱利溼、潤腸通便、益氣健脾、利水滲溼、活血化淤、化痰散結、抑制食慾、促進脂肪代謝、降低血脂及改善心悸氣短等作用。

★ **寧脂**:由白朮、陳皮、半夏、丹蔘等組成。每次 8 片,每日 3 次。

★ **減肥合劑**:用於治療單純性肥胖症。該合劑由四逆散 18 克、茯苓皮 9 克、化皮 45 克、澤瀉 9 克、油麻稿 60 克,煎成 500 毫升,每次 30 ～ 60 毫升,每日 2 次,口服。該藥有疏肝、利水、祛溼的作用。

★ **防己黃耆湯**:由防己、黃耆、白朮、甘草組成。對虛證、虛實夾雜證見皮膚發白、易汗出、肌肉疲軟、膝關節疼痛或有浮腫、不伴便祕的肥胖尤宜。

★ **減肥通聖片**:本藥用麻黃、荊芥、薄荷油疏風解表;大黃、玄明粉、枳殼泄熱通便:石膏、黃芩、山梔清三焦之熱;滑石、苦參清熱祛溼;白朮健脾燥溼;昆布、桔梗軟堅化痰;白芍、當歸、川芎養血活血。全方配伍,解表攻裡,清熱祛溼,達到減肥的目的。肥胖屬溼熱蘊結、痰濁陰滯者可選用。劑型:糖衣片劑。每片約含生藥 1 克。每日 3 次,每次 6 片。30 日為 1 療程。

★ **降脂一號膠囊**:用於治療單純性肥胖症。該藥由黨參、黃耆、茯苓、澤瀉、桂枝、決明子、山楂、半夏、防已、陳皮、杏仁、大腹皮、枳實、大黃等 28 味中藥組成。

肥胖者要少吃甜食

砂糖在體內多餘時，可轉化為脂肪在人體內積存。因此，減肥原則告誡肥胖者，一定要少食甜食。其實甜食的甜味劑並非都會使人發胖，大可不必避「甜」遠之。

譬如為了滿足肥胖者、糖尿病患者的需求，許多非葡萄糖甜味劑先後問世。現在一些食品、飲料中加入甜葉菊作為甜味劑，甜葉菊素雖有甜味，但根本不是醣類，是從甜葉菊植物中萃取出來的甜菊醣苷，不提供熱量，其甜味是蔗糖的 300 倍。因此，肥胖者儘管放心食用。

木糖醇是一種戊醣，外觀及甜味與白糖相似，可代替砂糖作用。還有胺基酸糖，其甜度很高，提供的熱量也微不足道。這些都可作為肥胖者適用的甜味劑。

醣類中帶甜味的有蔗糖、果糖、葡萄糖等。肥胖者只要避免少吃富含蔗糖的食物即可。

因為葡萄糖甜味小，且一般只在治療時使用，不會在食品中使用。果糖，甜度高於蔗糖，果糖在人體內代謝比葡萄糖較少依賴胰島素，可直接被小腸壁吸收，隨血到肝臟儲存，如用量適當，與蔗糖及葡萄糖比較，對血糖影響小，也不易使血脂上升，較少轉成脂肪儲存，因此不易致肥胖。

因此，肥胖者欲飽「甘甜」口福，可選擇用上述甜味劑。

肥胖者要少吃鹽

食鹽中的主要成分是氯化鈉，進入人體內後分解出鈉離子。鈉離子在保證身體機能的正常運轉中發揮重要的作用，食鹽是保證健康不可缺少的物質。但是，如果攝取過多，則會帶來不良作用，特別是肥胖者、中老年

人、高血壓、糖尿病、腎臟病及各種水腫的病人更應注意。

現代醫學研究顯示，攝取過多的鹽，會有增強澱粉酶活性而促進澱粉消化和促進小腸吸收游離葡萄糖的作用，吸收過剩的醣，則會轉化為脂肪而沉積。另外，血糖增高會加重併發糖尿病患者或肥胖者的病情。

過量的食鹽容易使腎上腺皮質激素分泌增加，引起鈉滯留，使血管阻力增加，促使高血壓病的形成，同時加重了腎臟排泄回收的負擔，發生細胞外液增加，引起水腫。日本曾做過調查，日本北部地區的居民每天吃食鹽高達 26 克，患高血壓的達 40％。

因此，肥胖者飲食要清淡一些，避免過鹹，特別是同時患有糖尿病、高血壓的肥胖者更應注意。一般人每人日食鹽量以不超過 10 克為宜。

長期食素減肥法並不科學

有人把吃肉視為長肉的根源，為了減肥或保持苗條而長期食素，這種做法是不科學的。

動物性食物含有大量的人體所必需的營養物質，動物性食物的蛋白質中，含有胺基酸的比例與人體胺基酸比例很相近，故很容易被人體吸收、利用。這是任何植物蛋白所不能比擬的。雖然醣、脂肪和蛋白質三大營養要素在體內代謝過程中可以互相轉化，但程度上卻有很大不同，蛋白質能在很大程度上轉變為醣和脂肪，而脂肪轉化為蛋白質的限度就很低。特別是人體維持正常活動需要的 8 種必需胺基酸，在體內是無法轉化的，必須由食物來提供。

若長期食素，缺乏主要來自於雞、鴨、豬、牛、羊肉等動物食品中的營養物質，如蛋白質、離胺酸、脂肪、脂溶性維他命、鈣、磷、鐵及微量元素等就會造成營養不良，影響生長發育，抗病能力差，易衰老。曾有調

查報告，僧侶長期素食，身體狀況令人堪憂。有人分析，這不能不說與長期食素、營養缺乏有關。

因此，減肥切不可長期食素，應葷素搭配，全面攝取營養，才能保障和促進健康。

減肥者早餐須知

美國明尼蘇達大學醫療中心的專家研究發現，在早餐食品中如果能補充較多的纖維，可逐步達到減肥的效果，他們以一批健康人為對象，讓他們每天早上七點半左右用早餐。結果顯示，如果食物中所含纖維素較高的食物，使人在早餐時的食物能量攝取減少 100 卡路里，而到午餐時的食物能量攝取減少 50 卡路里。這種能量的減少純粹是纖維素作用的結果，並非是人為減少食量的原因，因而在這種條件下，人們不會有任何腹中尚空、沒有吃飽的感覺。

成年女性健美飲食須知

人到了成年以後，由於攝取的營養超過了消耗，多餘的碳水化合物和脂肪就會以脂肪的形式在體內儲存，人也就逐漸慢慢發胖。有的女性為了身材美，盲目節食，有的則大量喝減肥茶、做減肥操，儘管如此，仍由於控制飲食不得法而達不到健美的目的。

通常來說，成年女子的標準體重比值，以 30～35 為合適。［體重（公斤）/ 身高（公分）×100 ＝比值］。

在標準體重範圍內，體重允許有 5％的上下變動。如果超過標準體重，表示體內脂肪積累太多，就要控制醣類和脂肪的攝取。醣類和脂肪既

是生命活動的能源基礎，又是身體某些組織的結構要素。每克脂肪能產生 9 千卡熱量，每克醣能產生 4 千卡熱量，人體內的熱量有 60 ～ 70% 是食物中的醣類提供的。稻米、麵粉、玉米（包括澱粉）等碳水化合物，是含醣量最多的食物。因為每個人活動量和吸收功能的不同，所以，每個人對營養的攝取量最好根據本人的具體情況而定。例如，活動量大的人對營養的需要也就相對多點，活動量小的人對營養的需要量就少一點。有的人消化功能健全，能充分消化吸收食物中的營養素，有的人則體質差，脾胃衰弱，儘管吃了同樣多的東西，卻得不到足夠的營養。因此肥胖者應最大限度地限制醣類和脂肪的攝取，以防形成更多的脂肪堆積。

隨著人們的生活水準的提高，人們的食物攝取量往往過多，各種營養都容易滿足，所以一般情況下，不要吃脂肪和醣多的食物。

健美飲食須知

1. 經常吃些瘦肉、蛋、魚類及其他含蛋白質較多的食物。
2. 每天喝些牛奶等乳製品。
3. 多喝水，每天早晨喝一杯白開水，每頓飯前也要喝一杯水或者喝一碗湯。
4. 每天吃新鮮的蔬菜。
5. 不要吃得過飽，絕不能吃「撐」了，八分飽即可。
6. 細嚼慢嚥。
7. 不吃肥肉。
8. 早餐要吃好。
9. 兩餐之間不吃零食。如果感到餓了，可以吃些耐嚼的東西，如紅蘿蔔，水果等。

10. 紅燒菜餚不能多吃。

11. 不要吃巧克力之類的糖果，普通的糖果也盡量少吃。

12. 一星期內最多吃一次油炸食物。宜吃烘烤的食物，如麵包等。

13. 不吃過鹹的食物，家裡烹製菜餚放鹽、醬油不能太多。

14. 不吃太甜的食物，蜜餞不要吃，水果罐頭不要吃。

15. 經常稱稱體重，這樣可作到胸中有數。

16. 飯後不要馬上躺在床上看電視或睡覺，要多活動。

懷孕婦女健美飲食須知

　　人們常常這樣認為，孕婦是「一人吃兩人補」，因此懷孕期間需要多吃，為了腹中嬰兒的營養，必須吃兩個人的分量。根據這個觀念，孕婦們就拚命地吃。又認為「懷孕時不可多運動，要安靜，以免動了胎氣。」在這些錯誤的思想的指導下，一些孕婦整天只想著吃，不運動，終日無事安閒地在家等著孩子出生。

　　妊娠中的孕婦需要雙倍的食物，這並沒有絕對的根據。因為腹中胎兒再大，也超不過 5 公斤，加上保護胎兒所必要的胎盤，羊水及其他總共 6、7 公斤，合計大約 10 公斤左右。可見，孕婦在懷孕期間實在不須吃過量的食物，這不但對胎兒出生沒多大好處，也使日後身材難以恢復。但是要注意各種食物的營養攝取，使營養全面平衡。如蛋白質、維他命、鈣、鐵等直接供給胎兒牙齒，骨骼、血液所需的營養，必須充分補給。如果妊娠中缺少此類營養，那麼就會使產婦及嬰兒的牙齒受影響，骨骼脆弱不健全，造成血液稀薄等後果，這對產婦日後身體的健美與健康都會產生不良的影響。

孕婦飲食須知

★ 懷孕期間應合理調節各種飲食營養素的攝取量，保證胎兒及母親雙方的身體發育健康，同時應注意防止營養過量致使胎兒過大和孕婦過胖等現象，為日後身材的恢復打基礎。所以，在懷孕期間應吃富含蛋白質食品，適量食用主食等食脂肪及澱粉多的食物，多吃新鮮蔬菜及水果。

★ 分娩後，也就是「坐月子」期間，要注意控制飲食量。「坐月子」期間，產婦很少活動，整日臥床，消耗量相對很少，而這一時期，人們都是大補特補，這樣營養的供給超過了對營養的需求，身體自然而然就會發胖。所以，產婦在「坐月子」期間，一方面應增加營養，彌補由於生產帶來的損耗；另一方面要適當運動，如下地走走，進行仰臥起坐等輕微活動，以防止「坐月子」期間過多的脂肪堆積，給日後的恢復困難。

★ 滿月後，加強體育鍛鍊。一般來說，人們在「坐月子」期間都會有點發胖，但這不要緊，只要產後能加強體育鍛鍊，平時注意飲食調劑，定能恢復美好的身材。因此生完孩子的婦女，應為自己制定一個鍛鍊計畫，如每天跑跑步，做體操、打球等，只要能持之以恆，則能恢復往日苗條、健美的身段。

減肥不可濫用利尿劑

　　服用利尿劑加大體內水分的排出是臨床減肥的手段之一。但這多針對伴有水腫性肥胖者使用，如肥胖患者併發心性水腫、腎性水腫等，增加尿量，消除鈉、水在體內滯留。

臨床上常用的利尿劑有：環形利尿劑、噻嗪類利尿劑、安保鉀利尿劑等。

利尿劑的危害：

★ 利尿藥用量過大，使用時間持久則會失水過多，可導致體內電解質紊亂。

★ 利尿藥用藥量雖然不大，但使用時間過長，患者形成依賴性，一旦停用可出現全身不適、倦怠、浮腫、尿量減少及神經過敏等藥癮現象。為此，國際上禁止運動員濫用利尿劑以減輕體重，同理，肥胖者為了減肥切不可擅自用利尿藥。

減肥不可濫用民間偏方

減肥不可濫用減肥偏方、祕方之類的減肥藥，尤其是不能相信街頭流醫藥販吹噓自己治療肥胖特效的謊言。

許多人認為祕方、偏方用的全是中藥，中藥嘛，全是草根樹皮，吃不好，也吃不壞，這種認知有失全面，中藥也包含不少屬於劇毒藥物，如霜、烏頭、馬錢子等藥材，毒性就很強，不需多少就可喪命。

中藥減肥如果用瀉下比較屬害的大黃、巴豆、牽牛子、番瀉葉等藥材，無證、無量地濫用，會把人瀉出病來，很容易因排泄水分過多，引起虛脫、休克，甚至電解質紊亂，同時還易導致患有高血壓、冠心病的肥胖者的病情加重。

附錄　女性瘦身湯菜譜

豆腐生菜肉絲湯

【食材】

豆腐 200 克，生菜、肉絲各 30 克，植物油、紹酒、鹽、味粉、清湯、麻油、太白粉各適量。

【做法】

1. 豆腐去皮切塊，放入開水鍋中焯去豆腥味，冷水浸泡；用生菜入沸水鍋中焯水，再切成粗末；肉絲亦入沸水鍋內焯去血水。

2. 熱鍋後放生油，燒熱後投入肉絲，濺入紹酒，加入清湯、豆腐，再放入生菜末、鹽，煮開後加入味粉，用太白粉勾芡，淋入麻油即可。

蘿蔔茅根瘦肉湯

【食材】

香菜 50 克，紅蘿蔔 500 克，新鮮白茅根、瘦豬肉各 200 克，鹽少許。

【做法】

1. 香菜、紅蘿蔔、白茅根、瘦豬肉洗乾淨；香菜切段；紅蘿蔔去皮切成塊狀；白茅根切段。

2. 瓦煲內加入清水，用猛火煲至水滾，後放入食材，改用中火繼續煲 30 分鐘，加鹽少許調味，即可飲用。

豆腐山斑肉片湯

【食材】

白豆腐 1 大塊，剖淨的山斑 75 克，肉片 100 克，太白粉、胡椒粉、湯味料各適量。

【做法】

1. 用油起鍋，將山斑放在鍋中煎透，濺入紹酒注入二湯，加入豆腐，用味粉調味。

2. 用太白粉將肉片拌勻，放在鍋內滾熟，撒上胡椒粉，倒在湯鍋裡便成。

豆腐黃瓜排骨湯

【食材】

老黃瓜1個，豆腐2塊，黃豆50克，排骨600克，陳皮1角，鹽少許。

【做法】

1. 黃皮老黃瓜1個（約150克），原個留皮，洗乾淨，開邊去瓜瓤，切成大件；排骨洗乾淨，斬件；豆腐漂洗乾淨；黃豆去掉雜質，與陳皮浸透，洗乾淨。

2. 瓦煲內加入清水，用猛火煲至水滾，放入食材，候水再滾起，改用中火煲至黃豆熟，以鹽調味，即可飲用。

豆腐筍絲蟹肉湯

【食材】

淨梭子蟹肉100克，豆腐50克，筍肉、蛋清、泡發香菇、蝦仁各適量，生油、米醋、胡椒粉、薑絲、香菜葉、紹酒、鹽、味粉、太白粉各少許。

【做法】

1. 筍肉洗淨；泡發香菇擇洗淨；豆腐切絲；蛋清打勻。

2. 炒鍋放入生油燒熱，放入蟹肉、蝦仁、紹酒，加鮮湯燒沸，放入鹽、味粉、胡椒粉推勻，淋入太白粉勾芡，再將蛋清淋入，米醋入鍋，攪勻後，撒入香菜葉，出鍋裝入湯碗。

雞肉火腿鱔絲羹

【食材】

鱔魚60克，筍肉、豬肉各30克，泡發香菇、熟雞肉、熟火腿各15克，生油、紹酒、鹽、醬油、味粉、胡椒粉、太白粉各少許，生薑、陳皮各5克，鮮湯300克。

【做法】

1. 熟雞肉、熟火腿切絲；鱔魚洗淨後切絲；筍肉、泡發香菇、豬肉也切絲；生薑去皮；陳皮用溫水泡過後切絲，越細越好。

2. 炒鍋放入生油燒熱，將筍絲、香菇絲、鱔絲、肉絲、薑絲同

時下鍋炒，濺入紹酒，加入鮮湯、鹽、醬油燒沸，撇去浮沫，加入味粉、胡椒粉、陳皮絲，並用太白粉勾薄芡推勻，盛入湯碗中，上桌前撒入熟火腿絲、熟雞絲即成。

蓮子黃瓜豬肉湯

【食材】

新鮮蓮子 50 克，新鮮荷葉 1 角，老黃瓜 1 個，生薏米、豬肉各 100 克，陳皮 1 角，鹽少許。

【做法】

①　豬肉放入滾水煮 5 分鐘，撈起，洗淨；蓮子去硬皮及心，洗淨；老黃瓜洗淨，連皮切厚片；生薏米、陳皮浸透，洗淨；荷葉洗淨。

②　瓦煲內加清水，用猛火煲至水滾，放入蓮子、老黃瓜、生薏米、豬肉和陳皮，待水再滾起，改用中火煲 3 小時，再放入荷葉稍滾，以鹽調味，上桌供用。

鳳爪排骨栗子湯

【食材】

栗子肉、排骨各 250 克，雞腳 8 隻，陳皮 1 角。

【做法】

①　雞腳滾水燙透，去黃衣，斬去爪尖，洗淨；栗子去殼，去衣，取肉；排骨洗淨，斬件；陳皮浸透，洗乾淨。

②　）全部用料放入水中，用中火煲 3 小時，加少許鹽調味，即可飲用。

鹹蛋芥菜肉片湯

【食材】

芥菜 250 克，鹹蛋 1 顆，瘦豬肉 100 克，生薑 1 片，鹽少許。

【做法】

①　芥菜、瘦豬肉洗乾淨；瘦豬肉切片；鹹蛋去殼；生薑洗乾淨，去皮，切片。

②　瓦煲內加入清水，用猛火煲至水滾，放入芥菜、瘦豬肉，滾

至瘦豬肉熟透，加鹹蛋和少許鹽調味，稍滾至鹹蛋黃熟透，即可飲用。

馬齒莧塘葛瘦肉湯

【食材】

塘葛菜、馬齒莧各 500 克，瘦豬肉 300 克，蜜棗 2 枚。

【做法】

❶ 塘葛菜、馬齒莧、蜜棗和瘦豬肉洗乾淨。瘦豬肉切成片狀。

❷ 全部用料放入滾水中，待水滾起，繼續用中火煲 2 小時，加少許鹽調味即可飲用。

蜜棗麥芽瘦肉湯

【食材】

麥芽 200 克，瘦豬肉 300 克，蜜棗 4 枚。

【做法】

❶ 麥芽炒至微黃；瘦豬肉洗乾淨，切成薄片，加醃料，使入味。

❷ 蜜棗、麥芽放入滾水中，煲 45 分鐘，放入瘦豬肉，滾至瘦豬肉熟透，以少許鹽調味，即可飲用。

蜜棗風栗殼豬肉湯

【食材】

風栗殼、豬肉各 100 克，蜜棗 10 枚，鹽少許。

【做法】

❶ 風栗殼、蜜棗、豬肉洗乾淨，豬肉切片。

❷ 瓦煲內入清水，用猛火煲至水滾，加風栗殼和蜜棗，改用中火繼續煲 2 個小時，放豬肉再煲 30 分種，以少許鹽調味，即可飲用。

什錦魷魚湯

【食材】

乾魷魚 2 條，雞胸肉 250 克，豬肉、火腿肉、豆苗各 50 克，香菇 4 個，蔥白、蛋各 1 顆，油、鹽、白酒、太白粉、味精各適量。

【做法】

1. 魷魚用熱水泡 3 小時，洗淨，除去筋皮，切塊，可用冷水清洗，入鍋煮 10 分鐘取出；雞肉切成絲，冷水浸片刻撈出，加蛋清、鹽、味精拌勻；香菇洗淨去蒂切細絲；筍煮熟切細絲；豬肉切細絲，加鹽、白酒、太白粉拌和醃製；火腿肉蒸過切細絲；豆苗切段；蔥白切絲。

2. 油爆鍋，放入雞絲和肉絲炒熟，放入香菇、冬筍、鹽、酒炒幾下，加入適量水，煮滾時加魷魚，勾薄芡，最後下豆苗、火腿絲即成。

豆腐海參湯

【食材】

嫩豆腐 250 克，泡發海參 200 克，熟雞胸肉 50 克，香菜 1 把，熟火腿、鹽、味精、醬油、料酒、太白粉水、胡椒粉、蝦子、高湯各適量。

【做法】

1. 將豆腐切成方丁，用開水燙一下，撈出用涼水浸泡；泡發海參洗淨，用開水煮一下，撈出，切方丁；熟雞胸肉、熟火腿肉均切成丁；香菜洗淨切段，待用。

2. 湯鍋置火上，加入料酒、鹽、蝦子、醬油、海參、火腿、雞丁煮滾，撇淨浮沫，下入豆腐，煮開，待豆腐丁浮起，勾薄芡，放入味精、胡椒粉，盛入湯碗，撒上香菜即可。

冬菇冬筍肉絲湯

【食材】

冬菇 4 朵，冬筍 100 克，豬肉 150 克，醬油、味精、鹽、太白粉、香油各適量。

【做法】

1. 將冬菇、冬筍用涼水浸軟洗淨，分別切絲；豬肉切絲，加入鹽、味精、麵粉拌勻待用。

2. 熱鍋後，加油爆炒肉絲，加清

水，放入冬菇、冬筍絲，煮開，勾芡即成。

鮑魚蘿蔔湯

【食材】

乾鮑魚 50 克，鮮蘿蔔 125 克，鹽、薑、味精、料酒、雞油、熟油、高湯各適量。

【做法】

❶ 將乾鮑魚洗淨，再用熱水浸泡、發開後去泥沙雜物，放鍋內，注入適量清水，上籠蒸 1 小時取出；蘿蔔洗淨切條。

❷ 熱鍋後加油，將薑片炒香，濺入料酒注入高湯，加入鹽、味精，將鮑魚和湯一起倒入鍋中，燒煮一段時間，再加蘿蔔條，燒煮上味，淋入雞油即成。

枝竹生地髮菜湯

【食材】

髮菜、生地各 25 克，枝竹 50 克，紅棗 42 粒，豬肉 300 克。

【做法】

❶ 髮菜浸透，洗乾淨；生地洗乾淨；枝竹撕碎，洗乾淨；紅棗洗乾淨，去核；豬肉洗乾淨。

❷ 全部用料放入滾水中，用中火煲 2 小時，以少許鹽調味，即可飲用。

水蟹生地海參湯

【食材】

已發海參 600 克，生地 25 克，水蟹 1 隻，豬腱 100 克，生薑 1 片，鹽少許。

【做法】

❶ 水蟹剖洗乾淨，去泥汙，去鰓、內臟，切件；海參、生地、豬腱、生薑洗乾淨；海參切件；生薑去皮，切片。

❷ 瓦煲內放入清水，用猛火煲至水滾，加入食材，改用中火繼續煲 3 小時，加少許鹽調味，即可飲用。

雪梨響螺百合湯

【食材】

百合 50 克，雪梨 2 個，大響螺 1 顆，陳皮 1 角，鹽少許。

【做法】

1. 響螺去殼去肉、去腸臟汙穢物質，洗乾淨，切成片狀；雪梨去蒂、去心，洗乾淨，切成塊狀；百合、陳皮洗乾淨。

2. 瓦煲內加入清水，用猛火燉至水滾，加入食材，改用中火繼續煲 3 小時，加少許鹽調味，即可飲用。

牛肉苦瓜湯

【食材】

苦瓜 600 克，牛肉 200 克，生抽、白砂糖、麻油、太白粉、鹽各少許。

【做法】

1. 將生抽、白砂糖、麻油和太白粉拌和調勻，製成醃料；牛肉洗淨，抹乾，橫紋切薄片，加入醃料；苦瓜開邊去瓤、去瓜仁，洗淨，切成薄片。

2. 瓦煲內加清水，用猛火煲至水滾，放入苦瓜，滾 30 分鐘，加入牛肉，稍滾，以鹽調味，即可飲用。

黑豆芝麻煲塘虱魚

【食材】

塘虱魚（或泥鰍）650 克，黑豆、黑芝麻各 50 克，油適量。

【做法】

1. 黑豆、黑芝麻洗淨；塘虱魚放冷水鍋內，加蓋，加熱燙死洗淨，瀝乾水分，下油起鍋稍煎黃，剷起。

2. 全部用料放入鍋，加清水，猛火煮沸後，慢火煲至黑豆爛透，調味即可。

蒜子生魚煲玉米鬚

【食材】

玉米鬚 50 克，赤小豆 150 克，蒜子 5 粒，生薑 1 片，生魚 1 條。

【做法】

1 生魚去淨魚鱗、魚鰓，洗乾淨，用薑煎至微黃色，以除腥味；蒜子去蒜衣；玉米鬚、赤小豆、生薑洗乾淨；生薑去薑皮，切片。

2 瓦煲內加入清水和生薑、玉米鬚、赤小豆、蒜子，用猛火煲至水滾，加生魚，改用中火繼續煲至赤小豆熟透，即可飲用。

干貝海帶煲蠔豉湯

【食材】

海帶、干貝各 50 克，蠔豉（即牡蠣乾） 100 克，瘦豬肉 200 克，生薑 1 片，鹽少許。

【做法】

1 海帶、蠔豉、干貝浸透，洗淨；海帶切塊；干貝撕碎；瘦豬肉、生薑洗淨；瘦豬肉切絲，生薑去皮，切片。

2 瓦煲內加清水，用猛火煲至水滾，加入食材，改用中火煲 3 小時，加鹽調味即可。

雪梨川貝燉豬肺

【食材】

豬肺 300 克，川貝 10 克，雪梨 2 個，冰糖適量。

【做法】

1 將雪梨削去外皮，切成數塊；豬肺切成片，洗淨。

2 將豬肺、雪梨、川貝一起放入炒鍋內，加入適量冰糖、清水，慢火熬煮至豬肺熟即成。

銀耳枇杷湯

【食材】

枇杷 200 克，銀耳 10 克，白糖適量。

【做法】

1 將銀耳用冷水浸發清洗乾淨，放入碗內加少許水，上籠蒸至銀耳軟滑成熟；選新鮮枇杷剝去皮、挖去核，切成小片待用。

2 洗淨鍋，放清水燒開，先下蒸好的銀耳，燒滾後再放入枇杷

片和白糖，裝入大湯碗中即成。

荸薺豆腐紫菜湯

【食材】

紫菜50克，荸薺10個，豆腐2塊，瘦豬肉200克，生薑1片，鹽少許。

【做法】

1. 紫菜泡發，淘洗乾淨，去砂粒；豆腐洗乾淨後切成粒狀；荸薺、瘦豬肉和生薑洗乾淨。

2. 荸薺去蒂、去皮，切成塊狀；瘦豬肉切成塊狀；生薑去皮，切片。

3. 瓦煲加入清水，用猛火燉至水滾，加入食材，改用中火繼續煲2小時加鹽少許調味，即可食用。

蝦米三鮮湯

【食材】

肉絲50克，蝦米、茭白、蔥、薑、鹽、味精、香油、太白粉、蛋清各適量。

【做法】

1. 蝦米、茭白洗淨，茭白切成菱形塊；肉切絲，加入太白粉、蛋清、鹽、味精、蔥、薑、香油攪拌。

2. 在湯中首先放入蝦米，水開後依次放入拌好的肉絲、茭白片，待滾即可。（要將肉絲提前拌好，使肉絲入味。）

魚頭玉竹湯

【食材】

半邊大魚頭175克，玉竹25克，開水300克，生薑、鹽、味粉、胡椒粉、紹酒、熟油各適量。

【做法】

1. 將玉竹洗乾淨，放在小燉盅內。

2. 用油起鍋，把魚頭放在鍋中煎透，滴入紹酒，剷起，放入燉盅，加入鹽、味粉、薑塊、開水，燉30分鐘，取起，撒入胡椒粉便成。

瘦肉番茄粉絲湯

【食材】

豬瘦肉、番茄各 100 克，粉絲、高湯、鹽、味精、料酒、蔥、薑、香油各適量。

【做法】

❶ 將瘦肉、番茄、蔥、薑分別切成細絲；粉絲用溫水泡軟。

❷ 炒鍋加入高湯燒開，加粉絲、蔥薑絲、料酒，繼續燒開，再加入肉絲、番茄絲，待湯滾開，加味精，速起鍋，淋入香油即可。

蝦米白菜湯

【食材】

白菜心 300 克，蝦米 50 克，泡發香菇 4 個，高湯 600 克，火腿、雞油、鹽、味精各少許。

【做法】

❶ 將白菜心切成長條，用沸水稍燙，撈出瀝淨水；蝦米洗淨，用溫水泡好；火腿切成長條；

把香菇摘洗乾淨，擠乾水分，一切兩片。

❷ 鍋內加入高湯、火腿、香菇、蝦米、白菜、鹽，燒開，撇去浮沫，待白菜軟爛時加入味精，淋上雞油，盛入湯鍋即可。

蝦米冬瓜湯

【食材】

冬瓜（去皮去瓤）300 克，蝦米、熟油各適量，高湯或清水 300 克，鹽、味精、蔥花各少許。

【做法】

❶ 將冬瓜切成 5 公分長、1.5 公分厚的片；蝦米用溫水洗去泥沙待用。

❷ 將鍋放火上，加入高湯燒開，再放入冬瓜、蝦米和鹽，燒 10 分鐘左右，待冬瓜煮熟，加入蔥花、味精和熟油即成。

三絲魚湯

【食材】

魚肉 125 克，青椒、泡發香菇、熟火腿絲各 20 克，生油、紹酒、鯽仔魚、鹽、味粉、胡椒粉、清湯、生湯各適量。

【做法】

1. 將魚洗淨瀝乾水分，放入盛器加紹酒、鹽、味粉、胡椒粉拌勻。
2. 將青椒、香菇、熟火腿切絲。
3. 熱鍋後，放入清水、紹酒煮沸，投入鯽仔魚焯熟，倒入漏勺瀝去水分，取原鍋放入油燒熱，投入青椒絲、香菇絲兜炒至熟，濺入紹酒，加清湯、鹽、味精，燒沸後放入魚肉、熟火腿絲推勻，用太白粉勾成薄茨即可出鍋裝入湯碗。

豆苗大蒜魚丸湯

【食材】

魚膠 100 克，豆苗 2500 克，大蒜 1

頭（約 10 粒）。

【做法】

1. 魚膠製成魚丸；豆苗洗淨；大蒜去衣洗淨，拍爛。
2. 起油鍋放大蒜，稍爆後放清水適量，煮沸後放魚丸，煮熟後再放豆苗，煮熟調味供用。

金針木耳瘦肉湯

【食材】

豬瘦肉 60 克，金針菜 20 克，黑木耳 15 克。

【做法】

1. 豬瘦肉洗淨，切片，用醬油、太白粉拌勻；金針菜洗淨，去蒂，浸軟；木耳浸軟、洗淨。
2. 把金針菜、木耳放入鍋內，加清水適量，煮沸 5 分鐘，放豬瘦肉片，煮熟調味供用。

紅綠豆干貝瘦肉湯

【食材】

豬瘦肉 60 克，干貝 15 克，紅豆、綠豆各 15 克。

【做法】

1. 干貝洗淨，浸軟撕碎；豬瘦肉洗淨，切絲；紅豆、綠豆洗淨，清水浸半小時。

2. 把全部用料放入鍋內，加清水適量，武火煮沸後，文火煲 2 小時，調味供用。

紫菜冬菇肉絲湯

【食材】

豬瘦肉 40 克，紫菜 15 克，冬菇 20 克。

【做法】

1. 瘦肉洗淨切絲；紫菜撕成小片，清水浸開，洗淨；冬菇浸軟，去蒂，洗淨，切絲。

2. 把冬菇放入鍋內，加清水適量，煮沸 15 分鐘，放入紫菜煮沸後，再放肉絲，煮沸即可，調味供用。

澤瀉薏米瘦肉湯

【食材】

豬瘦肉 60 克，澤瀉 30 克，薏米 15 克。

【做法】

1. 將豬瘦肉洗淨，切件；澤瀉、薏米洗淨。

2. 把全部用料放入鍋內，加清水適量，武火煮沸後，文火煲 1 ～ 2 小時，調味供用（揀去澤瀉）。

銀杏枝竹胡椒豬肚湯

【食材】

豬肚 1/4 個，銀杏 15 克，枝竹 1 條，胡椒 15 粒。

【做法】

1. 豬肚洗淨，切件；銀杏去殼，用熱水燙，去衣、心；枝竹浸軟洗淨，切段；白胡椒洗淨，打裂。

2. 把全部用料放入鍋內，加清水適量，武火煮沸改文火煲 2 小

時，調味供用，（胡椒揀出，清水漂淨，可供下次再用。）

草決明枸杞牛肉湯

【食材】

牛肉 60 克，草決明、枸杞、黃精各 15 克，生薑 2 片。

【做法】

① 草決明，枸杞、黃精、生薑洗淨；牛肉洗淨，切件。

② 把全部用料放入鍋內，加清水適量，武火煮沸後，文火煲 2 小時，調味供用。

黃耆鯽魚湯

【食材】

鯽魚 1 條（約 200 克），黃耆 30 克，生薑 2 片。

【做法】

① 黃耆洗淨；鯽魚去鱗、鰓及內臟，洗淨。

② 黃耆放鍋內，加 3 碗水煮剩約半碗，再加水重複煮 2 次，把 3 次黃耆湯混合約 2 碗。

③ 把黃耆湯、鯽魚、薑片一齊放燉盅內，隔開水燉 1 小時，加玉米油少許，調味供用，食魚喝湯。

冬瓜薏米墨魚湯

【食材】

墨魚 200 克，冬瓜 250 克，薏米 20 克。

【做法】

① 冬瓜連皮洗淨，切塊；薏米洗淨，浸半小時；墨魚洗淨，去骨。

② 把全部用料放入鍋內，加清水適量，武火煮沸後，文火煮 1 小時，即可，調味供用。

生薑酸菜墨魚湯

【食材】

墨魚丸 5 ～ 6 粒，嫩生薑 40 克，鹹酸菜 30 克。

【做法】

① 把嫩生薑洗淨，切薄片；鹹酸菜浸洗淨，切絲。

❷ 把全部用料放入鍋內，加清水
適量，煮沸 20 分鐘，調味供
用。

圓肉蓮子蛤肉湯

【食材】

蛤蜊肉、蓮子各 15 克，桂圓肉
（乾）10 克。

【做法】

❶ 桂圓肉洗淨；蓮子（去心）洗
淨，浸 1 小時；蛤蜊肉洗淨。

❷ 把全部用料放入鍋內，加清水
適量，武火煮沸後，文火煲 2
小時，調味供用。

枸杞車前草蛋清湯

【食材】

蛋 1 顆，枸杞（連梗）200 克，鮮
車前草 60 克。

【做法】

❶ 蛋取蛋清；枸杞摘葉洗淨，梗
洗淨折段；鮮車前草（連頭）
洗淨。

❷ 把枸杞梗和車前草放入鍋內，

加清水適量，煮沸 15 分鐘，去
掉枸杞梗和車前草，放入枸杞
葉、蛋白，攪勻煮沸，調味供
用。

番茄蛋清湯

【食材】

蛋 1 顆，番茄 250 克，蔥 1 根。

【做法】

❶ 雞蛋取蛋清；番茄洗淨，切
塊；蔥去鬚，洗淨，切蔥花。

❷ 煮沸清水適量，放番茄煮熟，
放蛋白攪勻，放蔥花，煮沸調
味供用。

綠豆芹菜湯

【食材】

綠豆、芹菜各 60 克，蛋 1 顆。

【做法】

❶ 綠豆洗淨，清水浸 2 小時，揀
去浸不發的死豆；芹菜摘去
葉，洗淨切段；蛋取蛋清。

❷ 把綠豆、芹菜放攪拌機內，加
清水適量，攪成泥狀。

❸ 把兩碗清水煮沸，倒入綠豆芹菜泥，攪勻煮沸，再放蛋白推勻，調味供用。

冬瓜紅棗湯

【食材】

豬瘦肉、洋蔥各 30 克，冬瓜、紅棗各 500 克。

【做法】

❶ 豬瘦肉洗淨，切粒，用太白粉拌勻；冬瓜去皮，洗淨，切粒；紅棗去核，洗淨，攪成泥狀；洋蔥洗淨，切粒。

❷ 適量清水煮開，放冬瓜粒煮熟，放洋蔥粒、紅棗泥攪勻，再放豬瘦肉粒，煮熟後放少許溼太白粉，再煮沸，調味供用。

靈芝肉絲燕窩湯

【食材】

豬瘦肉 30 克，燕窩 6 克，靈芝 15 克。

【做法】

❶ 豬瘦肉洗淨，切肉絲，用太白粉拌勻；燕窩浸發，揀雜質、絨毛；靈芝洗淨，晾乾研細。

❷ 把靈芝、燕窩放入鍋內，加清水適量，武火煮沸後，文火煲 1 小時，放入豬瘦肉，再煮沸至肉熟即可，調味供用。

干貝冬瓜玉米湯

【食材】

干貝 30 克，冬瓜 200 克，玉米片 60 克。

【做法】

❶ 干貝洗淨，浸軟撕碎；冬瓜去皮，洗淨，切粒；玉米片用少許清水調溼。

❷ 把干貝放入鍋內，加清水適量，武火煮沸後，文火煮 20 分鐘，放冬瓜粒，煮沸後再放溼玉米片，煮熟調味供用。

南瓜蒜蓉湯

【食材】

南瓜 250 克，蒜頭 6 粒。

【做法】

1. 南瓜去皮去核，洗淨，切粒；蒜頭去衣，磨爛為蒜蓉。

2. 起油鍋，放南瓜、蒜蓉略炒，放清水適量，煲至南瓜熟，放少許溓太白粉，稍煮即成，調味供用。

鮮菇肉片湯

【食材】

鮮菇 150 克，瘦肉 100 克，薑 2 片，紅蘿蔔數片，醬油、太白粉各少許。

【做法】

1. 將鮮菇切削去底部，過水沖洗淨，瀝乾水分；將瘦肉洗淨後切薄片，加醃料醃勻。

2. 燒滾開水，加入鮮菇、薑片及紅蘿蔔稍滾，再加入肉片滾至熟，調味即可。

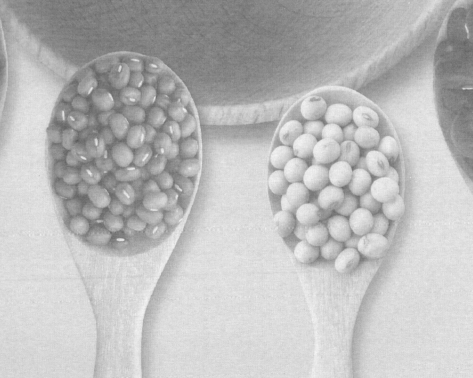

第六章
女性飲食營養與養生

長壽與飲食的關係

日本學者認為，適合人類本來生理的飲食分配應為：糧食 50%，蔬菜、水果 25%，其他食物 25%。過去曾針對 332 名百歲老人的飲食結構作了調查分析，發現這些老人幾乎都喜歡吃大量的新鮮蔬菜和穀類食物，吃植物油，常常吃魚，食用動物性脂肪很少。羅馬尼亞平原地區和多瑙河三角洲居民的壽命最長，與他們多食水產品，尤其是多食魚類蛋白這一因素有關。

此外，長壽老人都有良好的飲食習慣，節制飲食，食不過飽，保持每餐的進食量比較均勻。

主婦衰老與傳統烹調

不少家庭主婦很容易衰老，這與傳統烹調方式有關。傳統烹調方法往往是將食油加熱到冒煙。油脂在高溫下會產生一些香味，對人體有害的脂肪氧化物也會隨著溫度的升高和加熱時間的延長而大量產生，直接危害家庭主婦們的健康。研究顯示，無論是動物油還是植物油脂，在高溫條件下都極易發生氧化反應而生成一系列複雜的化學物質，即脂肪氧化物。這種物質透過口腔進入消化道，人體吸收後可導致心血管病、腦血管病、結腸癌及消化道疾病的發生。因此，家庭主婦在燒菜時應盡量不把食油加溫過高。

大骨湯有益壽功能

人體中最重要的組織之一是骨髓。骨髓充滿骨內腔隙的柔軟組織，分紅骨髓和黃骨髓。紅骨髓由網狀組織構成支架，在網眼中含有各種不同發育階段的血細胞，是造血器官之一。這些血細胞成熟後即進入血液循環，以補充血液中血細胞的損耗。紅骨髓在成人分布於扁骨內和長骨兩端。黃骨髓存在於長骨的中部，主要由脂肪細胞所構成，正常時沒有造血功能。骨髓是人體造血的「工廠」。無論是紅血球、白血球都是在骨髓中形成的。但是隨著人的年齡增加，骨髓製造紅血球和白血球的功能也自然衰退。然而，人們可以從體外攝取養分使骨髓生產血細胞的能力加強，從而達到減緩老化的目的。

最簡單的辦法是利用動物骨頭中的養分。最好是用牛骨，把骨頭輾碎以 1 份骨頭加 5 份水的比例，用弱火煮 2 小時，目的是把含有膠原蛋白的髓液溶解。然後過濾，棄去骨頭。過濾後的大骨湯冷卻後會在容器底部積一層黏質的東西。食用時，搖動容器，使底部的黏質物混在大骨湯內。這種大骨湯可當佐料，或做菜湯都行。

枸杞有益壽功能

枸杞含有豐富的蛋白質、醣，以及甜菜鹼、胡蘿蔔素、維他命 B_1、B_2、C、菸鹼酸、亞油酸、胺基酸、醣苷、胺類等成分。它具有營養細胞，保護視力，保護肝、腎和心血管系統，降低膽固醇，興奮大腦神經等作用。常服能延緩衰老，可預防和治療多種慢性疾病和老年性疾病，防治鬚髮早白，故有「去老聖藥」之稱。

枸杞還是一種營養豐富的滋補膳食。用枸杞蒸蛋、鴨蛋、豬腦或鴿

子，加糖或淡鹽食用，對貧血、身體虛弱、神經衰弱等症有良效。用枸杞清燉牛鞭，既是名菜，又是壯骨益精的良藥，可治療陽痿遺精等症。枸杞還可作飲料用，患高血壓或糖尿病的人，每日用枸杞 15 克泡開水當茶飲用，有特殊療效；加菊花 6 克一起浸泡，對頭昏眼花、迎風流淚、夜盲患者有好的治療效果。用枸杞 50 克泡酒喝，能補虛弱，益精氣，去冷寒，壯陽道，健腰腿。

糙米養生長壽法

糙米胚芽中含有豐富的維他命 E。維他命 E 為脂溶性物質，是天然的抗氧化劑，是維持人體細胞膜正常功能的重要組織成分。如果缺乏維他命 E，人體細胞機能就會下降，婦女就會患不孕症，人體也容易出現衰老現象，例如皮膚光澤消失，皺紋增多，產生褐斑等。

糙米胚芽中的維他命 E 含量很多，每日能食一餐糙米即可攝取維他命 E 的必需量的 1/3，如大量地食用糙米和素食，則每日的維他命 E 的供給量即可充足。

糙米中含有大量不飽和脂肪酸，又含有維他命 E，因此是延年益壽的重要食品。

蔬菜養生長壽法

■ 白菜

白菜，不僅營養豐富，而且具有食療作用，能防癌和治癌。白菜具有四季常青、營養豐富、菜質脆嫩、清爽適口等特點，有通利腸胃、除胸中煩、解毒醒酒、消食下氣、和中、利大小便等功效。

白菜中含有蛋白質、醣類、微量元素、纖維素、維他命等多種營養物質。尤其是維他命 C、纖維素和金屬元素鈣、硒、鉬等含量較高。1 公斤鮮白菜中含鈣 610 毫克，維他命 C190 毫克，硒 14 毫克，鉬 1.78 毫克。

白菜具有如下藥理作用：

★ **強健骨骼**：白菜中含有豐富的鈣，鈣能促進骨骼生長，一旦缺少鈣，兒童易患佝僂病，出現「O」形腿、雞胸等畸形；成年人易患軟骨病；老年人易發生骨質疏鬆和骨折。

★ **防癌作用**：白菜中含有的維他命 C，可有效地阻止致癌物亞硝胺的合成，也是身體免疫功能不可缺少的物質之一；白菜中含有的硒，可以結合人體中的致癌物，經消化道排出體外，並能明顯加強身體抵禦癌腫的免疫能力；白菜中含有的鉬，可以抑制某些致癌物質誘發癌腫（人體缺少鉬，食管癌、肝癌等發病率可能性會相應增大）。白菜中含有大量的纖維素，可加快胃腸蠕動，預防便祕，促進排便，縮短廢物在腸道內滯留的時間，減少腸道對致癌物質和其他有害物質的吸收，降低腸道發生癌腫的可能性。蔬菜和水果之所以健身，不只是因為它們含有維他命和礦物質，還因為含有許多人們至今仍不熟悉的抗癌物質。

★ **延緩衰老**：由於白菜中含有較為豐富的維他命 C 和微量元素硒，能對抗「自由基」對細胞的損傷作用，因此可延緩人體的衰老過程。

■ 洋蔥

洋蔥，俗稱蔥頭，為百合科植物。每 100 克蔥頭中含蛋白質 18 克，碳水化合物 80 克，鈣 40 毫克，磷 50 毫克，鐵 18 毫克，維他命 C8 毫克及少量的胡蘿蔔素、硫胺素、菸鹼酸等。洋蔥幾乎不含脂肪，而在其精油

中卻含有能降低高血脂的含硫化合物。此外，洋蔥是目前所知唯一含有對人體健康非常有益的物質 —— 攝護腺素的植物。這種攝護腺素是一種較強的血管擴張劑，能降低人體周圍血管和冠狀動脈的阻力，有對抗人體兒茶酚胺等升壓物質的作用，並能促使可引起血壓升高的鈉鹽的排泄，具有降低血壓和預防血栓形成的作用。

洋蔥含有的二烯丙基二硫化物及少量含硫胺基酸具有抗血管硬化和降低血脂的奇異功能，對於高血壓、動脈硬化、冠心病和血管栓塞有一定的治療效果。

洋蔥含有的具有特殊香氣的植物殺菌素，具有抑菌和防腐的作用。夏秋季節多吃些洋蔥，對由痢疾桿菌、大腸桿菌導致的腸道傳染病也有防治作用。此外，洋蔥中還含辛辣的揮發油，能刺激中老年人功能偏低的消化系統，促進消化液的分泌，有健胃和助消化作用。洋蔥因其揮發性大，易產生氣體，食用時不宜過量，以防產生脹氣和排氣。

■ 韭菜

韭菜不僅質嫩味鮮，營養也很豐富。每 500 克韭菜中含蛋白質 10 克以上，脂肪 30 克，碳水化合物 19 克，鈣 280 毫克，磷 225 毫克，鐵 65 毫克，維他命 C 95 毫克，胡蘿蔔素為 17.5 毫克（在葉菜中，除金針菜外，含量最高）。韭菜除含有較多的纖維素，能增加胃腸蠕動，對習慣性便祕有益和對預防腸癌有重要意義外，它還含有揮發油及含硫化合物，具有促進食慾、殺菌和降低血脂的作用，因此，對高血脂、冠心病病人有益。

韭菜也是一味傳統的中藥，韭菜因溫補肝腎，助陽固精作用突出，所以在藥典上有「起陽草」之名。韭菜籽為激性劑，有固精、助陽、補腎、治帶、暖腰膝等作用，適用於陽痿、遺精、頻尿等疾患。用韭菜籽研粉，

每天早晚各服 15 克，溫水送服，對治療陽痿有效。用韭菜根、葉煎汁內服，可治盜汗、自汗。

■ 蘆筍

蘆筍，學名石刁柏，別名「龍鬚菜」，是百合科天門冬屬多年生草本植物，蘆筍所含有的蘆筍苷結晶體含多種營養成分，並含有多種特殊的營養元素，如天門冬醯胺、天門冬胺酸及多種類固醇皂化物質。

蘆筍對高血壓、心臟病、心動過速、疲勞、水腫、膀胱炎、排尿困難等症均有一定療效，更具有防止癌細胞擴散的功能，對淋巴肉芽腫瘤、膀胱癌、肺癌、皮膚癌以及腎結石等均有特殊療效。蘆筍之所以能治癌，是由於它富含組織蛋白，是一種使細胞生長正常化的物質。而且蘆筍還含有豐富的葉酸，其含量僅次於動物肝臟。癌症病人食用蘆筍後，一般 2 ～ 4 個星期，病情就開始好轉。但蘆筍不宜生吃，也不宜存放 1 週以上才吃，而且在整個治癌過程中，必須堅持服用蘆筍，不能中斷，直到醫學上確診癌瘤已經消除為止。但蘆筍只是對某些癌症有一定療效，不可能治好每一個癌症患者。

蘆筍還具有其他很多藥用效能，因為蘆筍中含有 0.71 %～ 0.96 %的非蛋白含氮物質，其中主要是天門冬醯胺。天門冬醯胺對人體有許多特殊的生理作用，能利尿，對心臟病、水腫、腎炎、痛風、腎結石等都有一定療效，並有鎮靜作用。天門冬醯胺及其鹽類，還可增進人的體力，使人消除疲勞，可治全身倦怠、食慾不振、蛋白代謝障礙、肝功能障礙、尼古丁中毒、動脈硬化、神經痛、神經炎、低鉀症、溼疹、皮炎、視力疲勞、聽力減弱及肺結核等病。蘆筍中還含有對治療高血壓、腦溢血等有效的蘆丁、葡甘露聚醣、膽鹼以及精胺酸等。還可以治療白血病。

第六章　女性飲食營養與養生

■ 大蒜

大蒜，又名胡蒜、獨蒜，是一種百合科多年生草本植物。

大蒜既能調味，又能助消化和促進食慾。近年來，大蒜的防癌作用已被廣泛了解。大蒜中的脂溶性揮發油等有效成分，有活化巨噬細胞的功能，增強免疫力，從而提高身體抵抗力；它還能抑制胃內硝酸鹽還原菌的生長，從而減少胃液中因細菌作用而產生的亞硝酸鹽。此外，大蒜中還含有微量元素硒、鍺等多種抗癌物質，所以常食大蒜可預防胃癌、食管癌的發生。

大蒜含有一種辛辣含硫的揮發性植物殺菌素 —— 大蒜素。大蒜中所含的蛋白質、礦物質、醣類、胺基酸和維他命 B_1、維他命 C 等成分，對人體健康都非常有益。

大蒜具有降低膽固醇的作用，其治療方法簡單易行，患者只需每日生食大蒜 3 克，經過 1 個月，膽固醇含量就會明顯降低，大蒜的降壓作用，來自它含有的「醣苷」。大蒜對防治心臟病有特效，因為血脂過高的人常因脂肪阻塞而引起心臟病，而大蒜卻具有清除脂肪的作用。所以常食大蒜可減少心臟病的發生。大蒜還可促進身體對 B 族維他命的吸收，從而造成保護神經系統和冠狀動脈的功能及預防血栓的形成。

大蒜還有一些奇特的功能，在夏秋季節腸道傳染病流行或冬春季節呼吸道傳染病流行期間，每天生食大蒜 1 ～ 2 頭，就能造成預防作用。如患傷風感冒、支氣管炎、咽喉炎、扁桃體炎等，在口內常含 2 ～ 3 瓣生蒜，每天更換 3 ～ 4 次，也有療效。用大蒜浸液灌腸，可驅除鉤蟲、蛔蟲和蟯蟲，也可治痢疾、腹瀉。將新鮮大蒜去皮搗爛如泥，填塞在齲齒洞裡，可止住疼痛。將蒜汁塗於患處，可治足癬。將用大蒜汁液浸溼的乾淨紗布條塞於陰道內，可治陰道滴蟲，通常使用 1 ～ 2 次，治癒率可達 95%。

大蒜常用服法如下：

★ **大蒜泡酒**：主要治血栓與動脈硬化、高血壓、皮膚病。製作與服用方法：將大蒜頭泡在白酒中，2週後服用。大蒜在酒精的化學作用下，產生了有上述療效的化合物。

★ **糖醋大蒜**：主要治療高血壓。製作與服用方法：將大蒜頭放在糖醋液（酸甜程度由自己確定）中，浸約 2 ～ 3 週即可服用。如感覺太辣，可多浸一些時間。每天早晨空腹吃 1 ～ 2 個，連糖醋汁一起喝。連吃半個月為一個療程。

★ **生吃大蒜**：飯前用冷開水含嚼，慢慢吞下。初學者嚼一小瓣（或半瓣），慢慢加多。吃完後緊接著吃飯。其主要作用是降低膽固醇，同時對治療水瀉、痢疾等都有特效。每天吃 3 克生大蒜，4 週之後，膽固醇顯著下降。

但是，食大蒜一次不宜過多，特別是患有胃及十二指腸潰瘍的病人及慢性胃炎、腎炎、肝炎病人，不宜食用生蒜。空腹時也不宜生食大蒜，以免使胃受到強烈刺激而引起急性胃炎。

此外，因大蒜含有大蒜素，食用後有難聞的氣味，在食用大蒜後，吃幾顆紅棗或花生米，或嚼幾片茶葉，口含或喝咖啡，蒜味即可消除。

■ 海帶

海帶是生長在海水中的大型褐色藻類植物，藥用稱為「昆而」，是餐桌上的健康食品，被譽為「長壽菜」。海帶富含碘質，可用來防治甲狀腺腫。

在 100 克海帶中，蛋白質含量 8.2 克，碳水化合物為 56.29 克，這是大多數水陸蔬菜所不及的；鈣、鐵含量極為豐富，分別高達 177 毫克和

150 毫克；含碘量尤為矚目，達到 240 毫克，而一般成年人每日有 150 毫克即能滿足需求。此外，100 克海帶還含有胡蘿蔔素 0.75 毫克，維他命 B_1 0.09 毫克，菸鹼酸 1.6 毫克，磷 216 毫克，鈷 22 毫克。海帶幾乎不含脂肪而含大量纖維素、褐藻醣膠物質等。

其主要的藥理作用如下：

★ **調節血液的酸鹼度**：經常食用海帶可有效地調節血液的酸鹼度。因為海帶是含鈣質極為豐富的鹼性食物，3 克～ 5 克海帶中所含的鈣相當於 160 克菠菜或 250 克柑桔中所含的鈣質。

★ **抗癌作用**：癌症患者的血液多為酸性。海帶是含鈣極為豐富的鹼性食物，能降低血液中的酸度，因而有抗癌作用；海帶有抗癌作用，還因為它能選擇性地濾除鍶、鎘等致癌物質；也由於海帶所含的纖維較難被消化，食後使腸蠕動增加，大便暢通，有助於排泄體內有毒物質。

★ **預防白血病**：海帶中的褐藻醣膠能預防白血病。

★ **降血壓作用**：海帶中的海藻酸具有降低血壓的作用。

★ **降血脂作用**：海帶中的澱粉硫酸酯為多醣類物質，具有降低膽固醇的作用，因此能預防動脈硬化。

★ **防治甲狀腺腫**：由於海帶中含碘量甚高，因此能防治甲狀腺腫大。

★ **益智作用**：碘被稱為智力元素，它是甲狀腺素的組成成分，甲狀腺素對腦和骨的生長發育有重大影響。老年人因食物成分單調、消化功能減退，也會缺碘，缺碘會加劇智力衰退，因此老年人應該注意補充碘。由於海帶含碘豐富，所以海帶有益智作用。

★ **其他作用**：由於海帶中含有較為豐富的甘露醇，因此對腦水腫、急性青光眼等均有一定的療效。

■ 淡菜

淡菜含有豐富的營養素，乾淡菜每 100 克含蛋白質 59.1 克，脂肪 7.6 克，碳水化合物 13 克，鈣 277 毫克，磷 864 毫克，鐵 24.5 毫克，還含有一定含量的維他命和微量元素。每公斤淡菜含碘 1,200 微克。淡菜含有多種人體必需的胺基酸，所含的脂肪主要是不飽和脂肪酸，這些成分對改善人體的血液循環功能有重要作用。淡菜中所含的微量元素錳、鈷、碘等，對調節身體正常代謝、防治疾病等均有十分重要的意義。

淡菜味鹹、性溫，具有較強的滋補作用。虛瘦倦怠、食少氣短、虛勞吐血、眩暈健忘者，均可將淡菜作為滋補品。將淡菜煮熟，吃肉喝湯，常食可治療陽痿早洩、腎虛下寒、腹中冷痛、久痢久瀉和婦女崩漏等症；將淡菜用黃酒浸泡，再和適量韭菜一起煮食，每日 1 次，有補腎助陽作用，可治療腰痛、小便餘瀝不盡、白帶及小腹冷痛等症；將淡菜皮蛋共煮服食，可治療高血壓、動脈硬化。

瓜果養生長壽法

■ 大棗

大棗具有補中益氣、養血安神、調營衛、生津液、解藥毒等功效，久服能輕身延年，是最常用的一種益壽果實。

大棗含有蛋白質、胺基酸、醣類、有機酸、維他命維他命 A、維他命 B$_2$、維他命 C、維他命 P，微量元素鈣、磷、鉀、鐵、鎂、鋁和大量的環磷酸腺苷等。

鮮棗含醣量約 20％～ 36％，乾棗高達 55％～ 80％，比製肝糖料甜菜、甘蔗的含量還高；100 克鮮棗含維他命 C 毫克 600 毫克，因而有「活

維他命 C 丸」之美稱，其維他命 P 的含量比檸檬高十幾倍，維他命 P 能健全人體的毛細血管，對高血壓和心血管疾病患者亦大有好處。

大棗的藥理作用如下：

★ **強壯作用**：大棗有興奮和增強肌肉的作用。常食大棗，能明顯增強體重和增強體質。

★ **保肝作用**：食大棗可明顯提高血清白蛋白與蛋白含量，能造成保護肝臟的作用。

★ **鎮靜降壓作用**：大棗中的黃酮類化合物有鎮靜、催眠和降壓作用。

★ **抗癌作用**：大棗可抑制癌細胞的增殖。

★ **抗菌作用**：大棗對各種細菌有抑制作用。

■ 龍眼（肉）

本品為無患子科植物眼的果肉，又名桂圓和益智。龍眼味甘、性溫，具有益心脾、補氣血、安神之功效，久服有強智聰明、輕身不老的作用。

龍眼肉的營養成分確非一般果品可比。每 100 克果肉中，含醣 65 克，蛋白質 5 克，磷 118 毫克，鈣 30 毫克，鐵 4.4 毫克，以及豐富的維他命 C 和維他命 B_1、B_2、A 和 P，此外還含有酒石酸、腺嘌呤、膽鹼和脂肪等。這些對於人體的正常生長，保證神經的傳導功能，促進脂肪的新陳代謝以及肝臟的健康都很有益處。

龍眼肉的藥理作用如下：

★ **抑菌作用**：龍眼肉水浸劑對杜盤氏小芽胞癬菌和痢疾桿菌有抑制作用。

★ **抗癌作用**：體外試驗，對某些癌症抑制率為 90%。

龍眼味甘性溫，所以內有痰火者、患有熱病者，不宜食用，尤其是孕婦，更不宜進食。

■ 核桃（仁）

核桃又名胡桃，是桃科植物胡桃的種仁。有肥健、潤肌、黑鬚髮、抗衰老的作用。

核桃仁含脂肪 40%～50%，其中主要為亞油酸、甘油脂，含蛋白質 15%左右，碳水化合物 10%，此外，尚含有鈣、磷、鐵、鋅、鎂、胡蘿蔔素、維他命維他命 A、B_1、B_2、C、E 等。

核桃仁的藥理作用如下：

★ **降血脂作用**：核桃仁可減少膽固醇在腸道中的吸收，促進膽固醇在肝內分解，並隨膽汁排出體外，因而使膽固醇減少，具有預防心臟病的作用。一天吃 3 個核桃，約 30 克，患心臟病的危險減少約 10%。

★ **降血壓作用**：核桃仁所含的黃酮類成分有降血壓作用。

★ **增加白蛋白**：常食核桃仁可使血清白蛋白含量增多，體重增加。

★ **抗衰老作用**：核桃仁中含鋅、鎂等元素，具有調節體內新陳代謝，延緩身體的衰老過程等作用，維他命 C 和 E 是抗氧化劑，能對抗「自由基」對細胞的損傷作用，因而也具有抗衰老的作用。

■ 沙棘果

沙棘果中除含有蛋白質、脂肪、碳水化合物外，還含有人體必需的多種維他命和礦物質，其中維他命含量豐富，尤以維他命 C 含量最高，幾乎居一切果、蔬之冠。每 100 克沙棘果中含維他命 C 可高達 800～850 毫克，最高可達 2,100 毫克以上；含維他命 E15～220 毫克；維他命維他命 A 的

含量則相當於豆油的 20 ～ 30 倍。沙棘果含脂肪約 11%，大部分由不飽和脂肪酸所組成，極易被人體吸收利用，並能降低血液中的膽固醇和三酸甘油酯，可有效地防治高血壓和冠心病。

　　沙棘果具有很高的食用和藥用價值。可活血降壓，對心血管系統諸病有顯著的治療作用；也能消喘止咳，可用於治療慢性氣管炎、咳喘等呼吸系統疾病；還能消食健胃，對消化系統疾病有療效，可用於治療胃及十二指腸潰瘍、胃痛及消化不良等症；並能防治癌症，原果中及藥品中含有多種化學成分，具有延緩和防治癌變的作用。用沙棘果製成的沙棘飲料，不但味道獨特，芳香可口，老少皆宜，而且有消食健胃、清肺止咳、安神降壓、舒筋活血、壯身健體、延年益壽的功效。而沙棘油則具有抗輻射、抗疲勞作用，能增強身體活力，對治療燒傷和十二指腸球部潰瘍等有特效。

■ 松子

　　松子有很高的營養和藥用價值。每 100 克可食部分含蛋白質 16.7 克，脂肪 63.5 克，碳水化合物 9.8 克，鈣 78 毫克，磷 230 毫克，鐵 6.7 毫克。松子中的脂肪成分主要為亞油酸、亞麻油酸等不飽和脂肪酸，有軟化血管和防治動脈粥狀硬化的作用，因此，老年人常食用松子，有防止因膽固醇而引起心血管疾病的作用。另外，松子中含磷較為豐富，對人的大腦神經也有益處。

　　松子作為藥用，有去痛生肌、潤肺、調理五臟、止躁防咳、滋補壯陽等功效。它對老年慢性支氣管炎、支氣管哮喘、便祕、風溼性關節炎、神經衰弱和頭暈眼花，均有輔助治療作用。用松子 15 克，每日早晚各服 1次，可用於治療老年人體虛便祕，用松子 10 ～ 15 克，當歸、桂枝、羌活各 6 克，加黃酒和水等量合煎，每日 1 劑，分 2 次服，可治風溼性關節炎。

粥食養生長壽法

■ 仙人粥

何首烏 30 克，米 100 克，紅棗 5 個。將何首烏切片，濃煎取汁。米、紅棗洗淨煮粥，粥成時加入首烏汁，稍煮片刻即成。每日早晚各服 1 次，連服 7 ～ 10 天後，間隔 3 ～ 5 天再服。

★ 功效：益肝腎，補氣血。適用於肝腎虧損，鬚髮早白，血虛頭暈耳鳴，腰膝痠軟，大便乾結，以及高血脂症、冠心病、神經衰弱及高血壓病。

■ 枸杞粥

枸杞 50 克，米 100 克，白糖適量。枸杞、米均洗淨。先將米煮至半熟，放入枸杞一起煮熟。

★ 功效：補肝腎，明目。適用於頭暈眼花、耳鳴、遺精、腰膝痠軟等症。

■ 海參粥

泡發海參 100 克，米 100 克。泡發海參剖洗乾淨，切成小丁，與洗淨的米一起加水適量煮成粥。

★ 功效：補腎，益精，養血。適用於精血虧損、體質虛弱、性機能減退、低熱盜汗、腎虛尿頻等症。

第六章　女性飲食營養與養生

■ 肚粥

豬肚一副，白朮 60 克，檳榔一枚，生薑 45 克，米 50 克。先將豬肚洗淨除去涎脂。再將白朮、檳榔、煨過的生薑研為粗末，放入豬肚中縫口。加水，豬肚煮熟，取汁加入米及調味佐料（如茴香、胡椒粉、鹽、蔥等）煮粥。

★ 功效：健脾和胃。

■ 羊肝紅蘿蔔粥

羊肝 150 克，紅蘿蔔 100 克，稻米 100 克，蒜頭數瓣，黃酒、蔥、薑、精鹽、味精適量。羊肝和紅蘿蔔均切成 5 平方公釐小丁，肝丁用黃酒、薑汁漬 10 分鐘。用熱油爆香蒜蓉後，倒入肝丁，略炒盛起。將稻米熬成粥後加入紅蘿蔔丁，燜煮 15 ～ 20 分鐘，再加入肝丁並調味。

★ 功效：有明目、護眼及治夜盲的功用。

■ 山藥桂圓粥

鮮生山藥 100 克，桂圓肉 15 克，荔枝肉 3 個，五味子 3 克，白糖適量。將生山藥去皮切成薄片。將山藥片、桂圓、荔枝肉（鮮者更佳）、五味子一起煮，煮好後加入白糖即成。

★ 功效：能補益心腎。

■ 山藥扁豆粥

鮮山藥 30 克，白扁豆 15 克，米 30 克。將鮮山藥去皮，切片。在鍋中加入適量的水，先煮米和扁豆，燒沸後，再加入山藥片一起煮，煮好後

加適量白糖即成。

★ 功效：能消暑益氣，健脾止瀉。

■ 藕粉粥

藕粉 25 克，白米 25 克（或麥片亦可），白糖適量。將米放入鍋煮粥，將熟時放入藕粉調勻，加糖即成。或用水煮麥片，數沸後將藕粉打糊調入和勻，加糖即成。

★ 功效：能補益心脾。

■ 核桃肉糯米粥

糯米 100 克，核桃 15 顆。將核桃敲碎取出核桃肉。核桃殼加清水煮20 分鐘後，棄殼留湯。將核桃殼湯加核桃仁、糯米煮成粥。

★ 功效：能防治孕婦妊娠嘔吐。

動物食品養生長壽法

■ 優酪乳

優酪乳由嚴格消毒的鮮奶，接種乳酸桿菌並添加糖，經發酵、凝固、冷凍等工序製成，對人體健康有以下好處：

★ 在適宜的溫度下，乳酸桿菌在鮮奶中大量生長繁殖，將乳糖分解成乳酸。乳酸可使腸道內中性或鹼性環境轉變為酸性，從而破壞和抑制了腐敗菌在腸道內的生長繁殖，使人體免受和減輕有毒物質的侵害。這是因為腸道內腐敗菌在中性或弱鹼性環境下能大量活動，不僅使腸道

內的蛋白質分解，同時產生一些有毒物質，如吲哚、酚、糞臭質等。這些有毒物質影響著身體健康，特別是可導致神經系統過早地衰老。

★ 優酪乳能促進胃蠕動，刺激胃酸分泌，增強胃腸道的消化能力，增進身體的新陳代謝。

★ 乳酸菌在生長發育過程中，能生成一種抗生素，這種抗生素可抑制和消滅很多病原菌的生長，如結核桿菌等。因此對一些疾病有預防和輔助治療作用。

★ 由於乳酸可使腸道內有益細菌增加，對腐敗菌有抑制作用，因此能防止腐敗菌分解蛋白質產生的毒物在體內聚積，由此可預防某些癌症的發生。

★ 牛奶經乳酸菌發酵後，游離胺基酸和肽有所增加。游離胺基酸含量約為牛奶的 4 倍，必需胺基酸的含量也比牛奶高 4 倍左右。

★ 牛奶經乳酸菌作用後，其中脂肪結構變得更易於被人體消化吸收。其中鈣變成乳酸鈣，乳酸鈣不僅有助於優酪乳形成凝塊，而且使鈣易於被人體吸收，這對防治老年人骨質疏鬆症大有裨益。

★ 優酪乳中維他命維他命 A、B_1、B_2、C 等含量與牛奶差異不大。但葉酸含量卻較牛奶增加 1 倍以上，膽鹼含量顯著增多，這對防止體內脂肪氧化和膽固醇濃度過高有明顯效果。

★ 由於老年人代謝功能減退，結腸和直腸萎縮，腸道黏液分泌量減少，因此容易引起便祕。優酪乳有輕瀉作用，故而對老年性便祕有防治作用。加之優酪乳營養豐富，且容易消化吸收，因此是老年人理想的保健食品。

因此優酪乳能使人健康長壽，長期享用可延年益壽。

■ 蜂蜜

蜂蜜是一種甜的黏性液體，具有滋養補中、潤燥、解毒、止痛之功效；蜂乳具有滋補強壯之功效，可用於老年體衰、病後虛弱等；花粉具有滋補強壯、美容、抗衰老等功能，也可用於神經衰弱和貧血等。

蜂蜜中的碳水化合物占總成分的 70%～80%，其中又以果糖和葡萄糖為主，占總量的 80%～90%，其餘的為蔗糖和麥芽糖。此外，還含有蛋白質，胺基酸，酶，有機酸，乙酚膽鹼，維他命維他命 A、B_1、B_6、C、D、K，菸鹼酸，葉酸，以及銅、鐵、錳、鎳等微量元素。

蜂蜜的主要藥理作用如下：

★ **滋補強壯作用**：蜂蜜、蜂乳、花粉可促進生長發育，提高耐缺氧、耐高溫、耐疲勞的能力，促進細胞的再生。

★ **增進造血功能**：口服或注射蜂王乳均能增進身體的造血功能，使紅血球、血紅素和血小板的數量增加。

★ **降血壓作用**：蜂王乳有擴張冠狀動脈，降低血壓的作用。

★ **降血脂作用**：蜂王乳和蜂膠均有降低血液膽固醇的作用。

★ **興奮性功能**：由於蜂王乳有促腎上腺皮質激素樣作用，因而能興奮性功能。

★ **抗菌作用**：蜂蜜、蜂乳、蜂膠均有抗菌作用。其中蜂膠對金黃色葡萄球菌和黃癬菌等有抑制作用，還能殺死陰道滴蟲並能抗流感病毒。

★ **降血糖作用**：蜂王乳能降低血糖，它雖然很甜，但不會像糖那樣使人發胖。

★ **抗癌作用**：蜂王乳對移植性白血病、淋巴癌、乳癌和多種腹水癌的癌細胞生長有很強的抑制作用。

★ **抗潰瘍作用**：蜂蜜和蜂乳都有止痛和抗潰瘍作用，可用於治療潰瘍病。

★ **再生修復作用**：蜂蜜能促進損傷組織再生修復過程，促進創傷組織的癒合。

由於蜂蜜含有多種胺基酸、維他命和生物活性物質，這些物質在高溫下會遭到不同程度的破壞，因此蜂蜜不能煮沸，也不宜用開水沖服。合理的食用方法是：用 40～50℃的溫開水沖服，或用溫熱的牛奶、豆漿沖服。在炎熱的夏季，

■ 燕窩

燕窩既是與熊掌、魚翅齊名的山珍海味、高級宴席上的美味佳餚，又是一種馳名中外的高級滋補品。它含有豐富的蛋白質，每 100 克含量可高達 50 克，還含有多種胺基酸、醣類、礦物質和維他命等。

燕窩的補益作用極佳，凡久病體虛、羸瘦乏力、氣怯食少者，都可把它作為滋補品。燕窩有壯陽益氣、和中開胃、添精補髓、潤肺、止久瀉、消痰涎等功效。

燕窩還具有抗衰療病、攝生自養的功效。用燕窩與銀耳、冰糖燉服，可治乾咳、盜汗、肺陰虛症；以燕窩與白芨慢火燉爛，加冰糖再燉溶，早晚服之，可治療老年性支氣管炎、肺氣腫、咯血等。

燕窩在食用前應先用清水刷洗一遍，再放入 80℃熱水中浸泡 3 小時，使其膨脹鬆軟，然後用鑷子將毛絨除淨，再放入 100℃開水中泡 1 小時左右，即可取用烹調。

■ 海參

海參的營養價值較高，每 100 克泡發海參含蛋白質 14.9 克，脂肪 0.9 克，碳水化合物 0.4 克，鈣 357 毫克，磷 12 毫克，鐵 24 毫克，以及維他命 B_1、維他命 B_2、菸鹼酸等。海參含膽固醇極多，為一種典型的高蛋白、低脂肪、高膽固醇食物，加上其肉質細嫩，易於消化，所以，非常適宜於老年人、兒童以及體質虛弱的人食用。

海參既是宴席上的佳餚，又是滋補人體的珍品，其藥用價值也較高。海參有滋補肝腎、強精壯陽的作用。凡有久虛成癆、精血耗損，症見眩暈耳鳴、腰酸乏力、夢遺滑精、頻尿的患者，都可將海參作為滋補食療之品。此外，因海參似海帶、海藻等海產品，含有一定量的碘，故還有促使新陳代謝旺盛、血液流暢的作用。因此，對高血壓患者極為適宜，並可治療陽痿、遺精等症。治療高血壓、血管硬化、冠心病，可將海參 30 克，加水適量，燉爛，再加入冰糖適量燉一下，待冰糖溶化，於早餐前空腹服用。治陽痿、遺精、頻尿，可將海參 30 克，切片煮湯，加生薑、鹽調味後，食參喝湯。

■ 蝦

蝦肉具有味道鮮美、營養豐富的特點，每 100 克鮮蝦肉中含水分 77 克，蛋白質 20.6 克，脂肪 0.7 克，鈣 35 毫克，磷 150 毫克，鐵 0.1 毫克，維他命維他命 A 360 國際單位，還含有維他命 B_1、維他命 B_2、維他命 E、菸鹼酸等，蝦皮的營養價值更高，每 100 克含蛋白質 39.3 克，鈣 2,000 毫克，磷 1,005 毫克，鐵 5.6 毫克，其中鈣的含量為各種動植物食品之冠，特別適合老年人和兒童食用。

蝦類的補益作用和藥用價值均較高，有壯陽益腎、補精、通乳之功。

凡是久病體虛、氣短乏力、飲食不思、面黃羸瘦的人，都可將它作為滋補和療效食品。常人食蝦，也有健身強力效果。具體用法是：治療陽痿，可將鮮蝦 150 克、韭菜 250 克，加油鹽一起炒熟食用，或將鮮大蝦加糯米、甜酒燉服，每日早晚適量食用；治陽痿、腰痛、乏力，可用蝦 50 克，冬蟲夏草 15 克，九香蟲 15 克，水煎服，日服 1 劑；治脾腎虛諸症，可用蝦仁 15 ～ 20 克，洗淨，豆腐 500 克，切塊，再將兩味一起放鍋中水煮，並加入蔥、薑、鹽調味，待蝦仁熟後，食豆腐、蝦仁，飲湯。

　　蝦易引起上火、生痰、過敏，凡有瘡瘺宿疾者或陰虛火旺時，不宜食蝦。

藥膳養生長壽法

■ 蟲草鴨塊

　　蟲草 3 克，鴨肉 150 克，蔥、薑、黃酒、鹽、胡椒粉適量。將老雄鴨褪毛、去臟洗淨後，取腿或胸部帶骨鴨肉 150 克，切成小塊（麻將牌大小）放在沸水中焯去血水漂淨。蟲草去灰屑洗淨待用。蔥切段，薑切片。把蟲草、鴨肉及調料均置於汽鍋中，加水適量，上籠用旺火蒸 2 小時。取蔥、薑，倒入炒鍋內，用旺火燒沸收汁，然後用溼太白粉勾芡即可。

　　補肺腎、止喘咳，適用於喘咳、自汗、陽痿、遺精等肺氣虛、肺腎兩虛；病後體弱、精神萎靡、食慾不振者、患老年性慢性支氣管炎者。

　　本膳方量為 1 人份。虛寒泄瀉、感冒初起、喜熱畏寒者忌用。

■ 枸杞炒肉絲

　　枸杞 15 克，豬瘦肉 100 克，冬筍 30 克，豆油 30 克，鹽、糖、味精、

溼澱粉適量，麻油少許。將豬肉切絲，冬筍肉在沸水中焯熟，切絲。枸杞洗淨，置高粱酒中浸 7 日後用（不浸酒亦可用）。熱鍋後，放入豆油 15克，燒至七成熟，肉絲下鍋煸炒至八成熟時盛起。起油鍋再放豆油15克，油六成熟時，放入冬筍絲煸炒片刻，加枸杞、肉絲、鹽、糖、味精略加翻炒，用溼澱粉勾芡、澆麻油即可。

滋肝補腎、滋陰補血，適用於體虛乏力、精神萎靡、眩暈、心悸、陽痿、腰痛等症，也可供體虛神衰、性慾減退、貧血者常用之膳食，無病之人強身益壽。

本膳方量為 1 人份。消化不良、腹瀉者忌用。

■ 參歸豬心湯

黨參25克，當歸12克，豬心1個，鹽適量。將豬心剖開洗淨，黨參、當歸切片裝入紗布袋封口備用，豬心切片。把豬心與黨參、當歸放入盛器中，加水適量，隔水燉煮 1 小時以上，去藥，用鹽調味即可。

益氣、補血、寧心，適用於自汗、心悸、失眠等心血虛症。

本膳方為 1 人份。常食有益，但量宜減半。

又方：四味滷豬心，上方中再加入五味子、黃耆各 12 克。4 味藥物均裝入紗布袋中，加清水 1,000 毫升先煎 1 小時，去藥留汁。將豬心一剖為二，放入藥汁中，加鹽適量，用文火煮 1.5 小時。取出豬心，用旺火煮汁至濃稠，澆在豬心表面。可作冷盤用，功效與上方相同。

■ 芝麻鴨子

雄鴨 1 隻，芝麻 150 克，雞肉泥 100 克，荸薺 150 克，蛋清 1 個，鹽、味精、料酒、薑、蔥等適量。將鴨宰殺後，除去毛椿，從背上開膛去五

臟，洗淨；用開水汆一遍，放入盆內，上籠蒸爛。將鴨涼後去骨，分為兩半，用雞肉泥、蛋清、芝麻、碎荸薺、豆粉、味精、料酒、鹽抹在鴨內膛肉上，用溫油炸酥，撈出控去油即成。

本藥膳可補肺腎、清肺止咳，尤適用於小便不利、便祕等症。

春季的進補

春季，人體正是舒暢伸展之時，通常並無進補的必要，但是身體虛弱者，為改善體質，也可適當服些補藥。

春季正是萬物甦發季節，進補應該考慮協助人體正氣的滋生，選用補益元氣的滋補品比較適宜。補益元氣功效最好的當推人參，它性甘味平，功能健脾益肺、寧心安神。市售的紅參、白參均可選購服用。通常疲乏無力，略有畏寒，屬於氣陽不足的人可服紅參；疲乏無力，略有口渴屬於氣陰不足的可服白參。一般的服法，每次用 3 ～ 5 克，切碎（紅參在切片前先在火上燒軟），放在小瓷碗裡，加水大半碗和糖少許，放蒸鍋蒸燉，每天服 1 ～ 2 次。也可購買用紅參製成的「人參片」吞服，每次 3 ～ 5 片，每天 2 ～ 3 次。除人參外，也可用黨參 15 ～ 30 克、黃耆 15 ～ 30 克、紅棗 10 ～ 15 克，煎湯飲服，同樣具有補氣作用。

食物方面，母雞、精肉燉湯、蛋、紅棗都可作為調補食品。牛奶、桂圓偏於溼熱，適宜於氣陽不足者。蜂王乳也是滋補良品，適量入服，同樣具有補虛強身的效果。

夏季的進補

綠豆，夏季常服，不但有清熱解毒的作用，而且還含有豐富的澱粉、脂肪、蛋白質、維他命、菸鹼酸等。屬於良好的「清補」之品，可以煮粥或煨湯服食。西瓜，可清熱消暑，生津解渴，富含果糖、葡萄糖、胺基酸、胡蘿蔔素、維他命 C 等，具有良好的滋補作用。

對於脾虛的人，夏季適宜選用健補脾胃、化除溼邪、性質平和、補而不膩的補益之品。常用的有赤豆、薏仁米等，都含有碳水化合物、蛋白質脂肪、維他命等。既是藥物又是良好的滋補之品。可以分別各半服食，作為點心，也可以將兩者合在一起，每次各用 50 ～ 100 克煮爛服食，具有良好的補益作用。

秋季的進補

脾胃虛弱，消化不良者，適宜服食蓮子、山藥、紅棗。這些食物富含澱粉、蛋白質、維他命等，具有健補脾胃的功效，可以分別煮爛服食。

秋季若是出現口乾唇焦等「秋燥症」時，可選用滋陰潤燥的補品，如燕窩、銀耳、百合進食。

燕窩，功能滋陰潤燥，兼有益氣補中的作用。燕窩含有多種蛋白質以及葡萄糖、鈣、磷、硫等成分，是潤肺養陰的佳品。通常先用清水泡，揀去羽毛、雜質後用水燉服。

銀耳，又稱白木耳，主要含碳水化合物，還富含脂肪、蛋白質以及硫、磷、鐵、鎂、鈣成分。具有滋陰、潤肺、養胃、生津之效。用水浸泡發脹後，煮爛加糖服食，具有良好的滋補功能。

百合是價廉物美、秋季潤補的良品。具有養肺陰、潤肺燥、清心安神之效，是治療肺陰不足、虛煩不安的良藥。它含有澱粉、蛋白質、脂肪等，對人體具有補養作用。通常是煮爛加糖服食。

中成藥裡的「瓊玉膏」，由生地、蜂蜜、茯苓、黨參等製成，具有滋陰潤肺的作用，因而又稱為「滋潤瓊玉膏」。「二冬膏」，由天門冬、麥門冬二藥製成，功能滋養肺陰。這兩種成藥都是秋季適宜用乾燥病調補的佳品，可以每次服 10 ～ 15 克（約 1 羹匙），每天服 2 次，用溫水送服。

冬季的進補

冬季選用滋補之品，適宜服用脂膏滋膩的藥物或脂多味厚的食物，尤具是動物類補品。每個人身體情況不同，在進補時，應依情況分別對待，多有下列幾種情況：

陰虛不足者，冬天特別怕冷，適宜服助陽的補品。助陽功效最好的藥物應首推鹿茸。它具有補益腎陽的作用，溫而不燥。可購買鹿茸的「血片」或「粉片」，每次 0.5 ～ 1 克，放碗內加水，隔水燉服。若是購買中成藥「鹿茸片」（用鹿茸研粉製成的片劑），每次 35 片，日服 1 ～ 2 次。還可選服以鹿茸為主製成的各種成藥，如「參茸片」、「參茸補膏」、「龜齡集」、「大菟絲子丸」等，以鹿角膠為主的「左歸丸」、「人參鹿茸丸」等，以全鹿為主的「全鹿丸」等。

另外，許多食物也具有補助陽氣，增加禦寒作用，例如羊肉、牛骨髓等，都是冬季補陰的上品，適宜經常食用。

陰虛體質者，在冬季適當進補常常也能取得一定的效果。常用中成藥有「左歸丸」、「六味地黃丸」等，通常每次服 5 ～ 10 克，每天服 2 ～ 3 次。

食品,諸如海參具有補精益腎的功效,能治精血虧損,虛弱勞怯等疾病;哈什螞腎油具有補腎益精,潤肺養陰作用,可用於病後虛弱、肺腎陽虛之症,此外,燕窩、銀耳也可選購服食。

血虛不足,經常頭昏眼花者,在進補時適宜選用補益氣血之品。常用的有「健身長壽膏」、「補氣養血膏」、「參杞補膏」、「十全大補膏」、「兩儀膏」、「滋補膏」等都是功效較佳、服用方便的中成藥。還有「十全大補丸」、「人參營養丸」、「河車丸」、「滋補片」、「參杞沖劑」等,同樣都具有補氣益血作用。

阿膠,又稱驢皮膠,具有較好的補血滋陰功能。不僅可以配合其他補藥製成膏滋藥服用,也可單獨用黃酒浸泡後加入適當清水、砂糖,隔水燉溶,冷卻後服用。每天服 1 ～ 2 次,每次 1 匙,對血虛不足有非常好的補益作用。

其他的一般體弱者,可燉食母雞、精肉、蹄膀等。並可適當進食蜂王乳、牛奶、豆漿、蛋、紅棗、桂圓等。

■ 藥補與食補

任何事物都有兩重性,有一利,就有一弊,補藥也是如此。比如長期過量服用維他命 C,可引起嘔吐、腹瀉;又如人參是補藥,可是陰虛火盛的人服用人參則有害無益。

俗話說,藥補常常不如食補。人體所需的六大營養素 —— 蛋白質、脂肪、維他命、碳水化合物、礦物質和微量元素,都可從食物中攝取,所以只要不是嚴重疾病造成特殊需求,就不必花大錢去吃補藥。

第六章　女性飲食營養與養生

■ 避免衰老食物

女性到了一定的年齡後，有一種叫做「過氧脂肪」的色素沉澱在神經細胞裡，它能抑制人體組織細胞的新陳代謝，干擾組織器官的生理功能，這是一種促進人體組織過早衰老的有毒物質。它隨著人的年齡的增加而變多，與人的年齡成正比，被稱為「衰老物質」。

「過氧脂肪」是油脂食物中不飽和脂肪酸被氧化而成。而不飽和脂肪酸又是人體不能自己合成的必需脂肪酸，它具有促進人體發育、皮膚潤澤、光滑、毛髮烏黑發亮的作用，所以人們又叫它「美容酸」。凡是含油脂類的食物，如芝麻、花生、核桃、臘肉、葵花籽、蝦米、食油等，都含有這種不飽和脂肪酸。可是這些食物如果存放的時間過久，又不透氣，或長時間的曝晒，都會使不飽和脂肪酸被氧化，產生「過氧脂肪」。另外，油炸食物和炸過食品而存放過久的食油，也都含有「過氧脂肪」。所以，最好少吃和不吃油炸食物或食用油炸過食物而存放過久的油，芝麻、花生、葵花籽、肉等存放時間不要過長，也不應將這些食物放在太陽下長時間曝晒。

常服用抗衰老藥膳

由於中年女性的組織、器官已在不同程度上出現了衰老的情況。因此，對於她們來說必須要經常服用一些可以抗禦衰老的藥膳。

飲食在抗衰老方面發揮重要作用。《養老奉親書》言：「其高年之人，真氣耗竭，五臟衰弱，全仰飲食以資氣血。」「故飲食進則穀氣充，穀氣充則氣血勝，氣血勝則筋力強。」古本草中記載了不少「增年」、「壽世」、「不老」、「長生」、「耐老」、「駐顏」的食物，諸如山藥、茯苓、

藕粉、枸杞、黑大豆、核桃仁、奇異果、蜂蜜、花椒等。具有上述功效的食物或食養方，透過補益扶正（以滋補腎、脾、心三臟為主）或瀉實祛邪，或調理臟腑，以增強人的體質，激發活力，平衡內外環境，從而祛病安康，益壽增年。

附錄　女性補益湯菜譜

鳳爪螺片湯

【食材】

新鮮雞腳 6 隻，響螺乾片 150 克，豬肉 200 克，南北杏仁、枸杞各 15 克，生薑片數片，米酒少許。

【做法】

① 雞腳每隻對半切開，放入開水中，略滾撈起待用。

② 螺片用溫水浸軟。

③ 各藥料分別洗淨，加調味共置一大燉盅，加開水 3 碗，隔水燉 3 個半小時，揭盅試味調足調料即可飲用。

塘虱二烏湯

【食材】

塘虱魚 1 條（約 500 ～ 600 克），烏豆（黑豆）150 克，烏棗 6 粒，陳皮 1 小塊，瘦肉 200 克，鹽適量。

【做法】

① 塘虱魚買回來放進盆中加熱開水沖，去魚腮腸雜，原條洗淨。

② 黑豆揀好洗淨；烏棗去核；瘦肉原件洗淨。

③ 各料一起放入瓦煲，加水 6 碗，煲 3 個小時即可。

粉葛鯉魚湯

【食材】

粉葛 750 克，鯉魚 1 條，赤小豆 50 克，赤皮花生 100 克，豬骨 250 克，鹽適量。

【做法】

① 粉葛去皮切橫片洗淨。

② 鯉魚宰洗淨留鱗，先煎香至鱗微黃。

③ 赤豆與花生分別洗淨。

④ 豬骨揀豬扇骨、骨交骨洗淨。

⑤ 所有用料共置瓦煲，加水 6 碗，煲足 3 小時湯成。

泥鰍魚瘦肉湯

【食材】

泥鰍魚、瘦肉各 500 克，黃耆 100 克，紅棗 6 粒，鹽適量。

【做法】

1. 泥鰍魚秋、冬最肥美，買來宰洗淨去腸雜，加油煎至微黃，加水 1 碗，略煮沸調鹽。
2. 瘦肉原件洗淨，紅棗去核，洗淨共置瓦煲（內裝泥鰍魚），加水 6 碗，煲足 3 小時，使其精髓盡出即成。

章魚豬腳薑湯

【食材】

章魚 150 克，豬腳 2 隻，生薑 1 塊，鹽適量。

【做法】

1. 豬腳燒去皮毛，去腳甲，洗淨斬件待用。
2. 章魚略浸洗，生薑去皮切小塊，上述各料共置瓦煲，加水 6 碗，煲 3 小時至熟爛，飲湯食豬腳。

淮山百合鰻魚湯

【食材】

鰻鱔 1 條（約 500 克），百合 25 克，淮山 50 克，烏豆 100 克，薑片數片，酒、胡椒粉各適量。

【做法】

1. 鰻鱔魚宰淨拖滾水去淨潺液，切粗件，淋少許酒辟腥。
2. 各料洗淨置大燉盅，加水 2 碗蓋好，隔水燉 2.5 小時，開蓋撒胡椒粉，飲湯食肉，各料均可食。

生蠔桑寄生湯

【食材】

生蠔 3 顆，桑寄生 30 克，豬瘦肉 120 克，油鹽酌量。

【做法】

1. 生蠔先用淡鹽水養幾天，用前入開水燙過，去殼留肉。

② 豬瘦肉洗淨後和其他用料一起放入砂煲內，加清水 5 碗，煮約 3 小時，調味即成。

加味菌陳蜆肉湯

【食材】

菌陳 24 克，田基黃 30 克，虎杖 15 克，蜆肉 12 克，油鹽酌量。

【做法】

① 將菌陳、田基黃、虎杖沖洗乾淨，放入沙鍋。

② 蜆肉浸洗淨後，一併入沙鍋，加入清水 5 碗，以慢火煎煮至 2 碗許，調味後便可飲用。

枸杞清湯

【食材】

枸杞葉 50 克，紫魚 10 克，鹽、味精各少許，雞骨頭 1 副。

【做法】

① 枸杞葉 2 把，取嫩芽及葉片，枝條洗淨待用。

② 雞骨頭 1 副，洗淨加入 8 杯水；洗淨之枸杞枝條切成小段；將雞骨頭、枸杞枝條和紫魚片一起放入鍋中，煮至餘 6 杯水，用紗布過濾作高湯。

③ 高湯入鍋中煮沸後，加入洗淨之枸杞嫩葉，以大火煮沸。

④ 加放少許鹽、味精調味，可立即食用。可經常食用，不拘時日。

知母鮑魚湯

【食材】

知母 15 克，乾鮑魚 20 ～ 25 克。

【做法】

① 知母、乾鮑魚分別洗淨。

② 各料一起放入沙鍋煮湯食即可。

草決明海帶鉤藤湯

【食材】

海帶 30 克，草決明、鉤藤各 10 克。

【做法】

① 草決明與鉤藤加水 100 毫升，一起煎至 50 毫升，去渣取藥汁備用。

② 海帶洗淨切粗絲，放入沙鍋，加水 300 毫升煮至熟爛為度，再加入藥汁即成，飲湯吃海帶。

川芎魚頭湯

【食材】

草魚或鱅魚頭 1 個（約 150 克），川芎 10 克，白芷 8 克，胡椒粉、油、鹽、酒各少許。

【做法】

① 魚頭洗淨，刀切為二，熱水燙過後，抹上少許酒醃 5 分鐘。

② 川芎、白芷洗淨，用紗布包好，然後與魚頭一起放入沙鍋，加水 500 毫升，煎至 200 毫升。

③ 去川芎、白芷，加入胡椒粉、油、鹽調味，再煮片刻即成，趁溫飲湯吃魚。

黑豆鯉魚湯

【食材】

黑豆 60 克，鮮鯉魚 1 條（約 250 克）。

【做法】

① 將鯉魚去鱗及內臟，洗淨。

② 黑豆淘洗淨，與鯉魚一起入鍋燉湯食。

薺菜參肉湯

【食材】

薺菜 100 克，海參 1 枚（約 150 克），豬瘦肉 50 克。

【做法】

① 薺菜洗淨。

② 海參泡發。

③ 豬瘦肉切小片，與薺菜、海參共置瓦煲，調味煮湯食。

鯉魚茶醋湯

【食材】

鯉魚 1 條（約 150 克），茶葉 10 克，食醋 15 毫升。

【做法】

① 將鯉魚去磷及內臟，洗淨放入砂煲內。

② 同時放入用紗布包裹的茶葉及

食醋，加清水 3 碗，煮成湯約
1 碗，食魚飲湯。

鱧魚冬瓜湯

【食材】

鱧魚（大者）1 條，冬瓜 250 克，
蔥適量。

【做法】

① 鱧魚去腹垢，洗淨。

② 冬瓜切小方塊共入砂煲內，加
蔥白，煮湯食，飲湯食魚及冬
瓜。

千金鯉魚湯

【食材】

茯苓 15 克，白朮、生薑、陳皮、
白芍、當歸各 10 克，青鯉魚
500 克。

【做法】

① 將鯉魚去鱗及內臟。

② 餘藥洗淨用乾淨紗布包裹，與
鯉魚一起煮 1 小時，去藥包。
飯前空腹吃魚飲湯。

牡蠣斂精湯

【食材】

牡蠣 60 克，豬肚 1 個，白朮 30
克，苦參 15 克。

【做法】

① 將豬肚用鹽擦洗，去除黏液。

② 牡蠣洗淨打碎。

③ 白朮、苦參洗淨，用紗布包好
扎口，放入豬肚內綁好，用 8
碗水以慢火煎煮至 2 碗，取出
藥包，調味飲湯。

④ 豬肚切塊，分 2 日佐餐食用，
間斷再服。

泥鰍蝦肉湯

【食材】

泥鰍 100 克，蝦肉 50 克，薑 5 片，
植物油適量。

【做法】

① 泥鰍放清水中，待排盡腸內汙
物洗淨。

② 熱油，放入薑片，入泥鰍煎至
金黃。

③ 然後加水約 3 碗，放入蝦米，
共煮成湯。

附片鯉魚湯

【食材】

熟附片 15 克，鯉魚 1 尾（約 500
克），薑末、蔥花、鹽、味精各
適量。

【做法】

① 用清水煎煮附片 1～2 小時。

② 用上述藥汁煮常規整理好的鯉
魚。

③ 食時入薑末、蔥花、鹽、味精
等調味。

補腎鯉魚湯

【食材】

杜仲、枸杞各 30 克，乾薑 10 克，
鯉魚 1 尾（約 500 克）。

【做法】

① 將鯉魚去鱗及內臟。

② 餘藥洗淨用紗布包裹，與鯉魚
一起煮 1 小時，去藥包。分 2
次於飯前空腹吃魚飲湯。

枸杞肝肉薑蛋湯

【食材】

枸杞 500 克，豬肝、瘦豬肉各 200
克，蛋 3 顆，生薑 2 片，鹽、薑
汁、燒酒、生抽、白砂糖各少許，
太白粉適量。

【做法】

① 將鹽、薑汁、燒酒、生抽、白
砂糖各少許和太白粉適量拌
勻，調開成醃料。

② 揀選新鮮豬肝和瘦豬肉，用清
水洗乾淨，瀝乾水，分別切薄
片，加入醃料拌勻，使醃透入
味。

③ 選購新鮮枸杞，用清水洗乾
淨，摘取葉片，枸杞梗捆成一
束。

④ 生薑用清水洗乾淨，刮去薑
皮，切 2 片。

⑤ 先將枸杞梗和生薑放入煲內，
加入適量清水，用猛火煲至水
開，然後用中火繼續煲片刻，
取出枸杞梗，放入豬肝、瘦豬
肉，候熟，再放入枸杞葉，候

再開時將全部食材撈起上碟，然後將蛋逐顆去殼，放入湯內慢火浸著，直至蛋熟時撈起放在菜面上，可以蘸生抽、熟油作下飯、下酒菜吃，湯水以少許鹽調味，即可佐膳飲用。

香花菜滾豬肝湯

【食材】

香花菜 400 克，豬肝 300 克，生薑 1 片，鹽、生抽、生油、胡椒粉各少許，太白粉適量。

【做法】

1. 將適量生抽、生油、胡椒粉和太白粉拌勻，調開成醃料。

2. 揀選新鮮豬肝，用清水洗乾淨，抹乾水，切成薄片，加入醃料拌勻，使醃透入味。

3. 香花菜摘取菜葉，用清水洗乾淨。

4. 生薑用清水洗乾淨，刮去薑皮，切一片。

5. 瓦煲內加入適量清水，先用猛火煲至水開，然後放入生薑和香花菜，中火煲 5 分鐘左右，再放入豬肝，滾熟，以少許鹽調味，即可佐膳飲用。

菠菜火腿豬肝湯

【食材】

菠菜 600 克，金華火腿 25 克，豬肝 200 克，生薑片、鹽、生抽、生油、胡椒粉各少許，太白粉適量。

【做法】

1. 將生抽、生油、胡椒粉各少許和太白粉適量拌勻，調開成醃料。

2. 揀選新鮮豬肝，用清水洗乾淨，抹乾水，切成薄片，加入醃料拌勻，使醃透入味。

3. 金華火腿用清水沖洗乾淨，切成小片。

4. 揀選新鮮菠菜，去根鬚，切段，放入開水中稍煮，用清水洗乾淨，瀝乾水。

5. 生薑用清水洗乾淨，刮去薑皮，切 1 片。

6. 瓦煲內加入適量清水，先用猛

火煲至水開，然後放入生薑、金華火腿片和菠菜，改用中火煮片刻，再放入豬肝，候熟透，以少許鹽調味，即可佐膳飲用。

紅絲線玉竹豬肺湯

【食材】

紅絲線（乾品）100 克，玉竹 50 克，南杏仁 5 克，北杏仁 20 克，陳皮 1 角，蜜棗 2 枚，瘦豬肉 150 克，豬肺 1 個，鹽少許。

【做法】

1. 先將豬肺喉部套入水龍頭上，灌入清水使豬肺脹大充滿水，用手擠壓令水出。反覆不停用此方法洗多次，直至將豬肺洗至白色。再將豬肺切成塊狀，放入開水中煮 5 分鐘左右，撈起。

2. 紅絲線乾品、玉竹、陳皮分別用清水浸透，洗乾淨。

3. 南杏仁、北杏仁分別去衣，用清水洗乾淨。

4. 蜜棗和瘦豬肉分別用清水洗乾淨。

5. 瓦煲內加入適量清水，先用猛火煲至水開，然後放入以上全部食材，候水再滾起，改用中火繼續煲 2 小時，以少許鹽調味，即可佐膳飲用。

桑椹靈芝豬心湯

【食材】

桑椹子 50 克，靈芝 25 克，蜜棗 4 粒，陳皮 1 角，豬心 1 個，鹽少許。

【做法】

1. 選購新鮮豬心，將其剖成兩半，切去筋膜，用清水洗去血汙，切成件。

2. 桑堪子和陳皮分別用清水浸透，洗乾淨。

3. 靈芝和蜜棗分別用清水洗乾淨。

4. 瓦煲內加入適量清水，先用猛火煲至水開，然後放入以上全部食材，候水再滾起，改用中

火繼續煲 3 小時左右，以少許鹽調味，即可佐膳飲用。

蓮藕煲豬脊骨湯

【食材】

蓮藕 500 克，豬脊骨 1,000 克，生薑 4 片，南棗 6 枚，鹽少許。

【做法】

① 揀選新鮮豬脊骨（要帶有豬脊髓），斬件，放入開水中滾約 5 分鐘，撈起，用清水洗乾淨。

② 蓮藕用清水洗乾淨，去皮，切厚片。

③ 生薑、南棗分別用清水洗乾淨，生薑刮去薑皮，切 4 片。

④ 瓦煲內加入適量清水，先用猛火煲至水開，然後放入以上全部食材，候水再滾起，改用中火繼續煲 3 小時左右，以少許鹽調味，即可佐膳飲用。

蘋果百合牛肉湯

【食材】

蘋果 2 個，百合 95 克，陳皮 1 角，牛肉 600 克，鹽少許。

【做法】

① 揀選新鮮牛肉，用清水洗乾淨。

② 蘋果用清水洗乾淨，去心，去核，連皮切大件。

③ 百合和陳皮分別用清水洗乾淨。

④ 瓦煲內加入適量清水，選用猛火煲至水開，然後放入以上全部食材，候水再滾起，改用中火繼續煲 3 小時左右，以少許鹽調味，即可佐膳飲用。

南瓜牛肉湯

【食材】

南瓜 600 克，生薑 1 片，牛肉 300 克，生抽、生油、白砂糖、鹽各少許，太白粉適量。

【做法】

① 先將生抽、生油、白砂糖各少許和太白粉適量拌勻，調勻成醃料。

② 揀選新鮮牛肉，用清水洗乾淨，抹乾水，橫紋切成薄片，加入醃料拌勻，使醃透入味。

③ 南瓜用清水洗乾淨，去皮、核，切成小塊。

④ 生薑用清水洗乾淨，刮去薑皮，切成片。

⑤ 瓦煲內加入適量清水和生薑一片，待水煲開之後放入南瓜，煲至南瓜熟，再放入牛肉，滾至熟，以少許鹽調味，即可佐膳飲用。

雪蛤牛肉湯

【食材】

雪蛤膏 25 克，牛肉 300 克，生薑 2 片，紅棗 2 粒，鹽、生抽、生油、白砂糖各少許，太白粉適量。

【做法】

① 先將生抽、生油、白砂糖各少許和太白粉適量拌勻，調開成醃料。

② 揀選新鮮牛肉，用清水洗乾淨，抹乾水，橫紋切成薄片，

加入醃料拌勻，使醃透入味。

③ 雪蛤膏預先用清水浸透，使發開，揀去雜質，再漂洗乾淨，出水。

④ 生薑和紅棗分別用清水洗乾淨；生薑刮去薑皮，切 2 片；紅棗去核，備用，

⑤ 砂煲再加入適量清水，先用猛火煲至水開，然後放入以上全部食材，候水再滾起，改用中火繼續煲至牛肉熟，加入少許鹽調味，即可佐膳飲用。

當歸碎補牛尾湯

【食材】

當歸頭 25 克，骨碎補 50 克，生薑 4 片，南棗 6 枚，牛尾 1 條，牛肉 400 克，鹽少許。

【做法】

① 揀選約 1,100 克重的新鮮牛尾 1 條，去皮，斬件，放入開水中煮 10 分鐘左右，撈起，用清水洗乾淨。

② 揀洗新鮮牛肉，放入開水中煮

5 分鐘左右，取出，用清水洗乾淨。

③ 當歸頭和骨碎補分別用開水洗乾淨，切片。

④ 生薑和南棗分別用清水洗乾淨。生薑刮去薑皮，切 4 片；南棗去核。

⑤ 砂煲內加入適量清水，先用猛火煲至水開，然後放入以上全部食材，候水再滾起，改用中火繼續煲 3 小時左右，以少許鹽調味，即可進膳飲用。

番茄馬鈴薯牛尾湯

【食材】

番茄 500 克，馬鈴薯 400 克，蛋 2 顆，金華火腿 50 克，生薑 3 片，牛尾 1 條，鹽少許。

【做法】

① 揀選約 1,100 克重的新鮮牛尾 1 條，去皮，斬件，放入開水中煮 10 分鐘左右，撈起，用清水洗乾淨。

② 揀選新鮮番茄，用清水洗乾淨，切件。

③ 揀選馬鈴薯，去皮，用清水洗乾淨，切厚片。

④ 蛋隔水蒸熟，去殼，切件。

⑤ 金華火腿用清水洗乾淨，切成粒狀。

⑥ 生薑用清水洗乾淨，刮去薑皮，切 3 片。

⑦ 瓦煲內加入適量清水，先用猛火煲至水開，然後放入牛尾、生薑、金華火腿，候水再滾起，改用中火繼續煲 4 小時，放入馬鈴薯，再煲片刻，再放入番茄和蛋，一起煲煮片刻，以少許鹽調味，即可佐膳飲用。

淮杞蓯仁牛肝湯

【食材】

淮山、枸杞、蓯仁肉各 50 克，牛肝 200 克，生薑 2 片，白砂糖、生抽、生油、鹽各少許，太白粉適量。

【做法】

① 先將白砂糖、生抽、生油各少許和太白粉適量拌勻，調成醃料。

② 揀選新鮮牛肝，用清水洗乾淨，瀝乾水，切片，加入醃料拌勻，使醃透入味。

③ 淮山和枸杞分別用清水浸透，洗乾淨。

④ 生薑用清水洗乾淨，刮去薑皮，切 2 片。

⑤ 薏仁肉用清水漂洗乾淨並瀝乾。

⑥ 將淮山、枸杞、薏仁肉和生薑片放入砂煲內，加入適量清水，先用猛火煲至水開，然後改用中火，繼續煲至淮山熟，放入牛肝，候牛肝熟透，以少許鹽調味，即可佐膳飲用。

補腎壯陽牛鞭湯

【食材】

仙茅、淫羊藿、巴戟天、枸杞各 50 克，高麗參 25 克，生薑 2 片，紅棗 4 粒，牛鞭 1 條，燒酒 1 湯匙，鹽少許。

【做法】

① 揀選新鮮牛鞭 1 條，對半剖開兩邊，取去尿道，切成 1 段（或可囑咐售賣牛鞭者代勞），用清水洗乾淨，放入開水中煮 10 分鐘左右，取出，瀝乾水。

② 高麗參去蘆頭，切成片狀。

③ 仙茅、淫羊藿、巴戟和枸杞分別用清水洗乾淨。

④ 生薑和紅棗分別用清水洗乾淨。生薑刮去薑皮，切 2 片；紅棗去核。

⑤ 將以上食材放入燉盅內，加入適量涼開水和 1 湯匙燒酒，蓋上燉盅蓋，放入鍋內，隔水燉 4 小時左右，以少許鹽調味即可佐膳飲用。

花生羊肉豬腳湯

【食材】

花生 150 克，龍眼肉 15 克，陳皮 1

角，羊髀肉 600 克，豬腳 1 隻，鹽少許。

【做法】

❶ 花生去殼，保留紅棕色的花生衣，用清水浸透，洗乾淨。

❷ 龍眼肉和陳皮分別用清水浸洗乾淨。

❸ 揀選新鮮黑草羊髀肉，斬件，放入開水中滾 5 分鐘左右，撈起，用清水洗乾淨。

❹ 揀選新鮮豬腳，刮淨豬毛，斬件，放入開水中滾 5 分鐘左右，撈起，用清水洗乾淨。

❺ 瓦煲內加入適量清水，先用猛火煲至水開，然後放入以上全部食材，候水再滾起，改用中火繼續煲 3 小時左右，以少許鹽調味，即可佐膳飲用。

枸杞燉羊肉湯

【食材】

枸杞 50 克，羊髀肉 600 克，龍眼肉 25 克，生薑 2 片，紅棗 2 粒，燒酒 1 湯匙，鹽少許。

【做法】

❶ 選取新鮮黑草羊髀肉，斬件，放入開水中滾 5 分鐘左右，撈起，用清水洗乾淨，瀝乾水。

❷ 枸杞和羊髀肉用清水浸透，洗乾淨。

❸ 生薑和紅棗分別用清水洗乾淨。生薑刮去薑皮，切 2 片；紅棗去核。

❹ 將以上食材全部放入燉盅內，加入適量涼開水和 1 湯匙燒酒，蓋上燉盅蓋，放入鍋內，隔水燉 4 小時左右，以少許鹽調味，即可以佐膳飲用。

羊肉蘿蔔湯

【食材】

羊髀肉、白蘿蔔各 500 克，荷蘭豆 150 克，草果 10 克，生薑 4 片，鹽少許。

【做法】

❶ 選取新鮮黑草羊髀肉，斬件，放入開水中滾 5 分鐘左右，撈起，用清水洗乾淨，瀝乾水。

② 白蘿蔔去皮，用清水洗乾淨，切厚片。

③ 荷蘭豆摘去蒂、筋，用清水洗乾淨。

④ 草果用清水洗乾淨，切碎。

⑤ 生薑用清水洗乾淨，刮去薑皮，切 4 片。

⑥ 瓦煲內加入適量清水，先用猛火煲至水開，然後放入以上全部食材，候水再滾起，改用中火繼續煲 3 小時左右，以少許鹽調味，即可佐膳飲用。

附子當歸羊肉湯

【食材】

熟附子 25 克，當歸頭 50 克，生薑 1 大塊，南棗 4 枚，羊髀肉 500 克，鹽少許。

【做法】

① 揀選新鮮黑草羊髀肉，斬件，放入開水中滾 5 分鐘左右，撈起，用清水洗乾淨，瀝乾水。

② 熟附子、當歸頭分別用清水洗乾淨。當歸頭切片。

③ 生薑和南棗分別用清水洗乾淨。生薑用刀背拍爛。

④ 瓦煲內加入適量清水，先用猛火煲至水開，然後放入以上全部食材，候水再滾起，改用中火繼續煲 3 小時左右，以少許鹽調味，即可供飲用。

雞蓉玉米湯

【食材】

玉米 1 罐，雞胸肉 150 克，蛋 1 顆，生抽、白砂糖、生薑汁、紹酒各少許，鹽、太白粉各適量。

【做法】

① 將生抽、白砂糖、鹽、生薑汁、紹酒各少許和太白粉適量拌勻，調開成醃料。

② 揀選新鮮雞胸肉，用清水洗乾淨，切成粒狀，加入醃料拌勻，使醃透入味。

③ 蛋去殼，攪勻成蛋漿。

④ 瓦煲內加入適量清水，先用猛火煲至水開，然後放入雞胸肉，候水再滾起，改用中火

繼續煲至雞胸肉熟透，加入玉米，稍滾，注入蛋漿和少許鹽，不停攪拌使成蛋花，即可以佐膳飲用。

芙蓉豆腐湯

【食材】

豆腐 2 塊，蛋 5 顆，鮮奶半杯，青豆 2 湯匙，金華火腿 2 片，粟粉適量，白砂糖、鹽、燒酒、胡椒粉各少許。

【做法】

1. 粟粉用清水調開成獻漿。
2. 蛋去殼，去蛋黃，取蛋白。
3. 豆腐用清水漂洗乾淨，削碎，瀝乾水。
4. 青豆用溫水泡軟，洗乾淨。
5. 金華火腿（用洋火腿也可以）用清水沖洗乾淨，切成絲狀。
6. 將蛋白、豆腐、鮮奶、白砂糖、鹽和清水適量拌勻，然後放入蒸格上，隔水蒸約 25 分鐘，再用大湯匙撈起，翻成芙蓉瓣狀。
7. 將青豆和火腿放入煲內，加入適量清水和燒酒，鹽、白砂糖、胡椒粉各少許，煮滾，緩緩加入粟粉獻漿拌勻，再將湯料倒入豆腐蛋中混和，即可飲用。

北菇冬筍鵝掌湯

【食材】

北菇 100 克，冬筍肉 50 克，鵝掌 500 克，生薑 2 片，紅棗 2 粒，鹽少許。

【做法】

1. 揀選新鮮鵝掌，放入開水中燙一下，取出放入冷水中，剝去黃皮，斬去趾腳甲骨，用清水洗乾淨。
2. 北菇去蒂，用清水浸透，洗乾淨。
3. 冬筍肉用清水洗乾淨，切片。
4. 生薑和紅棗分別用清水洗乾淨。生薑刮去薑皮，切 2 片；紅棗去核。

⑤ 瓦煲內加入適量清水，先用猛火煲至水滾，然後放入以上全部食材，候水再滾起，改用中火繼續煲至鵝掌軟透，加入少許鹽調味，即可佐膳飲用。

冬菇花膠會鴨湯

【食材】

冬菇 3 朵，白背木耳 15 克，花膠、冬筍肉、韭黃各 100 克，陳皮 1 小塊，豬骨 500 克，光鴨半隻，生薑絲、馬蹄粉、太白粉各適量，鹽、胡椒粉、白砂糖、生抽、麻油各少許。

【做法】

① 將適量鹽、白砂糖、生抽、麻油和太白粉拌勻，調開成醃料。

② 將花膠浸軟，洗乾淨，用薑、蔥起鍋，濺下燒酒，加入適量清水，放下浸軟之花膠，煨煮 15 分鐘左右，撈起，放入冷水中過冷，取出，瀝去水分，切成絲狀。

③ 白背木耳用清水浸透，使發開，洗乾淨，切成絲狀。

④ 冬筍肉用清水洗乾淨，切成絲狀，放入沸水中滾過撈起。

⑤ 冬菇去蒂，與陳皮分別用清水浸透，切成絲狀。

⑥ 韭黃用清水洗乾淨，切短。

⑦ 馬蹄粉用清水調開成稀糊狀，作獻漿。

⑧ 將光鴨用清水洗乾淨，瀝乾水，起肉，切成絲狀，加入醃料拌勻，使醃透入味，鴨骨保留作煲湯用。

⑨ 揀洗新鮮豬骨，用清水洗乾淨，與鴨骨一起放入瓦煲內，加入適量清水，先用猛火煲至水開，然後改用中火熬成骨湯，去豬骨和鴨骨，去肥油放下冬菇絲滾片刻，然後下花膠、鴨絲、薑絲和白背木耳絲一起滾，以少許鹽調味，放入陳皮絲和筍絲拌勻，徐徐拌入馬蹄粉獻漿。離火時加入韭黃、胡椒粉，即可佐膳飲用。

北菇陳皮老鴨湯

【食材】

北菇 100 克，陳皮 1 個，干貝 50 克，火腿骨 250 克，老鴨 1 隻，瘦豬肉 150 克，鹽少許。

【做法】

1. 老鴨切洗乾淨，去毛，去內臟，瀝乾水分，放入油鍋內稍煎過。
2. 北菇去蒂，與陳皮和干貝分別用清水浸透，洗乾淨。
3. 火腿骨、瘦豬肉分別用清水洗乾淨，瀝乾水。
4. 瓦煲內加入適量清水，選用猛火煲至水開，然後放入老鴨、陳皮、干貝、火腿骨和瘦豬肉，候水再滾起，改用中火繼續煲 2 小時左右，再放入北菇一起煲好，以少許鹽調味，即可佐膳飲用。

胡椒鹹菜老鴨湯

【食材】

白胡椒粒 25 克，鹹酸菜 50 克，老鴨半隻，臘鴨腎 2 個，鹽少許。

【做法】

1. 揀選老鴨半隻，去毛、內臟、脂肪，放入開水中稍滾，取出，用清水洗乾淨。
2. 白胡椒粒用清水洗乾淨。
3. 鹹酸菜用清水浸洗乾淨，切成片狀。
4. 臘鴨腎用溫水浸透，洗乾淨。
5. 瓦煲內加入適量清水，先用猛火煲至水開，然後放入以上全部材料，候水再滾起，改用中火繼續煲 3 小時左右，試味，如嫌味淡可以少許鹽調味，即可佐膳飲用。

玉竹海參老鴨湯

【食材】

淮山、玉竹 50 克，海參 600 克，陳皮 1 角，老鴨 1 隻，鹽少許。

【做法】

① 揀選老鴨 1 隻，去毛、內臟、脂肪，放入開水中稍滾，取出，用清水洗乾淨。

② 揀選已發海參，用清水洗乾淨，切大件。

③ 淮山、玉竹和陳皮用清水浸透，洗乾淨。

④ 瓦煲內加入適量清水，先用猛火煲至水開，然後放入以上全部食材，候水再滾起，改用中火繼續煲 3 小時左右，以少許鹽調味，即可佐膳飲用。

中稍滾，去蓮衣，捅去蓮子心，洗乾淨。

③ 金華火腿用清水洗乾淨切成薄片。

④ 陳皮用清水浸透，洗乾淨。

⑤ 揀選老鴨一隻，去毛、內臟、脂肪，放入開水中稍滾，取出，用清水洗乾淨。

⑥ 瓦煲內加入適量水，先用猛火煲至水開，然後放入以上全部食材，候水再滾起，改用中火繼續煲 3 小時左右，以少許鹽調味，即可佐膳飲用。

豆芽鮮蓮老鴨湯

【食材】

大豆芽菜、新鮮蓮子各 250 克，金華火腿 50 克，陳皮 1 角，老鴨 1 隻，鹽少許。

【做法】

① 大豆芽菜摘去根鬚，用清水洗乾淨，瀝乾水，放入鍋內，不必加油，微炒至軟，剷起。

② 揀選新鮮蓮子去殼，放入開水

鴨蛋瘦肉湯

【食材】

鴨蛋 2 顆，瘦豬肉 300 克，生薑 1 片，鹽、白砂糖、麻油、生抽各少許，太白粉適量。

【做法】

① 將鹽、白砂糖、麻油、生抽各少許和太白粉適量拌勻，調開成醃料。

② 揀選新鮮瘦豬肉，用清水洗乾

淨，瀝乾水，切成薄片，加入醃料拌勻，使醃透入味。

③ 生薑用清水洗乾淨，刮去薑皮，切 1 片。

④ 瓦煲內加入適量清水，先用猛火煲至水開，然後放入生薑和瘦豬肉，候水再滾起，改用中火繼續煲至瘦豬肉熟透，然後打入鴨蛋，稍滾，以少許鹽調味，即可佐膳飲用。

北菇竹笙水鴨湯

【食材】

北菇、干貝各 50 克，竹笙 25 克，陳皮 1 角，水鴨 1 隻，燒酒 1 湯匙，鹽少許。

【做法】

① 先將水鴨剖洗乾淨，去毛、內臟，放入開水中滾 5 分鐘左右，取出，斬大件，用清水洗乾淨。

② 北菇去蒂，用清水浸透，洗乾淨。

③ 竹笙、干貝和陳皮分別用清水浸透，漂洗乾淨。竹笙切段；干貝撕碎。

④ 將以上食材全部放入燉盅內，加入適量涼開水和 1 湯匙燒酒，蓋上燉盅蓋，放入鍋內，隔水燉 4 小時左右，以少許鹽調味，即可佐膳飲用。

鮑魚枸杞水鴨湯

【食材】

鮑魚（乾品）、枸杞各 50 克，水鴨 1 隻，陳皮 1 角，鹽少許。

【做法】

① 乾鮑魚用清水浸透，洗乾淨，切件。

② 將水鴨剖洗乾淨，去毛、內臟，斬大件。

③ 枸杞和陳皮分別用清水浸透，洗乾淨。

④ 瓦煲內加入適量清水，再用猛火煲至水開，然後放入以上全部食材，候水再滾起，改用中火繼續煲 3 小時左右，以少許鹽調味，即可佐膳飲用。

花旗參燉水鴨湯

【食材】

花旗參 50 克，水鴨 1 隻，陳皮 1 角，瘦豬肉 150 克，鹽少許，燒酒 1 湯匙。

【做法】

1. 揀選花旗參，用清水洗乾淨，瀝乾水，切片。
2. 將水鴨削洗乾淨，去毛、內臟，放入開水中滾 5 分鐘左右，取出，用清水洗乾淨，斬大件。
3. 陳皮和瘦豬肉分別用清水洗乾淨。
4. 將以上食材全部放入燉盅，加入適量涼開水和 1 湯匙燒酒，蓋上燉盅蓋，放入鍋內，隔水燉 4 小時左右，以用少許鹽調味，即可佐膳飲用。

松子玉米鵪鶉湯

【食材】

松子 75 克，玉米 2 根，陳皮 1 角，鵪鶉 4 隻，瘦豬肉 150 克，鹽少許。

【做法】

1. 將鵪鶉洗乾淨，去毛、內臟。
2. 玉米去皮，去鬚，用清水洗乾淨，切厚塊。
3. 松子用清水漂洗乾淨。
4. 陳皮用清水浸透，洗乾淨。
5. 瘦豬肉用清水洗乾淨，瀝乾水。
6. 瓦煲內加入適量清水，先用猛火煲至水開，然後放入以上全部食材，候水再滾起，改用中火繼續煲 2 小時左右，以少許鹽調味，即可佐膳飲用。

淮杞杜仲鵪鶉湯

【食材】

淮山、枸杞、杜仲各 50 克，陳皮 1 角，鵪鶉 4 隻，瘦豬肉 150 克，鹽少許。

【做法】

1. 鵪鶉剖洗乾淨，去毛、內臟。
2. 淮山、枸杞、杜仲和陳皮分別用清水浸透，洗乾淨。
3. 瘦豬肉用清水洗乾淨，瀝乾水。

④ 瓦煲內加入適量清水，先用猛火煲至水開，然後放入以上全部食材，候水再滾起，改用中火繼續煲 3 小時左右，以少許鹽調味，即可佐膳飲用。

洋參燕窩鵪鶉蛋湯

【食材】

花旗參 30 克，燕窩 50 克，鵪鶉蛋 10 個，生薑 1 片，鹽少許。

【做法】

① 燕窩預先用清水浸透，使發開，揀去絨毛，漂洗乾淨，放入筲箕中，瀝乾水，備用。

② 花旗參和生薑分別用清水洗乾淨；花旗參切片；生薑刮去薑皮，切 1 片。

③ 鵪鶉蛋隔水蒸熟，去殼。

④ 瓦煲內加入適量清水，先用猛火煲至水開，然後放入以上全部食材，候水再滾起，改用中火繼續煲 3 小時左右，以少許鹽調味，即可佐膳飲用。

麗參鹿茸乳鴿湯

【食材】

高麗參 15 克，鹿茸片 25 克，生薑 2 片，紅棗 4 粒，乳鴿 1 隻，瘦豬肉 150 克，燒酒 1 湯匙，鹽少許。

【做法】

① 先將乳鴿剖洗乾淨，去毛、內臟，放入開水中滾 5 分鐘左右，取出，洗乾淨，瀝乾水。

② 高麗參和鹿茸片分別用清水洗乾淨。高麗參去蘆頭，切片。

③ 生薑和紅棗分別用清水洗乾淨。生薑刮去薑皮，切 2 片；紅棗去核。

④ 瘦豬肉用清水洗乾淨，瀝乾水，與以上食材一起放入燉盅內，加入適量涼開水和 1 湯匙燒酒，蓋上燉盅蓋，放入鍋內，隔水燉 4 小時左右，以少許鹽調味，即可佐膳飲用。

猴頭八珍乳鴿湯

【食材】

猴頭菇 100 克，黨參、白朮、白芍、當歸頭、川芎各 15 克，炙甘草 10 克，熟地黃、茯苓各 25 克，生薑 2 片，紅棗 4 粒，乳鴿 1 隻，瘦豬肉 150 克，鹽少許。

【做法】

1. 乳鴿剖洗乾淨，去毛、內臟，備用。
2. 猴頭菇用清水浸透，洗乾淨，瀝乾水，切件。
3. 將黨參、茯苓、白朮、炙甘草、熟地黃、白芍、當歸頭和川芎等中藥材放入一個乾淨的紗布袋內。
4. 生薑和紅棗分別用清水洗乾淨。生薑刮去薑皮，切 2 片紅棗厶核。
5. 瘦豬肉用清水洗乾淨，瀝乾水。
6. 瓦煲內加入適量清水，先用猛火煲至水開，然後放入以上全部食材，候水再滾起，改用中火繼續煲至 3 小時左右，去掉藥材紗布袋，以少許鹽調味，即可佐膳飲用。

冬菇花膠雙鴿湯

【食材】

冬菇 75 克，已發花膠 600 克，金華火腿 25 克，生薑 2 片，老鴿 2 隻，鹽少許。

【做法】

1. 先將老鴿剖洗乾淨，去毛、內臟，放入開水中煮約 10 分鐘左右，取出，洗乾淨，瀝乾水。
2. 冬菇去蒂，用清水浸透，洗乾淨，瀝乾水，備用。
3. 選購已發開了的花膠，薑、蔥，洗乾淨，切件。
4. 金華火腿用開水洗乾淨，切片。
5. 生薑用清水洗乾淨，刮去薑皮，切 2 片。
6. 將以上食材全部放入燉盅內，

加入適量涼開水，蓋燉盅蓋，放入鍋內，隔水燉 4 小時左右，以少許鹽調味，即可佐膳飲用。

鳳片鴿蛋菜心湯

【食材】

雞胸肉 250 克，白鴿蛋 10 個，菜心 600 克，生薑 1 片，鹽、白砂糖、胡椒粉、生油、麻油各少許，太白粉適量。

【做法】

1. 將鹽、白砂糖、胡椒粉、生抽、麻油各少許和太白粉適量拌勻，調開成醃料。
2. 揀選新鮮雞胸肉，用清水洗乾淨，瀝乾水，切成雞片，加入醃料，拌勻，使醃透入味。
3. 白鴿蛋隔水蒸熟，去殼。
4. 揀選新鮮菜心，用清水洗乾淨，切段。
5. 生薑用清水洗乾淨，刮去薑皮，切 1 片。
6. 煲內加入適量清水，先用猛火

煲至水開，然後放入生薑和雞片，候水再滾起，改用中火繼續煲，並加入菜心和白鴿蛋，雞肉熟透，菜心熟軟，以少許鹽調味，即可佐膳飲用。

圓肉益智鴿蛋湯

【食材】

龍眼肉、枸杞各 50 克，益智仁 10 克，陳皮 1 角，白鴿蛋 4 個，乳鴿 1 隻，鹽少許。

【做法】

1. 乳鴿剖乾淨，去毛、內臟。
2. 龍眼肉、益智仁、枸杞和陳皮分別用清水浸洗乾淨。
3. 白鴿蛋隔水蒸熟，去殼。
4. 瓦煲內加入適量清水，先用猛火煲至水開，然後放入以上全部食材，候水再沸起，改用中火繼續煲 3 小時左右，以少許鹽調味，即可佐膳飲用。

雙烏湯

【食材】

烏骨雞 1 隻（約 500 ～ 600 克），何首烏片 50 克，生薑、鹽各適量。

【做法】

❶ 烏骨雞洗淨去內腸雜，洗淨。

❷ 烏骨雞與洗淨何首烏、生薑共置瓦煲，加水 6 碗，煲 3 小時即可飲用。

荔枝牛鞭湯

【食材】

荔枝乾 15 個，牛鞭 1 具（揀雙睾丸），老薑、鹽、豉油、酒各適量。

【做法】

❶ 荔枝乾去殼取肉；牛鞭去脂肪、不用之筋膜。

❷ 酒洗牛鞭後置大瓦煲，加水 6 碗煲足 4 小時，鞭爛味濃，撈起切塊，睾丸切片點豉油作菜，酌量飲酒亦可。

蓮子芡實豬肚湯

【食材】

蓮子、芡實各 750 克，豬肚 1 具，薑 4 片。

【做法】

❶ 豬肚以鹽略醃搓擦至內外乾淨為止，原件放下。

❷ 蓮子以水浸潮後去皮衣。

❸ 芡實洗淨、薑去皮切片共置大瓦煲，加水 8 碗，煲 3 小時撈豬肚切塊條，點醬油食各料飲湯。

雞蛇北耆湯

【食材】

嫩母雞 1 隻（約 600 克），蛇肉 1 條（任何一種均可），北耆 100 克，雞血藤 50 克，生薑數片。

【做法】

❶ 雞宰洗乾淨。

❷ 揀一條蛇，如「反鑊頭」、「背基甲」，去皮取肉連骨。

❸ 與北耆各藥洗淨共置一煲，加水 6 碗，煲 3 小時即可。

蔥豉黃酒湯

【食材】

連鬚蔥 30 克，淡豆豉 15 克，黃酒 50 克。

【做法】

① 將淡豆豉洗淨放入沙鍋內，加清水 1 碗半，煮沸 5 分鐘。

② 把洗淨的連鬚蔥放入，繼續煎煮 5 分鐘。

③ 加黃酒，立即出鍋。趁熱服用。

甘草生薑湯

【食材】

甘草 3 克，生薑 15 ～ 20 克。

【做法】

① 生薑洗淨切片；與甘草加水 1 碗一起煎。

② 沸後 5 分鐘，取汁溫服。

生薑紫蘇湯

【食材】

紫蘇葉 10 克（鮮者 25 克），生薑 10 克，紅糖適量。

【做法】

① 將紫蘇葉、生薑洗淨，生薑切片。

② 一起放沙鍋內，加水 150 毫升，煎至 100 ～ 120 毫升。

③ 再加紅糖調化，趁溫飲服。

薑茶湯

【食材】

生薑、茶葉各 15 克。

【做法】

① 生薑洗淨，切細絲。

② 薑絲與茶葉一起放入沙鍋，加水 150 毫升，煎沸 5 分鐘即可。分 2 次溫服。

蔥茶湯

【食材】

蔥白 15 克，茶葉 10 克，胡桃、生薑各 12 克，綠豆 30 克。

【做法】

① 將胡桃、綠豆洗淨放入沙鍋內，加水 300 毫升，煮至綠豆

熟透。

2 洗淨蔥白，生薑切好，與茶葉一起加入，再煮 5 分鐘，去渣取汁，分 2 次溫服。

五味湯

【食材】

紫菜 1 塊，芹菜 2 根，番茄 1 個，馬蹄 5 個，洋蔥半個。

【做法】

1 將紫菜浸軟去沙，芹菜切段，番茄切片。

2 馬蹄去皮切小塊。

3 洋蔥切絲加適量清水、紫菜、芹菜、番茄、馬蹄，煮滾後調味即可。

水芹葉湯

【食材】

水芹葉 50 克，白糖少許。

【做法】

1 取水芹鮮葉洗淨，細切後加入清水 2 碗。

2 煮沸後再加白糖少許調味，即可飲用。

第六章　女性飲食營養與養生

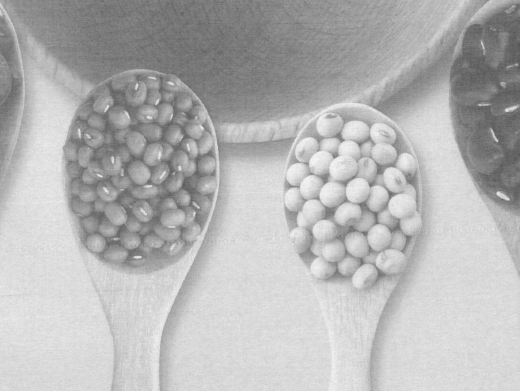

第七章
女性飲食營養與食療

經期飲食須知

　　女性在月經來潮期間，身體會受到一定影響，比如抵抗力較弱、情緒容易波動等。此外，女性還會因月經失血，帶來體內鐵元素的損失，尤其是月經過多者。因此，月經期除了避免過分勞累，保持精神愉快外，在飲食方面應注意調理。

★ **不吃生冷食物**：傳統醫學認為，血得熱則行，得寒則滯。月經期如飲食生冷，一則有礙消化，二則易損失人體陽氣，導致內寒產生，寒性凝滯，可使經血運行不暢，造成經血過少，甚至經痛。月經期間，飲食以燒熱、溫熱食用為宜。在冬季還可適當吃一點牛肉、雞肉、桂圓等溫補食用。

★ **不吃酸辣食物**：婦女月經期，常感到特別疲勞，消化功能減弱，胃口欠佳。為保持營養需求，飲食以新鮮食物為宜，新鮮食物不僅味道鮮美，易於吸收，且營養素破壞較少。製作以清淡為佳，少吃或不吃油炸、酸辣等刺激性較大的食物。

★ **多吃補鐵性食物**：鐵是人體必需的微量元素之一，它不僅參與血紅素及很多重要的酶合成，而且對免疫、智力、衰老、能量代謝等方面都發揮重要作用。女性在月經期通常要失血 30 ～ 100 毫升，而血中含鐵，所以，女性在月經期進補含鐵豐富而又利於吸收的食品就顯得有其必要。魚、動物肺臟、瘦肉、動物血以及大豆、菠菜等等都是含鐵豐富的食物，女性應多吃。

　　值得一提的是，各種動物血，不僅富含鐵質，而且還有優質動物蛋白，是價廉味美的經期保健食品，值得推廣。

痛經、閉經的飲食療法

　　痛經是指經期或月經前後發生的下腹疼痛、腰痛，甚至劇痛難忍的一種症狀。疼痛多在月經來潮後數小時，也可見於經前 1～2 日開始，經期加重。臨床表現為下腹墜脹痛，或下腹冷痛、絞痛，可放射至腰骶、肛門、會陰部。疼痛可持續數小時或 2～3 日，其程度因人而異。嚴重者面色蒼白、四肢發冷，甚至暈厥。還可伴有噁心、嘔吐、腹瀉、尿頻、頭暈、心慌等症狀。若為膜樣痛經，在排出大塊子宮內膜前疼痛加重，排出後疼痛減輕。本症多見於初潮後不久的青春期少女和未生育的年輕女性。

　　正常發育的女性，一般在 14 歲左右月經即可來潮。如果超過 18 歲，而仍無月經來潮，或月經週期已經建立，但又出現 3 個月以上（孕期、哺乳期除外）無月經者，總稱為閉經。前者為原發性閉經，後者為繼發性閉經。

　　閉經患者常伴有腰酸乏力、精神疲倦，甚至頭昏、失眠、毛髮脫落等症狀。生殖器官發育不良或畸形、神經及內分泌系統疾患、全身性疾病等都可引發閉經。本處所論閉經只限於因功能失調所導致，不包括先天性無子宮、無卵巢、陰道閉鎖及生殖器腫瘤等器質性疾病所致的閉經。

■ 痛經食療

★ 生薑紅糖茶：生薑 10 克，紅糖 30 克，於月經來潮前水煎溫服。適用於寒溼凝滯之痛經。

★ 桂皮山楂紅糖湯：桂皮 6 克，山楂肉 9 克，紅糖 30 克，於月經來潮前水煎溫服。適用於氣滯血瘀或寒溼凝滯之痛經。

★ 糖酒桃仁：桃仁 2 分，紅糖 1 分，黃酒 4 分。共浸後取出，晒乾，經常服食。適用於氣血虛弱之寒性痛經。

第七章　女性飲食營養與食療

★ 紅棗湯：上等紅棗 50～100 克，煎湯，經常連棗帶湯溫服。適用於虛寒痛經。

★ 雞蛋紅糖：月經來潮前取蛋 2 個煮熟，蘸紅糖吃，或紅糖水沖雞蛋食用。適用於虛寒性痛經。

★ 豆腐 250 克，紅糖 40 克。將豆腐切塊，加水煮湯，紅糖調服，每日 2 次。

★ 新鮮韭菜 300 克，洗淨，搗爛，與紅糖 60 克一起煮食，每日早晚各 1 次。

★ 紅糖 15 克，茶葉 5 克，開水沖泡，代茶飲用。

★ 乾薑 15 克，花椒 6 克，大棗 10 枚，紅糖 30 克。水煎服，每日 2 次，於月經前 2～3 日起服用，連服 5～7 日。

★ 當歸、紅糖、米酒各 15 克。將當歸水煎取濃汁，加入紅糖、米酒調勻，分 2 次服，月經期間每日 1 劑。

★ 生薑 1 塊，連鬚蔥白 3～5 根，紅糖 150 克，胡椒粉 1 匙。將生薑壓碎，和蔥白、紅糖一起放入鍋內，加 2 碗水，煮開後約 8～10 分鐘，再加入胡椒粉，趁熱服下，數小時後只有微痛，繼續再服，每日 3 次，即可止痛。適用於痛經及產後瘀血不下。

★ 烏骨雞 1 隻（1,000～1,500 克），黃耆 100 克，當歸 50 克。先將雞剖殺，去毛及內臟，洗淨。黃耆、當歸用紗布包好，納入雞腹內，加水適量，文火燉煨至爛熟後食之。

★ 小茴香 15 克，水煎服。於月經前 3 日服用，每日 1 次，連服 3 日。

★ 韭菜 500 克，洗淨搗爛，用紗布絞汁，取汁 100 毫升，加紅糖適量飲服。服後俯臥床上 30 分鐘，疼痛即可緩解。

★ 棉籽 1 把，用砂鍋焙乾研粉，每服 15 克，溫開水送服，即可止痛。

★ 艾葉、棉籽各 1 把，共放砂鍋上焙乾，研為細末，每服 10 克，用醋調服，可立即止痛。

★ 玫瑰花、月季花各 9 克，紅茶 3 克，共製粗末，以沸水沖泡，代茶飲用。每日 1 劑，連服數日，以在行經前幾日服用為宜。適用於量少、腹脹痛、經色暗或夾塊，或閉經等。

★ 鮮月季花 15 ～ 20 克，開水沖泡，連服數次。適用於月經不調、經來腹痛、跌打損傷疼痛等症。

■ 閉經食療

★ 山楂、雞內金各 9 克，共研細末，每日 1 劑，早晚分服，開水沖服，連服數日。

★ 山楂肉 30 克，水煎濃汁，調入紅糖 30 克，每日 1 劑，早晚分服，連服 2 劑，於月經前的第 1 ～ 2 日開始服用。適用於血瘀型閉經。

★ 墨魚 1 條，桃仁 9 克。將墨魚洗淨與桃仁共煮，熟後加佐料，棄桃仁，吃魚喝湯。

★ 米、薏仁各 50 克，白扁豆、生山楂各 15 克，紅糖 30 克。共煮粥食用，每日 1 劑，連服 7 日。

★ 羊肉（去脂肪）400 克，生薑 50 克，當歸 100 克，加水燉熟，去藥渣，吃肉喝湯。適用於血枯經閉、產後出血、腹中虛痛及產後貧血。

★ 鱧魚頭晒乾，燒存性，研末，每次 6 ～ 9 克，用陳酒送服。適用於閉經、月經錯後。

★ 白鴿 1 隻，黃酒適量，加水 1,000 毫升。煮爛後食用，每日 1 劑。

★ 紅蔥頭 100 克，瘦豬肉 500 克，加水煮爛後食用。適用於肝腎不足型閉經。

第七章　女性飲食營養與食療

★ 豬肝 150 克，紅棗 20 枚，木瓜 1 個，水煎服。每日 2 次。

★ 桃仁 15 克，米 100 克。先將桃仁搗爛，加水研汁去渣，與米一起煮粥。空腹服用，每日 2 次。

★ 生山藥、雞內金各 100 克，共研細末。每服 15 克，每日 2 次，開水送服。

★ 丹蔘、紅糖各 60 克，水煎去渣，代茶飲用。每日早、晚各 1 劑。適用於陰血不足所致之閉經，症見血色淡黃、精神疲倦、頭暈耳鳴等。

★ 茜草根 60 克，水煎服，每日 2 劑。適用於氣滯血瘀之閉經，症見鬱悶不樂、煩躁易怒、胸脘脹悶、小腹作脹、兩脅脹痛等。

★ 綠茶 25 克，白砂糖 100 克，共置杯內，用沸水沖沏，浸泡 1 夜，次日飲服。每日 1 劑，溫熱頓服。適用於月經驟停，並伴有腰痛、腹脹等。

★ 木槿花 30 克，水煎去渣，打入 2 顆蛋，攪勻即可服食。適用於血瘀經閉、大便祕結。

★ 芥菜子 60 克，研為細末，每服 6 克，熱黃酒送下，飯前服用，每日 2 次。適用於經閉不行 1 年，臍腹痛，腰腿沉重，寒熱往來。

★ 烏骨雞肉 150 克，絲瓜 100 克，雞內金 15 克，共置鍋內，加水煮湯，食鹽少許調服。適用於因體弱血虛所致的經閉、月經量少等症。

月經先期的食療

　　月經週期提前 1 週以上，甚至 1 月 2 潮者，稱為「月經先期」，亦稱「經期提前」或「經早」，如僅超前 3 ～ 5 天，而無其他明顯症狀，屬正常情況，或偶爾超前一次者，亦不作先期論。臨床表現有熱有虛，亦有實

證，一般以量多色紫、質稠為實，以量少色紅為陰虛血熱；量或多或少，色或紅或紫，兼後胸脅小腹作脹，為肝鬱化熱；量多色淡、質清稀為氣虛。

月經先期者禁食辛辣刺激性的食物，如辣椒、胡椒、油條、油炸辣蠶豆、油炸花生等；肥膩生溼生疾之品，如肥豬肉等；助陽生熱的食物，如辣牛肉、蝦、螃蟹等。

飲食宜清淡，以易消化的食物為主。多食含有蛋白質、胺基酸的豬瘦肉、雞肉、豬肝、蛋等。多食新鮮的蔬菜，如青菜、青瓜、絲瓜、豆芽、豆角、豆製品等。多食新鮮的水果，如蘋果、雪梨、哈蜜瓜、葡萄、龍眼肉等。

月經後期的食療

月經週期退後1週以上，甚至每隔40～50天一次稱為「經行後期」，亦稱「經期退後」、「經期錯後」或「經遲」，如延後3～5天，且無其他不適者，不視為月經後期。若偶見一次，下次來潮仍然如期者，亦不屬病態。臨床表現以經色黯紅而少、小腹經痛者，為實寒；經色淡而量少，質清稀，為虛寒；色黯紅、有塊、小腹脹且痛者，屬氣滯。

月經後期者禁食生冷寒涼的食品，如冰汽水、冰棒、冰西瓜等；肥膩生溼生疾的食物，如豬肥肉、豬油製品等。用藥不宜用過於苦寒的黃芩、黃柏等。

飲食宜清淡，以富有營養、易消化和吸收的食物為主，如豬瘦肉、豬肝、雞肉等。若虛寒引起月經後期，可食當歸羊肉湯：當歸20克，羊肉25克，水煎，飲湯食羊肉。還可多吃新鮮的蔬菜，如青菜、青瓜、絲瓜、黃瓜、豆角、豆製品等。

第七章　女性飲食營養與食療

月經過多的食療

月經過多，指月經週期正常，而經量明顯超過正常。臨床表現一般以量多色淡，質清稀，心悸氣短，屬氣虛；量多色紅，質稠有塊，面赤心煩為血熱。

月經過多者禁食辛辣刺激性的食物，如辣椒、胡椒、油條、油炸餅、油炸辣蠶豆、濃咖啡、烈酒等。不宜過服辛熱暖宮之藥，致血蘊熱，迫血妄行，如附子、乾薑、肉桂等。

飲食宜清淡，以易消化、富含營養的食物為主，如豬瘦肉、豬肝、雞肉、羊肉、蛋等。多吃新鮮的蔬菜，如絲瓜、黃瓜、青菜、豆角、豆製品等。多食新鮮水果，如蘋果、香蕉、哈蜜瓜、橙等。若氣虛引起者，可食黃耆淮山粥：黃耆、淮山各 30 克，米 50 克。黃耆水煎取汁去渣，淮山、米煮粥食，每日 1 次。

月經過少的食療

月經過少，指月經週期基本正常，而經量明顯減少，或行經時間縮短，甚少或點滴即淨。臨床表現，一般量少色淡，質清稀，多屬虛證；量少色紫黯而挾瘀塊多屬實證。

月經過少者禁食生冷寒涼的食品，如冰汽水、冷的果汁、雪糕、冰西瓜等。禁服過於苦寒的藥物，如黃連、黃芩、黃柏等。飲食要有規律，避免過飽過飢，暴食暴飲，堅持一日多餐。最好戒菸禁酒。

飲食宜取富有營養的食物，如豬瘦肉、豬肝、雞肉、羊肉等。多食魚類、豆類，如鱔魚、蝦、螃蟹等。若為血虛月經過少，可食豬腳紅棗當歸湯：豬腳 250 克，紅棗 15 枚，當歸 15 克，加水煲湯，飲湯食棗、豬腳。

腎虛月經過少，宜食章魚圓肉淮山粥：章魚、米各 50 克，圓肉 20 克，淮山 30 克，水煮粥食。

崩漏的食療

婦女不在行經期間，陰道大量出血，或持續下血淋漓不斷，被稱之為崩漏。「崩」是指來勢急、出血量多；出血量少或淋漓不淨的稱為「漏」。崩與漏的臨床表現雖然不同，但其發病機理相同，在疾病發生、發展的過程中，常可互相轉化。如血崩時間太久，氣血大衰，可變成漏，久漏不止，病勢日進，亦能成崩。

崩漏者禁食辛辣燥熱刺激性的食物，如辣椒、胡椒、大蒜、蔥、薑、油炸辣蠶豆、炸油條、炸餅等；生冷寒涼生溼生疾的食物，如冰汽水、冰西瓜、涼果汁等冷飲。嚴禁喝烈酒和濃茶。

飲食宜清淡，以營養豐富的食物為主，如豬瘦肉、雞肉、豬肝等。多吃新鮮蔬菜，如青瓜、青菜、豆角、豆製品。偏腎陽虛者，可多吃火腿、海蝦、雞肉、羊肉、金針等。脾虛者宜選食山羊肉、山藥、牛肉、紅棗等。偏於血熱者宜選食苦瓜、生藕、薺菜等。

白帶過多的食療

白帶過多是指女性陰道內流出一種黏稠液體，如涕如唾，綿綿不斷。對於女性在發育成熟期，或月經前後，或妊娠初期，白帶相應增多，不作病論。如白帶量多，或色、質、氣味發生變化，或伴有全身症狀者，稱為「帶下病」。

白帶過多者禁食生冷肥膩厚味、生溼生疾之品，如肥豬肉、冰汽水、

冰西瓜、冷的果汁。忌暴食，脾虛、腎虛的患者更要注意。

　　飲食宜清淡，以易消化、富含營養的食物為主，如雞肉、牛肉、羊肉、豬瘦肉、蛋、魚類、豆製品等。多食新鮮的蔬菜，如青菜、黃瓜、豆角、苦瓜。多食新鮮水果，如雪梨、蘋果、哈蜜瓜、葡萄乾、楊桃等。還可食雞冠花豬瘦肉湯：雞冠花 30 克，豬瘦肉 50 克，金櫻子 15 克，銀杏 10 個，水煎，飲湯吃瘦肉。

子宮脫垂的食療

　　子宮脫垂是指子宮由正常位置沿陰道下移，多發生於從事勞力工作的中年婦女，而於產後多見。氣虛體弱、產後工作過早或生產過多是導致本病的主要原因。按下脫的程度不同，分為 3 度：子宮位置下，但仍在陰道內，稱為 1 度；子宮頸及部分子宮體露出陰道口，稱為 2 度；子宮完全脫出，稱為 3 度。

　　子宮脫垂者禁食辛辣刺激性的食物，如辣椒、油炸辣蠶豆、油炸餅等。禁食過於寒涼肥膩，使脾虛生溼生疾之品，如豬肉、冰汽水、涼果汁等。禁喝烈酒、濃茶、濃咖啡。

　　飲食宜以富蛋白質、胺基酸和維他命的食品，如豬瘦肉、豬肝、雞肉、蛋、羊肉等。多吃新鮮的蔬菜，如青菜、黃瓜、絲瓜、豆角、豆腐及豆製品。多吃新鮮的水果，如蘋果、雪梨、西瓜、哈蜜瓜、葡萄乾、龍眼肉等。氣虛者，可食升芝麻煲豬大腸：升麻 10 克，黑芝麻 50 克，豬大腸 1 段（約 30 公分）。豬大腸洗淨，將以上二藥入內，兩頭綁緊，加清水適量煮熟，去升麻及芝麻，調味後飲湯吃豬大腸，有便祕者，可連食黑芝麻。

骨盆腔炎的食療

　　骨盆腔炎是中年婦女常見病，指內生殖器官的炎症（包括子宮、輸卵管及卵巢炎）、盆腔結締組織炎及盆腔腹膜炎。根據骨盆腔炎的病變過程，一般分為急性和慢性兩種。表現為下腹痛。急性骨盆腔炎，常伴有高熱惡寒、頭痛、精神不振、食慾差或頻尿、排尿困難、大便墜脹、便祕、帶下量多且呈膿性有穢臭等症狀。慢性骨盆腔炎常伴腰骶痠痛、肛門墜脹不適，常在勞累、性行為後、排便時及痛經前後加重，或伴有尿頻、白帶增多、月經及不孕等。

　　骨盆腔炎者禁食辛辣的食物，如辣椒、胡椒、油炸花生、油炸辣蠶豆、油條、咖哩雞、咖哩牛肉等。禁食生冷肥膩生溼、生疾之品，如豬肥肉、涼果汁、鯪魚等。

　　飲食宜清淡，以易消化富含蛋白質、胺基酸和維他命的食物為主，如豬瘦肉、豬肝、雞肉、雞肝、羊肉、蛋、魚類、豆製品等。多食新鮮的蔬菜，如青菜、豆角、絲瓜、黃瓜、豆芽等。多吃新鮮水果，如蘋果、雪梨、香蕉、哈蜜瓜、西瓜、龍眼肉等。

乳腺炎的飲食療法

- ★ 冬瓜肉 30 克切片，小蝦皮 3 克，加入沸米粥中燙熟，加鹽、味精少許。
- ★ 西瓜汁 1 杯兌入米仁粥內，加冰糖渣 1 匙。
- ★ 野白菜 30 克切碎，小蝦皮 3 克，加入沸米粥中燙熟，加鹽、味精少許。

★ 馬蘭嫩芽 30 克切碎，小蝦皮 3 克，加入沸米粥中燙熟，加鹽、味精少許。

★ 葫蘆瓜肉 30 克切片，小蝦皮 3 克，加入沸米粥中燙熟，加鹽、味精少許。

★ 嫩絲瓜肉 30 克切片，小蝦皮 3 克，加入沸米粥中燙熟，加鹽、味精少許。

★ 荸薺肉 30 克切碎，冰糖渣 1 匙，漬 30 分鐘後，倒入米仁粥中一起食用。

★ 鮮金銀花 9 克，加入沸米仁粥中燙熟，加蜂蜜 1 匙。

★ 野菊花 9 克，入沸米仁粥中燙熟，加蜂蜜 1 匙。

★ 鮮芙蓉花 9 克，入沸米仁粥中湯熟，加蜂蜜 1 匙。

★ 冬瓜子 9 克煎水取汁，兌入米仁粥中，加蜂蜜 1 匙。

★ 紫花地丁 15 克煎水取汁，兌入米仁粥中，加蜂蜜 1 匙。

★ 嫩竹葉菜（鴨絲草）30 克，加入米仁粥中燙熟，加鹽、味精適量。

★ 白花蛇舌草 15 克煎水取汁，兌入米仁粥中，加蜂蜜 1 匙。

★ 蒲公英 15 克煎水取汁，兌入米仁粥中，加蜂蜜 1 匙。

★ 鮮蛇莓 12 克煎水取汁，兌入米仁粥中，加蜂蜜 1 匙。

飲食預防乳癌

在誘發乳癌的因素中，如生活環境、生活習慣、飲食習慣和低落情緒中，長期進食高脂肪、高動物蛋白、高熱量食物、營養過剩導致肥胖是重要原因。醫學研究證明，脂肪中的類固醇可以轉變成雌激素，促使乳癌細胞形成。

★ **每天喝 1 杯優酪乳**：這是因為優酪乳中含有高活性的乳酸嗜熱鏈球菌，其所產生的產物可以影響人體腸肝循環。腸肝循環與人體對脂肪的吸收有著非常重要的關係，一旦受到影響，就會減少人體對脂肪的吸收。醫學研究已證實，對脂肪吸收量小的女性，其患癌的可能性要比對脂肪吸收量大的女性低得多，因此，為了降低乳癌的發病率，請養成每日飲 1 杯優酪乳的良好習慣。

★ **每天喝 2 杯豆漿**：臨床醫生發現，豆類食品有預防乳癌的作用。吃豆類食品較多的地方，其當地婦女乳癌發病率很低。每天喝豆漿可以調節女性體內的雌激素和孕激素數值，使兩種激素的分泌週期變化趨於合理，降低過高的激素。婦女連續喝豆漿 1 個月，即可造成調整內分泌的作用，從而造成預防乳癌的作用。所以，有關專家建議青中年女性每天喝 1 ～ 2 杯豆漿，長期堅持，不僅可預防乳癌、大腸癌的發生，還可延緩皮膚衰老、減少皺紋、美容養顏。

★ **每天吃些白菜**：美國紐約激素研究所的科學家最近調查發現，東方婦女發病人數之所以少得多，與白菜吃得多有關。白菜中含有一種名叫吲哚－ 3 －甲醇的化合物，能夠分解與乳癌相關的雌激素。它約占白菜重量的 1%，每天吃 500 克白菜，就能獲得 500 毫克這種化合物，從而使體內一種重要的酶的數量增加。這種酶能幫助分解有害的雌激素。美國紐約州大學對 600 多名婦女研究顯示，更年期婦女經常吃白菜的，比不常吃白菜的，乳癌患病率低 54%。

★ **每天吃點海藻類食物**：現代醫學研究顯示，常食海帶、紫菜等海藻類食物可防止乳癌的發生。正因為如此，目前西方一些國家的婦女已形成了一股食海藻類食物熱。

第七章　女性飲食營養與食療

　　美國婦女乳癌的發病率比日本要高得多，這很可能與日本人喜歡食海藻類食物的傳統飲食習慣有關。專家們認為，乳癌發病率高的國家都與缺碘有一定關係。實驗證明，海藻類食物的提取物，對動物實驗性腫瘤確有療效。專家們發現，腫瘤患者的血液多呈酸性，而海藻這類含碘、鈣較高的食物能調節和平衡血液的酸鹼度，因而造成某種相應的防癌作用。此外，海藻類食物也早有「清熱解毒、軟堅散結、消腫利水」之說，這與現代醫學中防治乳癌的觀點是基本一致的。

　　總之，調整飲食的確能減少患乳癌的風險。加拿大的癌症專家認為：婦女減少乳癌的方法是：少吃肉類，多吃穀物、水果和蔬菜。一項國際流行病學研究也在最近指出：常吃含維他命 D 的食物，可減少乳癌的發病率。

急性乳腺炎的食療

　　急性乳腺炎是由於乳間破裂和乳汁瘀積引起的。乳房增大、疼痛及界限不清的硬塊是乳腺炎的臨床症狀，伴有皮膚發紅的症狀，有時可見表面靜脈擴張及患側腑窩出現淋巴結腫大。炎症往往在短期內形成膿腫，同時有夜睡不寧，口苦咽乾，胸脅脹滿，或高燒畏寒、食慾減退、大便祕結等表現。

　　乳腺炎患者禁食辛辣刺激性的食物，如辣椒、胡椒、油條、油炸辣蠶豆等；油膩生冷的食物，如豬肥肉、冰西瓜、冰汽水等。禁喝烈酒、濃茶、濃咖啡、咖哩牛肉等。

　　飲食宜清淡，以易消化的食物為主，如豬瘦肉、豆腐、豆製品等。多食新鮮的蔬菜，如青菜、黃瓜、絲瓜、苦瓜、冬瓜等。多食新鮮水果，如

蘋果、雪梨、香蕉、西瓜、哈蜜瓜等。還可飲紅小豆湯、綠豆湯，服絲瓜絡散：絲瓜絡 1 個，燒存性，研末，用醋煮開，紅糖水送服。

乳癌的食療

乳癌多發生於 40～60 歲的女性中，30 歲以下女性發生機會較小，20 歲左右的女性多為良性纖維腺瘤。無痛的單發小腫塊，質硬，表面不平滑，境界不清楚，活動性差，隨後與皮膚黏連，使皮膚凹陷，乳頭下陷或移後是病症的早期表現，晚期癌腫塊侵入筋膜胸肌，並與之固定，腫塊不易移動。癌腫會更進一步侵犯皮膚，出現皮膚水腫，並呈橘皮樣改變，以後發生潰破、出血。擴散至乳房及其周圍皮膚、腋窩、鎖骨、上淋巴結則發生很多硬的小結節，腋窩、鎖骨上淋巴結腫大。

乳癌患者禁食發霉變質和辛辣刺激性的食物，如發霉花生、稻米、玉米、辣椒、胡椒、油炸花生、油炸辣蠶豆等。對患有乳腺增生症、乳房纖維瘤者要及時治療。同時要避免長期接觸致癌性碳氫化合物、含氮化合物（對羥基苯甲酸酯）和公害（廢氣、廢水、廢物）等。

飲食以易消化清淡的食物為主，增加含有豐富蛋白質的雞肉、蛋、豬瘦肉、海參、瓊脂、羊肉等。多食維他命、纖維性的食物，如青菜、黃瓜、絲瓜、豆腐、豆芽、豆角、橙、桔等。還可以口服蟹殼散：生蟹殼數 10 個，置瓦上烘乾研末，水酒送服，每次 6 克，每日 2 次，溫黃酒沖服，連服用。

子宮頸炎的飲食療法

子宮頸炎患者可選用以下食療方：

★ **豬苓土茯苓湯**：取豬苓、土茯苓、赤芍、丹皮、敗醬草各 15 克，梔子、澤瀉、車前子（包）、川牛膝各 10 克，生甘草 6 克。水煎服。每日 1 劑，2 次分服。用治帶下量多，色黃或夾血絲，質稠如膿，臭穢，陰中灼痛腫脹，小便短黃，舌質紅，苔黃薄，脈滑數。

★ **黨參白朮湯**：取黨參、白朮、茯苓、生薏仁、補骨脂、烏賊骨各 15 克，巴戟天、芡實各 10 克，炙甘草 6 克。水煎服。每日 1 劑，2 次分服。用治帶下量多，色白質稀，有腥味，腰膝痠軟，納呆便溏，小腹墜痛，尿頻，舌質淡，苔白滑，脈沉緩。

★ **薏米紅糖粥**：取薏米 60 克，紅糖 30 克。按常法煮粥食用。每日 1 劑。用治慢性子宮頸炎。

★ **蘑菇薏米粥**：取鮮蘑菇 60 克，薏米 50 克，精鹽、味精各適量。將蘑菇洗淨切塊，加入臨熟的薏米粥內，再煮 3 ～ 5 分鐘，調味食用。每日 1 劑。用治慢性子宮頸炎。

★ **魚腥草蒲公英湯**：取魚腥草、蒲公英各 30 克。水煎服。每日 1 劑，2 次分服，連服 7 劑為 1 個療程。用治慢性子宮頸炎。

★ **銀花公英湯**：取金銀花、蒲公英各 15 克。水煎服。每日 1 劑，2 次分服。用治慢性子宮頸炎。

子宮頸癌的食療

子宮頸癌是婦科惡性腫瘤，35～55 歲已婚婦女多見。在女性生殖器官的惡性腫瘤中，子宮頸致癌發病率最高。早期沒有任何症狀，以白帶增多或少量接觸性出血為主，晚期症狀明顯，白帶增多，惡臭，呈淘米水樣，或混有少量血液，排液為洗肉水樣，嚴重感染時會有膿性帶下，並伴有下腹疼痛，生熱，陰道出血，多見於質暗紫，苔白膩或黃膩等。

子宮頸癌患者禁食冷肥膩厚味，如冰汽水、冰果汁、肥豬肉等；辛辣、刺激、炒焦、生霉的食物，如辣椒、油條、油炸辣蠶豆、油炸餅、炒焦的菜、焦飯、發霉的花生、稻米、玉米等。禁喝烈酒、濃茶、濃咖啡。

飲食宜以低脂肪、高蛋白、高維他命的食物為主，如豬瘦肉、豬肝、雞肉、海參、鱉肉、羊肉等。多吃新鮮的蔬菜，如青菜、豆角、黃瓜、絲瓜、南瓜等。多吃新鮮水果，如蘋果、香蕉、雪梨、葡萄乾、楊桃、龍眼肉等，還可食生菱角湯。

墨魚治婦科病

墨魚，又稱烏賊，蛋白質豐富（13%），而含脂肪極低（0.7%），肥胖者和動脈硬化、高血壓、冠心病患者食用最佳。墨魚還含有磷、鈣、鋅、鐵、鎂、醣類、維他命 B 群等養分。中醫認為，墨魚可治多種婦科病：

★ **治白帶過多**：取鮮墨魚適量，豬瘦肉 200 克。將墨魚洗淨與豬瘦肉一起燉，以食鹽調味服食，每日 1 次，5 日為 1 療程。

★ **治子宮出血**：取數個墨魚的墨汁煮湯服食。

★ **治月經過少或閉經**：用墨魚肉、桃仁適量加水共煮服食，每日 2 次，直至月經增多或月經來潮為止。

飲食防癌的方法

★ 少吃脂肪、肉類和會使身體過胖的食物。體重超過正常標準的人，有近半數易患癌症。適當控制熱量的攝取，可明顯降低直腸癌的發病率。

★ 不吃霉變的花生米、黃豆、玉米、油脂等糧油食物。

★ 少吃醃臘製品、亞硝酸鹽處理過的肉類、燻製食物及泡菜等，可減少胃癌的發生。

★ 少喝含酒精的飲料，可防喉癌、食道癌。少用辛辣調味品，如肉桂、茴香、花椒、肉寇等，此調味品食用過量，可能促進癌細胞的增生，從而加速癌症惡化。

★ 多吃含粗纖維食物，如紅蘿蔔、芹菜、萵筍等蔬菜，可減少直腸癌的發生。

★ 多吃新鮮的綠葉蔬菜、水果、菇類等，以增加體內的維他命，抑制癌細胞的繁殖。

★ 多吃含維他命維他命 A 和 B 的食物，如肝、蛋、奶等以及金針菜、紅蘿蔔，可減少肺癌的發生。

★ 合理進補能提高人體免疫功能的某些滋補品，如人參、蜂王乳等，有直接抑癌的功效。

可以抗癌的四十九種食物

無花果、薏仁、刀豆、白飯豆、豌豆、蠶豆、蓴菜、大蒜、香蕈、蘑菇、猴頭菇、苦菜、猢猻眼、靈芝、黑木耳、白木耳、蘆筍、黃瓜、蟹、鮑魚、牡蠣、文蛤、帶魚、魚肚、海馬、海龍、淡菜、紫菜、海帶、海

參、胡桃仁、蓮子、山楂、百合、烏梅、大棗、菱、龍眼、杏、牛乳、蜂乳、茶、槐耳、刺梨、鵝血、奇異果、鱉、筍、萊菔。

多吃聰耳明目的藥膳

中年女性由於常感耳不聰、目不明，故宜多吃些能夠聰耳明目的藥膳。

聰耳，是指增強或改善聽力，預防耳疾，促進耳疾康復的保健概念。耳為聽覺器官，與人體臟腑經絡有著密切的關係。腎藏精、開竅於耳；肝藏血，其經脈繞行雙耳。若精血充足，濡養於耳，則聽覺聰敏可聞八方之聲，分曉五音之異。常見的聽覺障礙有二種，即耳聾和耳鳴。耳聾包括重聽（俗稱「耳背」）表現為不同程度的聽力減退，甚至完全喪失；耳鳴是自覺耳內鳴響，或如蟬鳴，或如機器轟響，或似風吹聲，干擾正常聽覺。二者可能單發，亦可由鳴至聾。耳疾的內因主要由腎臟虛衰或肝陽上亢所致，採取補腎調肝法有助於耳聰的保健。

明目，是指增強或改善視力，防治眼疾的保健概念。眼是視覺器官。人們常說：「要像愛護自己的生命一樣，愛護自己的眼睛。」可見眼睛的保健是十分重要的。中醫理論認為，「肝開竅於目」、「肝腎同源」。肝腎的虛實盛衰，皆會影響視力的強弱，如果精氣旺盛，榮養眼目，才能視萬物，辨五色，審短長。反之，肝血不足則二目乾澀，頭暈目眩。腎精虧虛則眼花，視物不清。欲明目內以調補肝腎為主，外以疏風清熱為主。

現代研究顯示，維他命維他命 A 與人類正常視覺有關。膳食中維他命維他命 A 長期供給不足，就會出現暗視力減退，上皮組織受損，嚴重者導致於眼病、夜盲症，甚至失明。選用富含維他命維他命 A 的食物，如動物肝臟、蛋黃、魚肝油，以及富含維他命維他命 A 原 - 胡蘿蔔素的黃紅色或深綠色的蔬菜水果，對眼睛的保健有益。

★ **菊苗粥**：菊苗 25 克，米 50 克。摘甘菊新鮮嫩芽或幼苗，洗淨切細，煎水去渣、取汁，以湯汁煮米為粥，冰糖調味。每日 2 次。

★ **薺菜粥**：薺菜 50 克，米 50 克。取新鮮薺菜，洗淨切碎，備用。米如常法煮粥，臨熟時加入薺菜煮沸即成。薺菜質軟易爛，不宜久煮。每日 2 次。

★ **烏骨雞肝粥**：烏骨雞肝 30 克，米 50 克，醬油適量。烏骨雞肝洗淨，切碎備用。米如常法煮粥，粥將成時，加入烏骨雞肝、醬油，攪拌均勻，略煮片刻即成。每日 2 次。

★ **金針肉餅**：乾金針 50 克，豬瘦肉 250 克。金針泡軟，洗淨，切碎；豬瘦肉剁成肉末，加入金針、黃酒、蔥薑、食鹽、醬油、澱粉，調好肉餡，放在盤子上攤平，隔水蒸熟。佐餐食用。

★ **炒羊肝**：羊肝 250 克，蛋 1 顆，蔥、薑、食鹽、米醋、香油各適量。羊肝沖洗乾淨，切成薄片，放入碗中，加蛋白、黃酒、醬油、米醋、蔥、薑、食鹽、白糖，拌勻備用。香油燒至七成熱時，放入調製好的羊肝，猛火快炒至熟。佐餐食用。

宜服潤喉清音的藥膳

　　由於中年女性常感咽喉不利、疼痛，甚至說話時亦感不適，故須常吃些能夠潤喉清音的藥膳為好。

　　嗓音是人們進行語言交往的基本條件，對於從事聲樂、廣播、電視、教育等職業的工作者來說尤為重要，須悉心養護，才能產生良好的嗓音效果。

　　中醫常咽、喉並稱，它們內連臟腑，外通口鼻，凡臟腑失調，外邪侵襲，皆可引起嗓音的異常。肺為嗓音之門，腎為嗓音之根，故在臟腑中以調肺腎為主。外邪客滯咽喉，多見風、寒、燥、熱，治宜驅風、散寒、潤

燥、清熱。

常用的咽喉保健食物有荸薺、石榴、甘蔗、橄欖、梅子、無花果、羅漢果、冬菜、蘿蔔、飴糖、蜂蜜等。

可潤喉清音的藥膳有：

★ **飴糖拌蘿蔔**：蘿蔔 200 克，飴糖適量。取紅皮蘿蔔洗淨，切成細絲，裝盤，調入飴糖拌勻，放置半個小時即可食用。可單服或佐餐食用。

★ **青龍白虎湯**：鮮橄欖 3～5 枚，鮮蘿蔔 100 克。橄欖劈開、鮮蘿蔔切絲一起放入鍋內，加水煎煮 20～30 分鐘，去渣取汁。如無鮮品，可以乾橄欖代替。代茶飲。

★ **麥門冬湯**：麥門冬 100 克，烏梅 100 克。麥門冬去心，焙乾；烏梅劈開去核取肉，微炒。上二味研為末過篩，裝瓶收貯。臨用時，每次取10 克，水煎服。每日 2 次。

★ **甘蔗汁**：甘蔗 1,000 克。甘蔗去外皮，切碎，加少量冷開水，搗取汁液。或直接嚼啐咽汁。每次飲 50 毫升，每日 2 次。

★ **荸薺汁**：荸薺 500 克。將荸薺洗淨，去皮，切碎，用潔淨紗布絞取汁液。每次飲 50 毫升，每日 2 次。

★ **蘿蔔生薑汁**：蘿蔔 250 克，生薑 50 克。蘿蔔、生薑洗淨，去皮，切碎，分別絞取汁液，兩汁相合，一併飲服。每次 50 毫升，每日 2 次。

★ **無花果飲**：無花果 15 克，冰糖適量。無花果洗淨，與冰糖一起放在鍋中，加水煎煮 15 分鐘即可。或無花果與冰糖放在甕杯中，沸水沖泡，溫浸 15 分鐘即可代茶飲用。

★ **羅漢果飲**：羅漢果 1 枚，清水適量。羅漢果洗淨，掰成碎片，水煎取汁液，代茶飲。或將羅漢果片放在瓷杯中，以沸水沖泡，浸 15～20 分鐘後即可代茶飲服。

安神助眠的藥膳

很多中年女性常常因失眠、睡不安穩、睡夢紛壇、醒的早而致睡眠不佳，影響體力和精力，總感到無精打彩，心有餘而力不足。由此看來，中年女性還是常吃點能夠安神助眠的藥膳好。

人的一生，大約有 1/3 的時間是在睡眠中度過的。睡眠是人體的生理需求，也是維持身體健康的重要手段。它的保健作用大致有四：促進生長發育；保護大腦；消除疲勞，恢復體力；增強免疫力。然而，有些人卻經常夜不成寢，或難以入睡，或睡而易醒，往往伴有頭昏、頭暈、健忘、倦怠等症狀，嚴重影響了工作和生活。

失眠之症，常由五臟功能失調所引起的，其中尤以心、肝、腎三臟為主。由於原因不同而有虛實之別。虛火內擾，心腎不交，則表現為驚悸、神疲、健忘、虛煩不眠等多為虛症；若外受驚恐或肝鬱化火、肺熱擾心、心神不寧，則見煩熱、驚恐或善怒，夜不得眠等多為實症。前者當用滋養安神之品，後者則以清肺平肝品調之。

傳統安神助眠保健方以補益為主。常用的食物有蓮子、大棗、酸棗、百合、龍眼、山藥、鵪鶉、牡蠣肉、黃花魚，以及動物心臟等。睡眠改善後，可以使大腦疲勞消除，有利於工作。從這點來講，安神之品也有一定的益智作用。

★ **大棗粥**：大棗 5 枚，玉米 50 克，茯神 10 克。先煎煮茯神，濾取汁液，以茯神液與大棗、玉米一起煮為粥。每日 2 次，早晚服食。

★ **蓮子糕**：蓮子 120 克，茯苓 60 克，米 120 克，白糖適量。蓮子、米微炒，與茯苓共研為末，入白糖，清水調勻，蒸製為糕，分切成 10 塊。每次 1 塊，每日 2 次。

- ★ **玫瑰花烤羊心**：羊心 1 枚，玫瑰花 50 克，藏紅花 6 克，食鹽適量。羊心洗淨切片備用；玫瑰花搗爛取法，放入小鍋內，加清水、紅花略煮片刻，取其煎液，加入食鹽備用；羊心串在不鏽鋼烤針上，蘸玫瑰花汁在火上翻烤，反覆數次至羊心熟透，裝盤盛之。佐餐食用。
- ★ **桑椹百合湯**：鮮桑椹 100 克，鮮百合 50 克。取鮮桑椹、百合洗淨，水煎服。每日 1 次。
- ★ **豬心羹**：豬心 1 枚，枸杞菜 250 克，蔥白、豆豉各適量。豬心洗淨血汙，切成細丁狀；枸杞菜、蔥白切碎；豆豉放入鍋內，加清水，煮取豉汁；豬心、枸杞菜、蔥白放入豉汁中，加黃酒、食鹽小火煮作羹食。佐餐食用。

中年女性也應服壯陽益精的藥膳

陽，指陽氣。《黃帝內經》認為：「陽氣者，若天與日，失其所，則折壽而不彰」。意思是，人體的陽氣就像天體中的太陽一樣，若人身陽氣不足，或失掉了陽氣，就會短壽夭亡，可見陽氣對於人是多麼重要。由於中年女性陽氣已不足，故要常吃些補陽的藥膳。此外，醫學認為，「精者，生之本也」。同樣說明了陰精在人體生命活動中的重要性，由於精屬於陰，故精不足，陰亦不足；同樣，血亦屬於陰，由於女性以血為本，陰血常感不足，故在補陽的同時不能忘了補陰。常用的能夠補陰益陽的藥膳主要如下：

- ★ **對蝦酒**：對蝦 1 對，白酒 500 毫升。取新鮮對蝦，洗淨，置於瓶中，加白酒密封浸泡 7 天後即可開取。每日 10 ～ 15 毫升，煮沸，溫熱飲之。酒盡時，烹蝦食之。

第七章　女性飲食營養與食療

★ **枸杞牛鞭**：牛鞭 1 具，枸杞 30 克，雞腿 1 隻，黃酒、大蔥、食鹽、生薑各適量。將鮮牛鞭用熱水煮至柔嫩取出，順尿道對剖成兩片，除掉筋膜，刮洗乾淨，改刀成魚鰓形；雞腿、蔥薑、黃酒與改刀後的牛鞭一起放在小火上煨製；枸杞揀出雜質，洗淨，用適量酒浸泡。鍋置火上，加入雞湯、枸杞、黃酒、蔥薑、食鹽、味精等調料，燒開撇去浮沫，再將煨製好的牛鞭放入，燒製 15 ～ 20 分鐘，勾芡，淋少許香油出鍋，盛裝。佐餐食用。

★ **煮泥鰍**：泥鰍 200 克、大蔥、黃酒、生薑各適量。泥鰍放在盆中，滴入數滴菜油，讓其去除泥垢，排盡腸內糞便，再用剪刀剪去頭部，去除腸臟，溫水洗淨，瀝乾水分。

　　鍋內放少量油，先將泥鰍煎至金黃色，再加入蔥薑、黃酒、清水，用旺水燒開後撇去浮沫，改用小火煮至肉熟湯濃。臨出鍋前撒上胡椒麵食鹽調味。佐餐食之，食肉飲湯。

★ **淡菜湯**：淡菜乾 50 克，食鹽適量。淡菜洗淨，冷水下鍋，煮至熟爛湯成，以食鹽調味。佐餐食用。

★ **枸杞葉粥**：枸杞葉 100 克，米 50 克，豆豉、大蔥、生薑各適量。枸杞葉洗淨，細切；米與豆豉一起煮為粥，以蔥薑、食鹽調味，1% 熟時放入枸杞葉，煮至菜熟米爛。每日 2 次。

★ **韭菜餅**：韭菜 500 克，花椒 10 克，豬肉 150 克，砂仁 6 克，麵粉 500 克，黃醬、羊脂各適量。豬肉剁成肉末，加蔥薑、花椒、砂仁、黃酒調拌，油炒半熟；韭菜切碎，擠水，與羊脂、植物油、肉末拌勻，作餡；麵粉加水和麵，擀皮，包餡作餅，油煎熟。經常食用。

★ **韭菜炒核桃仁**：韭菜 200 克，核桃仁 50 克，食鹽、香油各適量。核桃仁開水浸泡去皮，瀝乾備用；韭菜摘洗乾淨，切成寸段；鍋內放入

適量香油，燒熱後，倒入核桃仁，炸成金黃色，再放韭菜、食鹽翻炒至熟。經常食用。

附錄　女性滋陰湯菜譜

黃耆燉鵪鶉

【食材】

黃耆8克，鵪鶉8隻，蔥、薑、料酒、精鹽、味精、胡椒粉、雞清湯各適量。

【做法】

1. 黃耆用溼布擦淨，切成薄片。
2. 鵪鶉宰殺後去淨毛，剁去爪，剖開腹部，除去內臟，沖洗乾淨後放入開水鍋內約1分鐘撈出，將黃耆放入鵪鶉腹內；蔥切小段；薑切片。
3. 將鵪鶉、蔥、薑、料酒、鹽、胡椒粉、雞湯一併放入沙鍋內，放火上燉，直至鵪鶉燉爛，揀出黃耆、蔥、薑，放入味精調味即成。

大蒜燉野鴨

【食材】

紫皮大蒜3～5個，冬季野鴨1隻。

【做法】

1. 將野鴨宰殺，去毛與內臟；大蒜剝皮後放入鴨腹內，用線縫好切口。
2. 整鴨放中文火燉煮90分鐘，熟後喝湯食鴨肉。

大蒜燉鱉肉

【食材】

大蒜100克，鱉肉500克，白糖、白酒各適量。

【做法】

1. 將鱉肉洗淨；大蒜剝瓣洗淨。
2. 將所有用料共入燉盅內燉至肉熟即成。分2次服完。

山藥燉羊肚

【食材】

羊肚、山藥各適量。

【做法】

1. 將羊肚、山藥分別洗淨。

②　上 2 味一起放入燉盅內，加適量水，蓋上盅蓋，隔水燉至熟爛，即可飲服。

金櫻子燉肉皮

【食材】

山櫻子、豬皮各 30 克。

【做法】

①　將山櫻子、肉皮分別洗淨。

②　將上 2 味一起放入陶瓷罐裡，加適量水，用文火燉至肉皮熟透即成。

淮杞巴戟燉海參

【食材】

淮山 25 克，枸杞 20 克，巴戟天 5 錢，已發海參 600 克，生薑 1 片，紅棗 4 枚。

【做法】

①　購買已發海參用清水洗乾淨，切件；枸杞和巴戟天分別用清水洗乾淨；淮山切片；生薑刮去皮，洗乾淨，切 2 片；紅棗洗乾淨，去核。

②　全部食材一齊放入燉盅內，加入適量涼開水，蓋上盅蓋，放入鍋內，隔水燉 4 小時左右，加少許精鹽調味即成。

胡椒燉老鴨

【食材】

瘦老鴨 1 隻（約 750 克），豬肉 500 克，火腿 30 克，胡椒 10 克，生薑 4 片。

【做法】

①　鴨剖洗淨，切去鴨尾及肥油，滴乾水，把胡椒洗淨，放入鴨肚內，用線縫合，下油起鍋，用薑爆至表面微黃。

②　豬肉洗淨，與鴨、火腿、薑一齊放入燉盅內，加適量開水，燉盅加蓋，文火隔開水燉 4.5 小時，調味供用。

冬菇栗子雞肉湯

【食材】

光雞半隻（約 500 克），鮮栗子肉 500 克，冬菇 30 克，生薑 2 片。

【做法】

① 野栗子肉用開水燙，稍浸後剝去衣；冬菇用水浸軟，去蒂，洗淨；光雞洗淨，斬件。

② 將雞、栗子、薑片一齊放入鍋內，加清水適量，武火煮沸後，文火煲 1 小時，再加入冬菇煲 20 分鐘，調味供用。

淮山燉乳鴿

【食材】

乳鴿 2 隻，西洋參 25 克，淮山藥 300 克，紅棗 8 粒，生薑 2 片。

【做法】

① 西洋參洗淨，切片；淮山藥洗淨，用清水浸半小時；紅棗去核洗淨。

② 乳鴿去毛和內臟，洗淨，斬件。

③ 將乳鴿、西洋參、淮山藥、紅棗、生薑放入燉盅內，加開水適量，燉盅加蓋，文火隔開水燉 3 小時調味供用。

參果燉瘦肉湯

【食材】

豬瘦肉 250 克，太子參 60 克，無花果 120 克。

【做法】

① 把豬肉洗淨，入沸水中略余。

② 把全部用料放入燉盅內，加開水適量，燉盅加蓋，文火隔開水燉 2 小時，調味供用。

雞肝燉燕窩

【食材】

燕窩、雞肝、火腿各適量。

【做法】

① 將燕窩浸水 3 小時以上，揀去燕窩中的燕毛，必須花時間去揀掉。

② 用文火將燕窩、雞肝、剁細的火腿隔水一起燉 1 小時，即可服用。

蚌肉燉老鴨

【食材】

蚌肉 60 克，老鴨肉 150 克，生薑 2 片。

【做法】

① 將蚌肉洗淨；老鴨肉洗淨斬件；生薑洗淨。

② 把全部用料一齊放入燉盅內，加開水適量，燉盅加蓋，文火隔開水燉 2 小時，調味即可隨量飲湯食肉。

淮山玉竹燉白鱔

【食材】

白鱔 500 克，淮山藥、玉竹各 60 克。

【做法】

① 白鱔去腸臟，洗淨，切短段；淮山藥、玉竹洗淨。

② 將全部用料放入燉盅內，加開水適量，燉盅加蓋，文火隔開水燉 3 小時，調味供用。

清燉木瓜

【食材】

木瓜、冰糖各適量。

【做法】

① 選長形小木瓜，略熟，在瓜頂切一截作瓜帽，挖去木瓜子，放入少許冰糖。

② 蓋上木瓜帽子，用牙籤固定帽子，隔水燉 1 小時，即可飲汁吃木瓜。

胡椒燉米鴨

【食材】

米鴨 1 隻，白胡椒 18 粒，豬肉 30 克，金華火腿 25 克，陳皮 10 克，滾水 4 杯或適量。

【做法】

① 鴨、豬肉洗乾淨，一起放入沸水內煮 5 分鐘，取出沖乾淨，瀝乾水分。

② 胡椒沖乾淨；陳皮浸軟刮去瓤。

③ 將鴨放入燉盅內，加入豬肉、

火腿、胡椒、陳皮和滾水，加盅蓋放入燉鍋內隔水猛燉 30 分鐘，改慢火再燉 2.5 小時，加適量鹽或生抽調味即成。

鮑魚燉雞

【食材】

雞 1 隻，瘦肉 200 克，急凍鮑魚 750 克，薑 3 片，酒 2 茶匙，滾水 4 杯或適量。

【做法】

1. 雞由背部剖開，瘦肉洗乾淨，一起放入沸水內氽 5 分鐘洗乾淨，瀝乾水分。

2. 鮑魚解凍洗乾淨，放入沸水內氽燙，取出，擦去鮑魚邊汙物，取出腸臟，洗乾淨，瀝乾水分。

3. 雞放入燉盅內，再放瘦肉、鮑魚、酒、薑片和滾水，加盅蓋入燉鍋內，隔水猛火燉 30 分鐘，改慢火再燉 3 小時加鹽調味即成。

田螺金華燉水鴨

【食材】

水鴨 1 隻，鮮田螺 750 克，金華火腿 25 克，瘦肉 200 克，薑 3 片，陳皮 1 個，紹酒 2 茶匙，滾水 4 杯或適量。

【做法】

1. 水鴨洗淨瀝乾水，用酒塗勻鴨腔。

2. 田螺取肉，去腸和尾，用鹽略擦，洗乾淨，放入沸水內氽燙，沖乾淨。

3. 瘦肉氽燙乾淨；陳皮浸軟刮去瓤。

4. 將所有食材全部放入燉盅內，加盅蓋放入燉鍋內，隔水猛火燉 30 分鐘，改慢火再燉 3 小時，加鹽調味即成。

雞燉翅

【食材】

嫩雞 1 隻，發好浸翅 500 克，金華火腿 50 克，薑 2 片，酒 1 茶匙，

高湯或水 4 杯，鹽適量，薑 3 片，酒 2 茶匙，蔥 2 把，水 3 杯。

【做法】

① 雞由背部剖開，洗乾淨，放入沸水內煮 5 分鐘，取出沖淨，瀝乾水分；火腿用溫水洗乾淨切片。

② 翅洗乾淨，瀝乾水分；煮滾煨翅料，放入翅煨 3 分鐘，盛起，瀝乾水分。

③ 雞放入燉盅內，將翅放入雞腹內，加入酒、薑片、火腿、高湯或水，加盅蓋放鍋內，隔水猛火燉 30 分鐘，改慢火再燉 3 小時，加鹽調味即成。

四寶蟠龍鱔

【食材】

白鱔 1 條，淮山、玉竹各 25 克，枸杞 15 克，圓肉 1 湯匙，陳皮 1 個，薑 3 片，紹酒 2 茶匙，高湯或滾水 4 杯，薑 3 片，蔥 2 把，紹酒 1 湯匙，水 3 杯。

【做法】

① 鱔魚去內臟，洗乾淨，放入沸水內燙一燙即取出，刮去魚潺，洗乾淨，切去頭尾，魚身要 2 吋長段，但不要切斷，瀝乾水。

② 煮滾薑蔥水，用疏孔器盛著鱔魚放入水內燙一燙，即出，瀝乾水分，放入燉盅內下紹酒、薑片。

③ 淮山洗乾淨浸片刻；玉竹、圓肉、枸杞洗乾淨；陳皮浸軟刮去瓤；火腿切片。

④ （4）將所有食材一起放入燉盅內，加盅蓋放入燉鍋內，隔水猛火燉 20 分鐘，改慢火再燉 2 小時，下鹽調味即成。

枸杞黑豆燉鯉魚

【食材】

鯉魚 1 條（約 750 克），黑豆 100 克，枸杞 1 湯匙，薑 3 片，陳皮 1/5 個，紹酒 1 湯匙，滾水 3 杯或適量。

【做法】

① 鯉魚洗乾淨，剖開魚肚取出鰓、腸臟和魚膽（小心弄破魚膽），用乾淨的布抹乾魚內外，再用酒塗勻待用。

② 黑豆洗乾淨吹乾，用鍋炒香；枸杞洗乾淨；陳皮浸軟刮去瓤。

③ 將鯉魚及其他食材放入燉盅內，加盅蓋放入燉鍋內，隔水猛火燉 30 分鐘，改慢火再燉 2.5 小時，加鹽調味。

鮮人參燉烏骨雞

【食材】

新鮮人參 50 克，烏骨雞 1 隻，瘦肉 200 克，金華火腿 25 克，紅棗 4 粒，陳皮 1/4 個，滾水 4 杯或適量。

【做法】

① 烏骨雞處理好洗乾淨，瘦肉洗乾淨，一起放入沸水內煮 5 分鐘，取出沖乾淨。

② 鮮人參、火腿洗乾淨；紅棗洗乾淨去核；陳皮浸軟刮去瓤。

③ 將烏骨雞、瘦肉及其他食材放入燉盅內，加盅蓋放入燉鍋內，隔水猛火燉 30 分鐘，改慢火再燉 3 小時，加鹽調味即成。

淮杞圓肉燉草羊

【食材】

淮山 50 克，枸杞 1 湯匙，圓肉半湯匙，瘦羊肉 500 克，陳皮 1/4 個，薑 3 片，酒 1 湯匙，滾水 4 杯或適量。

【做法】

① 淮山、枸杞、圓肉洗乾淨；陳皮浸軟刮去瓤。

② 羊肉洗乾淨，切大塊，放入滾水內煮 5 分鐘取出沖乾淨，瀝乾水分。

③ 白鍋放入薑片、羊肉炒乾水分，放入燉盅內，加入其他食材，加盅蓋放入燉鍋內，隔水猛火燉 30 分鐘，改慢火再燉 2.5 小時，加鹽調味。

冬瓜干貝燉鴨

【食材】

鴨 1 隻（重約 1,500 克），冬瓜 750 克，干貝 25 克，薑 3 片，陳皮 1/4 個，酒 1 茶匙，滾水 4 杯或適量，鹽適量。

【做法】

1. 用粗鹽洗擦鴨嘴和鴨尾，沖乾淨，放入沸水內煮 5 分鐘，取出沖乾淨，瀝乾水分。

2. ）冬瓜去瓤、去核、去皮，洗乾淨切大塊。

3. 干貝洗乾淨，用溫水浸 1 小時；陳皮浸軟刮去瓤。

4. 預備大燉盅一個，先放入數件冬瓜，再放鴨、干貝、陳皮、薑片，倒下酒及餘下冬瓜和滾水，加盅蓋放入燉鍋內，隔水猛火燉 30 分鐘，改慢火再燉 3 小時，加鹽調味即成。

糯米燉雞

【食材】

瘦光雞 1 隻，糯米 250 克，干貝 2 粒，薑 1 片，酒半湯匙。

【做法】

1. 糯米洗淨滴乾水，入白鍋炒至微黃色剷起（不下油炒）。

2. 把適量水煲滾，放下糯米煲成粥，盛起粥水 5 杯。糯米可再加入適量的水煲成粥，用糖調味進食，以免浪費，對身體有補益。

3. 干貝用清水浸軟。

4. 雞放入滾水中煮 10 分鐘，取出洗淨，斬成大件。

5. 把雞、粥水、干貝、薑、酒一起放入燉盅內燉 3 小時。食時加鹽調味。

清燉香露雞

【食材】

瘦光雞 1 隻，冬菇 100 克，火腿 25 克，甘筍半根（切厚片），薑

1 片，蔥 1 條，酒 1 茶匙，鹽半茶匙，太白粉半茶匙。

【做法】

① 冬菇浸軟去蒂，擦乾水，加調料拌勻。

② 雞洗淨，放滾水中煮 5 分鐘，取出洗淨。

③ 雞、火腿、薑蔥放入燉盅內，加滾水 5 杯或適量，燉 3 小時，加入冬菇再燉 40 分鐘，加鹽調味。

沙參燉鴨

【食材】

沙參 15 克，瘦光鴨 1 隻（重 1,000 克），酒半湯匙。

【做法】

① 鴨洗淨放入滾水中煮 10 分鐘，取出洗淨。

② 鴨、沙參、酒放入燉盅內，加入滾水 4 杯，燉 4 小時。食時加鹽調味。

花膠燉水鴨

【食材】

發起花膠 300 克，芡實 50 克，水鴨 1 隻，薑 2 片，蔥 2 條，酒半湯匙。

【做法】

① 水鴨剖後洗淨，放入滾水中煮 5 分鐘，取出洗淨，抹乾水，把芡實放入水鴨肚內。

② 花膠切件。

③ 4 杯水與薑 1 片、蔥 2 條、酒半湯匙煮滾，下花膠煮 5 分鐘，取起滴乾水。

④ 水鴨、薑、酒放入燉盅內，加入滾水 3 杯，燉 3 小時，加入花膠再燉 40 分鐘。食時加鹽調味。

淮山枸杞燉水鴨

【食材】

淮山、枸杞各 25 克，水鴨 1 隻，豬肉 100 克，薑 1 片，酒半湯匙。

【做法】

1 水鴨剖洗淨，放落深水中煮 5 分鐘，取出洗淨。

2 豬肉放入滾水中，煮 5 分鐘，取出洗淨。

3 水鴨、淮山、枸杞、薑、酒放入燉盅內，加滾水 3 杯，燉 3～4 小時。食時加鹽調味。

北耆黨參燉乳鴿

【食材】

瘦光鴿 1 隻，北耆、黨參、淮山各 25 克，豬肉 1,000 克，薑 1 片，酒半湯匙。

【做法】

1 乳鴿放入滾水中煮 5 分鐘，取出洗淨。

2 豬肉放入滾水中煮 3 分鐘，取出洗淨。

3 乳鴿、豬肉、淮山、北耆、黨參、薑、酒放入燉盅內，燉 4 小時。食時加鹽調味。

燕窩燉豬肉蜜棗

【食材】

燕窩 25 克，豬肉 300 克，蜜棗 4 粒。

【做法】

1 燕窩放在大湯碗內，注滿滾水浸軟浸透，約需 4 小時。燕窩有毛的要揀去毛，然後放落入水中煮 5 分鐘，撈起用清水浸一浸，滴乾水。

2 豬肉放入滾水中煮 5 分鐘，取出洗淨。

3 燕窩、豬肉、蜜棗放入燉盅內，加入滾水 3 杯，燉 3.5 小時。食時加鹽調味。

薏米燉牛肚

【食材】

生薏米、熟薏米各 50 克，牛肚 600 克。

【做法】

1 牛肚洗淨放入滾水中煮 10 分鐘，取出洗淨，切件。

② 生薏米、熟薏米放入水中煮 3 分鐘，取出洗淨。

③ 把生薏米、熟薏米、牛肚放落燉盅內，加入滾水 4 杯，燉 3.5 小時。食時加鹽調味。

黑豆燉牛骨髓

【食材】

黑豆 100 克，牛骨髓 400 克，牛肉 150 克，薑 2 片，酒 1 湯匙。

【做法】

① 黑豆放入鍋中炒至豆殼裂開（炒時不用下油），劏起洗淨滴乾水。

② 牛骨髓、牛肉放入清水中煮 5 分鐘，取起洗淨，骨髓切短，牛肉切件。

③ 把牛骨髓、牛肉、黑豆、薑、酒放入燉盅內，加入滾水 3 杯，燉 3 小時。食時加鹽調味。

烏豆燉塘虱魚

【食材】

烏豆（黑豆）150 克，塘虱魚 2 條（約 600 克），紅棗 6 粒（去核），果皮 1/4 個（浸軟），薑 3 片，酒 1 湯匙。

【做法】

① 烏豆放在鍋中炒至豆殼裂開，劏起洗淨滴乾水（炒時不下油）。

② 塘虱魚剖洗乾淨後，放入熱水中浸 2 分鐘，取起刮去潺，洗淨，抹乾水。

③ 把烏豆、果皮、紅棗、塘虱魚放入燉盅內，加入滾水 4 杯，燉 3 小時。食時加鹽調味。

淮山枸杞燉珍珠肉

【食材】

珍珠肉 25 克，豬肉 200 克，枸杞、淮山各 25 克，薑 1 片。

【做法】

① 珍珠肉用清水浸半小時。

② 豬肉放入滾水中煮 5 分鐘，取出洗淨。

③ 把豬肉、珍珠肉、枸杞、淮山、薑放入燉盅內，加入滾水 3 杯，燉 3.5 小時。食時下鹽調味。

黃精燉魚

【食材】

魚 500 克，黃精 15 克，蔥、薑、花椒、清湯、精鹽、醬油、黃酒、香菜末各適量。

【做法】

① 將黃精洗淨，切碎塊；將魚洗淨，在魚身上劃幾道斜口，再放入熱油鍋中炸至微黃色。

② 將鍋內豬油燒熱，放入蔥段、薑絲、花椒等調料，炸出香味，烹入黃酒、醬油翻炒，加入精鹽、黃精碎塊，待湯燒開後放入炸好的魚。

③ 最後用文火燉至魚熟湯稠加入蔥花、香菜末裝湯碗即可。

枸杞燉鯽魚

【食材】

枸杞 20 克，鯽魚 1,000 克，蔥、薑、鹽、香菜、胡椒粉、黃酒、醋、味精、熟豬油、香油等各適量。

【做法】

① 先將鯽魚洗淨，入沸水鍋中焯一下，再在魚身一側劃數刀。

② 將鍋用旺火燒熱，下熟豬油，待油熱後，放入胡椒粉、蔥花、薑末，烹入清湯、黃酒、鹽、味精。

③ 然後放入鯽魚，在魚身淋少許白酒，燒沸，澆上白醋，加入枸杞，再改用文火燉 30 分鐘。

④ 最後撒上蔥絲、香菜、淋入香油，即成。

青蛤燉魚

【食材】

活鯽魚、青蛤各 500 克，鮮奶 100 克，香菜 50 克，黃酒、蔥、薑各

25 克，太白粉、精鹽各 15 克，白糖、米醋、味精各適量，清湯 750 克，熟雞油 10 克，植物油 200 克。

【做法】

1. 先將鯽魚洗淨，用刀在魚脊背上斜切兩刀，兩面抹上太白粉。

2. 將鍋用旺火燒熱，倒入植物油，待油燒至七成熱時下入鯽魚，兩面煎一下，不能上色，即刻倒入清湯，加入黃酒、精鹽、蔥、薑，用旺火煮沸 15 分鐘後，撇去浮沫，撈出蔥、薑，再改用小火繼續氽煮，同時將青蛤用小刷洗乾淨後，下入開水鍋中氽燙一下，撈出掰開去殼，再用涼水沖洗乾淨，下入鯽魚鍋內一起氽煮。

3. 最後待鯽魚、青蛤肉煮熟時，下入味精、白糖、鮮奶，開鍋後，起鍋，盛入盤中，淋入熟雞油，另一盤中放入薑、醋、香菜末，即成。

淡菜燉鵝

【食材】

白鵝 1 隻，淡菜 100 克，黃酒、蔥片、薑片、鹽、味精、清湯各適量。

【做法】

1. 先將白鵝洗淨，入沸水鍋氽透，撈出，用涼水沖洗乾淨，瀝淨水分。

2. 將淡菜用黃酒沖洗後塞入鵝腹內，再將鵝放入沙鍋中，擺上蔥、薑片，澆上黃酒，注入適量清湯。

3. 先用旺火煮沸，再改用文火燉 150 分鐘，待鵝肉熟爛，揀出蔥、薑片，加入鹽、味精即成。

黃耆燉帶魚

【食材】

帶魚 1,000 克，枳殼 15 克，黃耆 50 克，鹽、薑、蔥、味精、食油、料酒各適量。

【做法】

① 將黃耆、枳殼洗淨碎細，用白紗布包好，綁緊。

② 將帶魚去頭，除內臟，切成 5 指長的段，洗淨，放入油鍋中略煎片刻，再放入藥包及佐料，注入清水適量，用中火燉 30 分鐘後，揀去藥包、蔥節、薑片，加入味精調好味即成。

栗子燉雞

【食材】

公雞 1 隻，栗子 200 克，胡桃仁 20 克，甜杏仁 10 克，紅棗 5 粒，蔥段、薑絲、鹽、黃酒、醬油、味精、白糖、熟豬油各適量。

【做法】

① 先將甜杏仁、胡桃仁放入碗內，用沸水浸泡後撕去皮，撈出瀝乾水分，再放入溫油鍋內炸至金黃色，撈出，候冷後將甜杏仁碾成末。

② 將栗子切成兩瓣，放入沸水中煮至殼與衣可剝掉撈出，剝去殼衣；雞剖洗淨，斬塊。

③ 在鍋中加入豬油，待油燒至七成熱時放入雞塊翻炒，加入黃酒、薑絲、蔥段、白糖、醬油大炒至雞肉上色後，再加適量水以及胡桃仁、紅棗煮沸，改用文火，加蓋燉 1 小時加入栗子燜至雞肉熟爛，將鍋中栗子撈出放入盆內，雞肉撈出放在栗子上面，湯調好味澆在雞肉上，再撒上杏仁末即成。

今晚，我想來碗還我漂漂湯：

飲食宜忌 × 養生菜譜 × 瘦身法則，所謂養生不是保溫杯裝枸杞茶就好，你也可以吃得飽又很苗條！

編　　著：方儀薇，張南

發 行 人：黃振庭

出 版 者：崧燁文化事業有限公司

發 行 者：崧燁文化事業有限公司

E-mail：sonbookservice@gmail.com

粉 絲 頁：https://www.facebook.com/
　　　　　sonbookss/

網　　址：https://sonbook.net/

地　　址：台北市中正區重慶南路一段六十一號八
　　　　　樓 815 室

Rm. 815, 8F., No.61, Sec. 1, Chongqing S. Rd.,
Zhongzheng Dist., Taipei City 100, Taiwan

電　　話：(02)2370-3310

傳　　真：(02)2388-1990

印　　刷：京峯彩色印刷有限公司（京峰數位）

律師顧問：廣華律師事務所 張珮琦律師

定　　價：450 元

發行日期：2023 年 03 月第一版

◎本書以 POD 印製

國家圖書館出版品預行編目資料

今晚，我想來碗還我漂漂湯：飲食宜忌 × 養生菜譜 × 瘦身法則，所謂養生不是保溫杯裝枸杞茶就好，你也可以吃得飽又很苗條！ / 方儀薇，張南編著 . -- 第一版 . -- 臺北市：崧燁文化事業有限公司，2023.03

面；　公分

POD 版

ISBN 978-626-357-203-4(平裝)

1.CST: 食療 2.CST: 養生 3.CST: 食譜 4.CST: 婦女健康

413.98　112002229

電子書購買

臉書